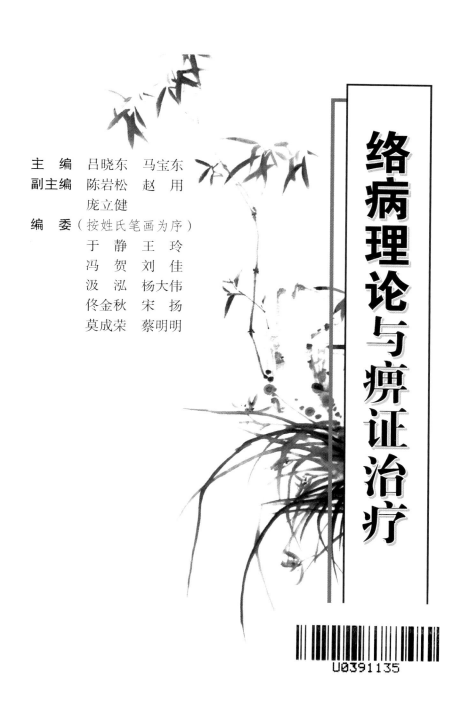

主　编　吕晓东　马宝东
副主编　陈岩松　赵　用
　　　　庞立健
编　委（按姓氏笔画为序）
　　　　于　静　王　玲
　　　　冯　贺　刘　佳
　　　　汲　泓　杨大伟
　　　　佟金秋　宋　扬
　　　　莫成荣　蔡明明

络病理论与痹证治疗

U0391135

人民卫生出版社

图书在版编目（CIP）数据

络病理论与痹证治疗/吕晓东,马宝东主编.—北京:人民卫生出版社,2018

ISBN 978-7-117-26096-1

Ⅰ.①络… Ⅱ.①吕…②马… Ⅲ.①经络-研究②痹证-中医疗法 Ⅳ.①R224.1②R255.6

中国版本图书馆 CIP 数据核字（2018）第 028700 号

| 人卫智网 | **www.ipmph.com** | 医学教育、学术、考试、健康，购书智慧智能综合服务平台 |
| 人卫官网 | **www.pmph.com** | 人卫官方资讯发布平台 |

版权所有，侵权必究！

络病理论与痹证治疗

主　　编：吕晓东　马宝东
出版发行：人民卫生出版社 （中继线 010-59780011）
地　　址：北京市朝阳区潘家园南里 19 号
邮　　编：100021
E - mail：pmph @ pmph.com
购书热线：010-59787592　010-59787584　010-65264830
印　　刷：北京汇林印务有限公司
经　　销：新华书店
开　　本：710×1000　1/16　印张：13　插页：2
字　　数：240 千字
版　　次：2018 年 3 月第 1 版　2018 年 3 月第 1 版第 1 次印刷
标准书号：ISBN 978-7-117-26096-1/R·26097
定　　价：56.00 元
打击盗版举报电话：010-59787491　E - mail：WQ @ pmph.com
（凡属印装质量问题请与本社市场营销中心联系退换）

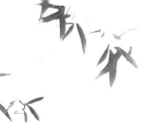

主编简介

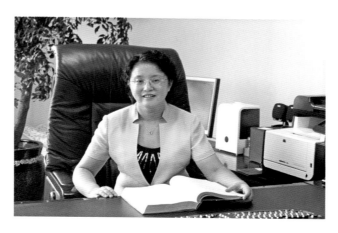

　　吕晓东，女，1966 年出生，主任医师，博士生导师，二级教授，享受国务院政府特殊津贴，辽宁省政协委员，国家卫生计生突出贡献中青年专家，辽宁省名中医，辽宁省百千万人才"百人层次"，第六届沈阳市优秀专家。历任辽宁省中医院院长、辽宁中医药大学副校长，现任辽宁中医药大学党委副书记。兼任国家中医药管理局重点学科肺病和络病学科学术带头人、世界中医药学会联合会肺病康复委员会副主任委员、中华中医药学会络病专业委员会副主任委员和疼痛康复委员会副主任委员、中国中西医结合学会康复医学委员会副主任委员、辽宁中医药学会络病委员会主任委员、辽宁省医学会和中医药学会副会长、国自然基金和国家科技奖励评审专家、中华中医药学会科技奖励评审专家、全国博士后基金评审委员会专家。担任《世界科学技术——中药现代化》《世界中医药》《中国中医基础医学杂志》《中华中医药杂志》等杂志编委。

　　吕晓东教授从事中西医结合临床与科研等工作二十余载，以中医药防治心肺疾病为研究方向，主持国家自然科学基金项目 1 项，科技部中医药行业专项、重大课题新药开发各 1 项，省部级课题 10 项，专利 4 项，发表学术论文 60 余篇，主编著作 10 部，主编"十三五"教育部研究生规划教材 1 部，获省科技进步二等奖 1 项、三等奖 4 项、市级二等奖 1 项、三等奖 3 项、省医学会三等奖 1 项、中华中医药学会三等奖 1 项、省教学成果一等奖 1 项、省市自然科学学术成果奖 8 项。曾荣获辽宁省巾帼建功标兵、省三八红旗手、省五一劳动奖章、市劳模、沈阳十大杰出青年创新人才、市五四奖章和市红旗手等荣誉称号。

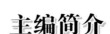

主编简介

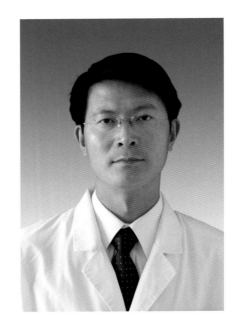

马宝东，男，49岁，硕士研究生导师，教授，主任医师，现任辽宁中医药大学附属二院副院长。中国中西医结合学会风湿病专业委员会委员、中华中医药学会风湿病专业委员会委员、中国中西医结合防治风湿病联盟委员、辽宁省中医药学会络病专业委员会秘书长、辽宁省中西医结合学会理事、辽宁省中医药学会风湿病专业委员会副主任委员、中国中西医结合东北三省防治风湿病联盟常务理事。

从事风湿病临床诊疗及科研工作二十余年，曾承担国家"十一五"农村卫生适宜技术推广计划项目、辽宁省医学高峰建设计划项目、辽宁省教委课题、辽宁省科技厅课题及沈阳市科技厅课题等多项研究。

现已在国家级及省级刊物上发表多篇论文，出版著作2部。获辽宁省自然科学学术成果奖1项，沈阳市自然科学学术成果奖三等奖2项。并曾荣获辽宁省卫生系统"诚信服务杯"先进个人荣誉称号等。

研究方向：中医痹病和络病相关性研究，继承中医传统理论，深入研究"络病学说"与现代临床的关系，总结"络病致痹"的理论特点，结合中医痹证的病因病机和发病特点，运用络病理论阐述痹病的发病过程，指导临床预防和治疗，以及科研开发。

　　临床运用中西医结合方法治疗类风湿关节炎、痛风性关节炎、系统性红斑狼疮等各类风湿疾病，注重辨证论治、辨病施治、辨症论治相结合，突出中医后天脾胃和先天肾脏功能在风湿病治疗中的重要性，并创立系列风湿口服中药和提出续贯外治法治疗风湿病，疗效显著。

序

　　中医药作为我国独具特色的医学科学，为中华民族的繁衍昌盛做出了重要贡献，至今仍在为维护民众健康发挥着重要作用。现代中医亦面临着几千年来从未遇到的诸多新问题，如人类疾病谱的改变、老年病的增多、代谢病的普遍等等。面对这些随时代应运而生的新问题，中医必须积极探索，努力寻求解决问题的新方法。

　　我从事络病研究二十余年，已然认识到古今临床的巨大变异，也曾为此而困惑，但通过读经典、做临床，历经实践—理论—再实践，长期反复锤炼，终于有所突破，亦有所领悟。继承以利创新，源于实践，古方以治今病，重在变通。现代临床凸显的种种特征要求我们既要溯本求源、阐幽探赜，又要圆机活法、通古达变。中医络病理论为心血管疾病、脑血管疾病、呼吸系统疾病、风湿类疾病、恶性肿瘤等的治疗带来全新视觉，正是基于以上种种，余将二十余年临证心得汇之于书，旨在为现代临床疾病提供诊疗思路，不求显赫于临床，但求抛砖引玉，对临床有所裨益。

　　伴随着现代科学的发展，中医络病学说历经数十载，在一大批优秀专家学者的努力推动下，硕果累累，络病学科建设、科学创新逐渐创立，建立了定性与定量、宏观与微观相结合的"络病证治"体系，实现了产—学—研的有机结合。基于临床、创新理论、践行临床、创新药物的"理论—临床—新药"的中医药学科模式赋予了中医络病学科发展新的生命力，也将推动中医络病学科后续的全面发展。

　　此次编写的三本图书《络病理论与肺脏病治疗》《络病理论与心脏病治疗》《络病理论与痹证治疗》，从数千年中医理论积淀入手，对络脉概念、生理特点、临床表现、辨证要点、治则治法、药物分类等均进行深入细致的阐释，更以大量的临床验案作为实证，行证相印，不作虚言。本书在编写过程中难免有不足之处，甚或错漏之处，敬请各位专家、学者在阅读中发现问题及时提出，以便我们及时修改，不断提高质量，谨致衷心感谢！

吕晓东

2017 年 5 月 26 日

序

  络病学主要研究络病学说及其临床运用，络病学说是中医学术体系的独特组成部分，是研究络病发生发展及诊断治疗规律的应用理论，络病是广泛存在于多种内伤疑难杂病和外感重症中的病理状态，系统研究络脉生理及络病发病学、病机学、诊断学、治疗学，并借用现代科学技术手段阐明其理论及治疗的科学内涵，建立"络病证治"新学术体系，提高多种现代难治性疾病的临床诊治水平，促进络病学临床学科的建立。

  络病学研究主要目标是建立指导临床诊断及用药的辨证论治体系，从而提高多种难治性疾病的临床疗效，对络脉及络病理论的研究都从属于这一主要目标。近年来，随着人们生活水平的普遍提高，疾病谱发生了很大变化，各种急性传染病的发生逐渐被控制，而许多慢性疾病成为目前危害人类健康的主要疾病。近年运用中医络病理论探讨心脑血管病的中医发病机制和治疗取得突破性进展，络病理论代表方药通心络胶囊研制成功并广泛应用于临床取得显著疗效，充分证实了络病学说的重大临床价值。随着络病学说研究的深入，临床各科的广泛运用，对提高多种难治性疾病的临床疗效起到巨大推动作用。络病以络脉为依托而发生，容易找到和现代医学在难治性疾病研究上的结合点，运用络病学说并结合现代医学，深入研究临床表现出络病特征的多种疑难疾病的病机演变及治疗，产生新的病机理论并开创新的有效治疗途径。

  痹病是临床常见、多发而且治疗比较棘手的一类疾病。因这类疾病的病因病机比较复杂，临床多呈边缘性、多学科表现，加之中医学自身的局限性和对这类疾病认识的不统一性，给研究工作带来一定难度。因此，如何正确研究这类疾病以及从什么途径来研究这类疾病，越来越成为广大有志于痹病研究者注视的焦点。

  如今，以络论治风湿免疫系统疾病如类风湿关节炎、痛风性关节炎、系统性红斑狼疮、皮肌炎、硬皮病等的临床应用已颇具声势，但系统研讨痹络病证治的相关文献和著作却是凤毛麟角。今特撰《络病理论与痹证治疗》一书，主要阐述痹络病的理论内涵，以络病理论及脉络学说的研究为基础和启示，结合痹病辨证论治规律以及现代医学的相关研究，总结痹络病的病种、病因、病机、传变、治法、方药等应用特点，初步构建痹络病证治的理论体系。在此基础上，提出痹络相关数据库建立以及采用数据挖掘技术对数据库进行分析、整理、总结的思路，并联合问卷调查、构成比等方法，进行痹络病证治的前瞻性研究探索，明确痹络病证候要素、证候特征、证候演变规律的研究思路。同时，推进痹络病内外治法的成果转化和推广应用。希望本书能受到广大读者的欢迎，有不足之处，也望大家给予指正。

马宝东

2017 年 5 月 26 日

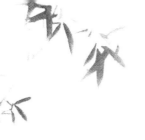

目 录

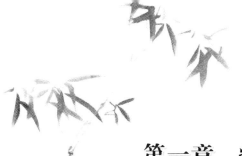

第一章 痹络病的概述

第一节 中医对痹病病名的认识

痹病是人体营卫失调，感受风寒湿三气，合而为病，或日久正虚，内生痰浊、瘀血、毒热，正邪相搏，使经络、肌肤、血脉、筋骨，甚则脏腑的气血痹阻，失于濡养，而出现肢体疼痛、肿胀、酸楚、麻木、重着、变形、僵直及活动受限等症状，甚则累及脏腑的一类疾病的总称。

痹病，是中医学中特有的概念，文献中出现过"痹证""痹症""风湿""湿病""历节""历节风""白虎历节""痛风"等多个名称，《说文解字》曰："痹，湿病也。"然痹病有广义、狭义之分。广义的痹包括肢体痹、官窍痹和脏腑痹，因病邪侵犯的部位不一，病位深浅不同，故临床症状及预后均不同。疾病初起，邪气痹阻腠理、肌肉、关节等处可引起皮肤麻木不仁，肌肉关节疼痛，或痹阻在五官九窍，如喉痹、耳痹、目痹等；若久病不治或治疗失误，邪气进一步由表入里，至五脏六腑，引起各个脏腑气血逆乱，功能失调，如"肺痹者，烦满，喘而呕""肾痹者，善胀，尻以代踵，脊以代头"等。狭义的痹，即特指"肢体痹"，指人体正气不足，卫外不固，风寒湿邪侵袭经络、痹阻气血，引起以关节、肌肉酸痛、拘急为主症的一类疾病，其病位只是在关节、肌肉等处，并不涉及官窍或五脏六腑。

第二节 中医对风湿病病名的认识

中医"风湿病"的名称，自古有之。在中医文献中，凡提到"风湿"的，其涵义有二：一是指病因；二是作为疾病的名称。长沙马王堆汉墓出土的《五十二病方》中就有关于"风湿"的记载，《神农本草经》中记载"风湿"有26处之多；《黄帝内经》中除痹论篇外，以"风湿"单独出现者有17处；汉代张仲景《伤寒论》一书，更有特点，言"痹"甚少，而论及"风湿"者多处，《金匮要略》中更是极为明确地首先提出以"风湿"作为病名，如云："病者一身尽痛，发热日晡所剧者，名风湿。""风湿，脉浮身重，汗出恶风者，防己黄芪汤主之。"隋·巢元方《诸病源候论》一书，将"痹"隶属于"风候"项下，或散见于其他诸候论中。如在"风候"项下列有"风痹候""历节风候""风身体疼痛候""风湿痹候"等，散在其他诸候论中的有"腰痛候""风湿腰痛候""脚气痹候""脚气痹挛候"等。在每候下，论及其病因，皆由风寒湿毒所致。及至清代·喻嘉言《医门法律》则更以"风湿"作为专论，详尽论述风湿为患引起肌肉、关节病证的机制及处方，可谓独具匠心。由此可见，"风湿"一名，已有几千年历史。

第三节　痹络病研究范围

中医的络脉有广义和狭义之分，从广义而言，经络运行气血津液、渗灌脏腑百骸、沟通上下内外，把由经脉纵向线性运行的气血通过络脉横向面性疏散到全身，发挥其对生命机体的渗灌濡养作用。从狭义的角度，络脉又分为经络之络（气络）和脉络之络（血络），经络之络运行经气，脉络之络运行血液，共同发挥着"气主煦之，血主濡之"（《难经·二十二难》）的正常生理功能。

痹证是络病常见的临床表现之一，由于络脉从经脉支横别出、逐层细分，广泛分布于人体上下内外，将由经脉线性运行的气血面性弥散渗灌到脏腑组织，四肢百骸，发挥温煦濡养作用。病积延年，久病不愈，由经入络，由气及血，络中气血流通不利，津血渗灌失常，津凝为痰，血滞为瘀，痰瘀混处络中，"血络之中，必有瘀凝，故致病气缠绵不去"（《临证指南医案》），故久病入络常有痰瘀互阻的病机存在，痰瘀既是致病邪气侵袭人体，脏腑经络功能失常所致的病理产物，也是继发性致病因素，痰瘀阻滞络道，气血不能通行成为痹证的发病基础。

痹络病亦有广义、狭义之分，广义之痹络病泛指机体为邪闭阻，疾病初起，邪气痹阻腠理、肌肉、关节等处，或痹阻在五官九窍等；若久病不治或治疗失误，邪气进一步由表入里，至五脏六腑，引起各个脏腑气血逆乱，功能失调。故明代张景岳《景岳全书》说："盖痹者，闭也，以血气为邪所闭，不得通行而病也。"《灵枢·经脉》曰："喉痹，卒喑"，指喉部气血痹阻不能发声。外邪袭络亦可致肌肤不仁而为血痹，《素问·五脏生成篇》说："卧出而风吹之，血凝于肤者为痹"，《金匮要略·血痹虚劳病脉证并治》亦说："血痹……夫尊荣人，骨弱肌肤盛，重因疲劳汗出，卧不时动摇，加被微风，遂得之""外证身体不仁，如风痹状"，对风邪入络引起的麻木不仁症状作了描述。《内经》提出五脏痹，有肺痹、心痹、脾痹、肾痹、肝痹，皆是在五体痹的基础上，"病久而不去者，内舍于其合也"（《素问·痹论》），东汉华佗《中藏经》进一步说："五脏六腑感于邪气，乱于真气，闭而不仁，故曰痹"，指出五脏痹的发生在于外感邪气，真气闭阻，络脉瘀滞所致，"皮痹不已，复感于邪内舍于肺""肺痹者，烦满喘而呕"（《素问·痹论》）。五脏痹证对邪气循经脉内入脏腑之络导致络气郁滞而引起脏腑功能障碍的临床证治具有重要指导作用，如类风湿关节炎系统损害累及肺部，发生肺间质病变而致肺纤维化、肺内类风湿结节等。

　　狭义之痹络病，即特指"肢体痹"。正如《素问·痹论》所说："风寒湿三气杂至合而为痹"，外受风寒湿热等外邪侵袭人体，闭阻经络，气血运行不畅所致痹证，表现为关节、肌肉、筋骨等处的酸痛、麻木、重着、屈伸不利，甚或关节肿大、灼热。以风善行数变，故风邪偏胜者痹痛游走不定而成行痹；寒气凝涩，故寒邪偏胜者疼痛剧烈而为痛痹；湿性黏滞，故湿性偏胜者关节麻木、重着、痛有定处而成着痹；感受热邪或郁而化热者则关节疼痛，局部灼热红肿，得冷稍舒，痛不可触。痹证日久不愈，内舍于脏腑而成脏腑痹证，如"脉痹不已，复感于邪，内舍于心"，则为心痹，故"心痹者，脉不通，烦则心下鼓，暴上气而喘，嗌干善噫，厥气上则恐"，颇似西医风湿性心脏病急性心力衰竭的临床表现，因瓣膜病变导致血流受阻，血脉不通，心烦心悸，虚里部位搏动明显，其动应衣，突发心源性哮喘。此外类风湿关节炎中医称为历节风或尪痹，因风寒湿闭阻经络，郁而化热，痰瘀阻络，结聚成形，关节肿大变形，迁延日久内舍于脏可引起多脏器损伤，也与《内经》所言风寒湿邪痹阻经络内舍脏腑引起的五脏痹相吻合。由于痹因邪气闭阻，气血不能周流所致，"不通则痛""不荣则痛"，故疼痛亦是痹证重要的临床表现。

　　西医学风湿性关节炎、类风湿关节炎、痛风、系统性硬皮病、系统性红斑狼疮、皮肌炎、强直性脊柱炎、肩关节周围炎等均属络脉瘀阻所致痹络病证范畴。

第四节　痹络病的治疗

　　痹证系肝肾亏损、筋骨失荣，夹杂风寒湿邪入侵而致气滞血瘀湿蕴，筋脉失和、关节痹阻而成。若病程迁延不愈，则肝肾阴精内耗，骨髓精血化源不足，骨失所养，而致骨弱膝软无力，不能久行久立而发为痿证。该病病程长、病情复杂，系本虚标实之证。痹证在《金匮要略》中的《痉湿暍病脉证治第二》《中风历节病脉证并治第五》《血痹虚劳病脉证并治第六》中都有较为详细的论述。初期以邪实为主，治以活血祛风、祛湿通络、清热消肿等；病久则应配合化痰散瘀、补益肝肾之法。常用方剂如防风汤、薏苡仁汤、乌头汤、白虎桂枝汤等。有学者从痰论治痹证，采用化痰通络、祛痰散结、涤痰活络等法。亦有人认为"痛则不通，通则不痛"，故痹络病总的治疗原则应以"通"为要，采用通络止痛，顾护胃气、以补为通，化瘀祛痰、内外兼施等治法。此外，尚有采用子午流注理论治疗痹证的报道。

参 考 文 献

[1] 柴瑞震，陈业兴．"络脉"与"脉络"辨识［J］．河南中医，2015，35（9）：2015-2016.

[2] 马碧涛，金立伦．《金匮要略》痹证论治思想对膝骨关节炎辨治的启示［J］．上海中医药大学学报，2015，29（6）：21-22.

[3] 黎均铭．辨证分型治疗痹证320例临床观察［J］．实用中医内科杂志，2015，29（2）：27-28.

[4] 范天睿．从"痰"论治痹证［J］．实用中医内科杂志，2015，29（12）：67-69.

[5] 靖卫霞，朱跃兰．从络治痹理论探讨［J］．中华中医药学刊，2014，32（12）：2883-2885.

[6] 杜宇琼，张秋云，张弛，等．基于清代温病学著作的络病理论探讨［J］．中国中医药图书情报杂志，2015，39（6）：45-48.

[7] 李长香，刘原君，朱文翔．络病学说的4次大发展［J］．中医药导报，2014，20（11）：1-3.

[8] 魏聪，贾振华，常丽萍．中医络病学科研究回顾与展望［J］．中医杂志，2015，56（22）：1971-1975.

[9] 葛冉，孙志岭，周丹萍，等．子午流注理论治疗痹证研究述评［J］．中医学报，2015，30（5）：761-763.

[10] 吴以岭．络病学说是仲景学术的传承与发展［N］．中国中医药报，2013-10-31（5）.

[11] 吴以岭．络病学［M］．北京：中国中医药出版社，2006.

第二章　痹络病的分类

络脉学说与经脉学说具有同等重要的学术地位及应用价值，共同形成以脏象为核心，以经脉为枢纽，以气血为基础的中医学术理论框架。络病学说以胸痹心痛、中风、痹证等为主要研究对象，涵盖了现代医学心脑血管病、心律失常、结缔组织病等重大疾病，对络脉学说理论与临床实践的价值进行研究，不仅可以弘扬中医药、中西医结合防治重大疾病的特色优势，而且可以提高心脑血管病变、风湿性疾病等的防治水平，具有重要的临床指导价值。其具有多种分类方式，现分述如下。

第一节　按部位分类

根据病变部位进行分类，是对疾病分类的一种传统方法，在临床工作中占有重要的位置。《内经》认为人有五体：皮、肉、脉、筋、骨；五体合五脏：肺、脾、心、肝、肾。五体组织皆可患痹，总称五体痹。五体痹进一步发展可深入脏腑，影响脏腑功能。五脏皆可患痹，总称五脏痹。五脏痹也可影响到其所主之形体组织。按肢体部位分类也是中医的传统方法，如《内经》就有"腰痛""足痹"等。后世医家多有发挥，如《医林改错》曰："凡肩痛、臂痛、腰痛、腿痛或周身疼痛，总名曰痹证"。此类疾病一般称为某肢体部位疼痛，故可总称为肢体痹。肢体痹与现代解剖学关系密切，近年来在病因学、病理学、治疗学、康复学等方面发展较快，是痹络病学领域中可喜的进展。另外，按经络循环进行分类的十二经筋痹近来受到重视。薛立功云："经筋'主束骨而利机关'，连缀百骸，维络周身，牵筋动节，主司运动，人一生劳作，尽筋承力，维筋劳损，重叠反复，必成'横络'。横络者，盛加经脉之结筋也。横络卡压，能不痹阻而痛乎？"现代人患经筋痹者日众，且一般内科治疗较难奏效，而使用针灸（尤其是长圆针疗法）、推拿疗效佳，故十二经筋痹的提出具有十分重要的现实临床意义。

一、五体痹

（一）皮痹

皮痹是指风、寒、湿、热、燥等邪气侵袭皮腠而引发的病证，即《内经》所谓之"以秋遇此者为皮痹"。其中之"秋"以及五体痹中其他节令，虽不排除意指该节令多发，但文中是从五行相合而言，并非仅指秋天感受风寒湿气方成皮痹，主要还应从其症状和病机来分析。皮痹如此，其他五体痹亦是。皮痹的临床主要特征是皮肤麻木不仁，或肤紧发硬，兼有关节不利，或见寒热、瘾疹等症。

（二）肌痹

肌痹为风、寒、湿、热之邪滞留于肌腠之间，肌肉失于濡养，经络不通而引起肌肉疼痛酸楚，麻木不仁，渐至肢体痿软无力为主症的病证。《内经》谓："以至阴遇此者为肌痹"，又云："痹……在于肉则不仁"。

（三）脉痹

脉痹是指风、寒、湿、热等外邪侵袭于脉络之中，引起血络瘀阻，脉道不通，其临床表现以皮肤黯紫、麻木不仁、肢体疼痛等为主要特征的病证。皆因"痹……在于脉则血凝而不流"所致。重者脉搏细弱，亦有跌阳、寸口无脉者。因心主血脉，亦兼有心悸气短者。

（四）筋痹

筋痹是指风、寒、湿、热之邪滞留于筋脉，使筋脉失养，引起筋脉拘挛、屈伸不利、肢节疼痛等症为主的一类病证。《内经》谓"痹……在于筋则屈不伸"。举凡腰膝不利、筋脉窜痛、能屈不伸、拘挛抽筋之类，皆属之。

（五）骨痹

骨痹是指风、寒、湿、热之邪深入于骨，阴阳不和，骨失所养引起的以骨节沉重、活动不利、腰脊痿软、关节变形为主要特征的病证。此所谓"痹在于骨则重"也。骨痹是发展较深阶段的风湿病。因肾主骨，骨痹日久多影响到肾病，严重者出现肾痹的症状。

二、五脏痹

（一）心痹

心痹为脉痹不已，复感于邪，内舍于心，以心脉痹阻的症状为主症的病证。《素问·痹论》指出："心痹者，脉不通，烦则心下鼓，暴上气而喘，嗌干善噫，厥气上则恐。"可见其主要表现为心中悸动不安，气短而喘，血脉瘀滞，肢节疼痛，脉象细弱或结代等。临床上心痹是常见的五脏痹之一。

因心为五脏六腑之大主，不仅脉痹，其他痹证病情发展，亦可影响到心脏引起心痹。

（二）肺痹

肺痹为皮痹不已，复感于邪，内舍于肺，引起以肺气闭阻的症状为主症的病证。《素问·痹论》："肺痹者，烦满喘而呕"。又《素问·玉机真脏论》："今风寒客于人……弗治，病入舍于肺，名曰肺痹，发咳上气。"可见肺痹的主要表现除了关节肿痛、皮肤麻木等外，还会出现胸闷气短、咳嗽喘满之症。特发性肺纤维化（IPF）是一组发病原因不明的慢性间质性肺疾病中较为常见的代表性疾病，以肺实质受到不同程度炎症和纤维化损害为特点，中医学将其归属为肺痿、肺痹的范畴，晚期每多累及肾脏，在该理论指导下，采取活血化瘀、益气通络等治法，并采取分期论治的方法，收到一定的临床效果。

（三）脾痹

脾痹为肉痹不已，复感于邪，内舍于脾，致脾气虚衰，失其健运的病证。《素问·痹论》谓："脾痹者，四肢懈惰，发咳呕汁，上为大塞。"说明了由于病邪深入，进一步损伤脾胃中气，除肌肤疼痛麻木外，加重了脾胃本身的病变，出现脘痞腹胀，饮食不下，四肢怠惰，或肢体痿软无力、恶心呕吐等症。在该理论指导下，现有从脾胃论类风湿关节炎防治者，为类风湿关节炎的防治开辟了一条新的道路。

（四）肝痹

肝痹为筋痹不已，复感于邪，内舍于肝，导致肝之气血不足，疏泄失职的病证。《素问·痹论》指出："肝痹者，夜卧则惊，多饮数小便，上为引如怀。"《素问·五脏生成》云："有积气在心下支肤，名曰肝痹，得之寒湿，与疝同法，腰痛、足清、头痛。"说明肝痹者除肢体拘挛、屈伸不利、关节疼痛外，还可出现少腹胀满、夜卧易惊、胁痛腹胀、腰痛足冷等症。

（五）肾痹

肾痹乃骨痹不已，复感于邪，内舍于肾，引起肾气虚衰，腰脊失养，水道不通的病证。《素问·痹论》谓："肾痹者，善胀，尻以代踵，脊以代头。"《素问·五脏生成》云："黑，脉之至也……有积气在小腹与阴，名曰肾痹，得之沐浴清水而卧。"肾痹是风湿病发展的后期阶段。由于肾之阴阳气衰，筋骨失养腰脊不举，且水液代谢失常，故肾痹表现为严重的关节变形，四肢拘挛疼痛，步履艰难，屈伸不利，或有面色黧黑、水肿尿少等症。

三、肢体痹

肢体痹包括的范围很广，病种很多，而临床最常见的是"颈肩腰

7

腿痛"。

（一）颈痹

颈痹是由于劳损外伤，或年老体弱、肝肾不足，复感外邪等，造成颈部筋骨肌肉经脉气血运行不畅，气血凝滞，不通不荣，出现颈部疼痛、酸胀不适、僵硬、活动不利，甚则肩背疼痛，或伴上肢麻木疼痛、头晕目眩，甚或下肢无力、肌肉萎缩、步态不稳等表现的一类病证。临床强调综合治疗。

（二）肩痹

肩痹多由于年老体弱，肩部筋肉失养，或过度劳累，肩部筋肉劳损，加之不慎感受风寒湿之邪而发病，以肩部慢性钝痛、活动受限为主症。又有五十肩、老年肩、冻结肩、肩凝症、漏肩风等称谓。

（三）腰痹

腰痹是指腰部一侧或两侧疼痛为主症的病证。多由肾亏体虚、外邪杂至或跌仆闪挫损伤等引起。《内经》曰："腰者，肾之府，转摇不能，肾将惫矣"，说明本病证与肾关系密切。腰痹的基本病机特点为肾虚不足，经脉痹阻。肾虚是发病的关键，外邪与损伤常常是发病的诱因。腰痹严重时，可连及腰脊、腰胯、腰腿。

（四）膝痹

膝痹指膝部筋脉、肌肉及骨节疼痛、重着或肿大、屈伸不利为主症的病证。《张氏医通》曰："膝痛无有不因肝肾虚者，虚则风寒湿气袭之"，精辟地道明了膝痹的内因与外因。膝痹严重者，日久不愈，骨节肿大，筋缩肉萎，可形成"鹤膝风"。

（五）足痹

足痹是因肾、肝、脾亏虚，外邪侵袭或跌打积劳损伤等，致足部关节筋骨、肌肉失养，经脉气血凝滞不通，而引起的以足部疼痛、重着、肿胀、麻木、功能受限为特征的病证。临床以足跟痛较多见。

四、经筋痹

经筋是十二经脉在肢体外周的连属部分。十二经筋皆可患痹，总称十二经筋痹。经筋痹多属现代中医骨伤科的慢性筋伤，一般来讲，以推拿、针灸治疗疗效为佳。

按部位分类包括五体痹、五脏痹、肢体痹、经筋痹四类，前两者是一外一内的关系，后两者是一横一纵的关系。以上对于痹络病的按部位分类，涉及了机体的内外纵横，已经比较全面了。

第二节　按证候分类

证候是病机变化的概括，它反映了疾病的本质，对临床施治有决定性的作用，所以按证候分类，对临床有很大的指导意义。由于痹络病的分类涉及病因、病位、病性、病机及临床特征等多个方面，故其证候复杂多变，不胜枚举。现代中医在前人认识的基础上通过长期临床实践，将风湿病的病因病机概括为虚、邪、瘀三个字，邪又包括正邪、奇邪、虚邪等。奇邪与正邪相对而言，是不健康机体腠理开而感受之风邪，出现自觉病理反应，其传变不遵循营卫运行规律而另有他途；虚邪区别于一般外邪风气，是八正之虚邪气，亦名虚风、贼风。与虚风相对应的是实风，如《灵枢·九宫八风》曰："因视风所从来而占之，风从其所居之乡来为实风……从其冲后来为虚风，伤人者也，主杀，主害者。"《素问·上古天真论》曰："虚邪贼风，避之有时……病安从来"等。现认为正虚、邪实、痰瘀既是痹络病的三大病因，又是其必然的三大病机转归，更是其三大临床证候。据此可将痹络病概括为正虚痹、邪实痹、瘀血（痰）痹三大类，并总称为三因三候痹或三候痹。

1. 正虚痹　偏于寒证者，包括营卫不和、气虚失荣、血虚失濡、气血两虚、阳虚寒凝、脾虚湿阻、脾肾阳虚、肝肾阳虚；偏于热证者，包括燥伤阴津、阴虚内热、气阴两虚、肝肾阴虚、阴阳两虚。

2. 邪实痹　偏于寒证者，包括风湿痹阻、风寒痹阻、寒凝痹阻、寒湿痹阻、风寒湿痹阻；偏于热证者，包括风热痹阻、湿热痹阻、风湿热痹阻、热毒痹阻、寒热错杂。

3. 瘀血（痰）痹　偏于寒证者，包括寒凝血瘀、湿阻血瘀、瘀痰胶结、气滞血瘀、气虚血瘀、阳虚血瘀；偏于热证者，包括瘀热痹阻、痰热互结、血瘀阴虚。

参　考　文　献

[1] 郜亚茹，曹炜，王清林，等. 从脾胃论类风湿关节炎发病与防治 [J]. 辽宁中医药大学学报，2016，18（1）：88-90.

[2] 张雪婷，郑心. 从络病学角度探讨中医对特发性肺纤维化认识 [J]. 福建中医药，2015，46（4）：56-57.

[3] 杨国栋. 脉络学说理论与临床实践应用研究 [J]. 西部中医药，2014，27（12）：1-5.

[4] 朱秀惠. 从络病论治肺间质纤维化 [J]. 中国中医药现代远程教育，2013，11

（18）：4-5.

［5］陈军. 肺纤维化的中医证治研究概述 ［J］. 陕西中医学院学报，2013，36（1）：87-88.

［6］高维琴. 风湿性肺间质病变的中医认识 ［J］. 河南中医，2013，33（8）：1203-1205.

［7］苏卫东，陈金亮. 奇邪虚邪新入皆可为络病 ［J］. 中国中医药报，2013，8（4）：1-3.

［8］马宝东. 辨证治疗类风湿关节炎分析 ［J］. 实用中医内科杂志，2007，21（7）：31.

［9］庞立健，刘创，吕晓东. 痰瘀相关与络病理论关系探微 ［J］. 辽宁中医药大学学报，2013，40（8）：1574-1575.

［10］王步青. 魏中海教授"虚邪伏络"理论探讨 ［J］. 世界中西医结合杂志，2011，6（2）：101-102.

［11］吴以岭. 络病学 ［M］. 北京：中国中医药出版社，2006.

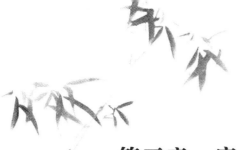

第三章　痹络病的病因病机

在《内经》中建立的经络学说不仅提出十二经脉及奇经八脉，而且提出了由经脉支横别出、遍布全身的络脉系统，气血通过经络敷布渗灌于脏腑，脏腑通过经络络属形成相互协调与控制关系，从而建立起能够解释复杂生命现象的完整中医学术理论。络分阴阳，阳络分布于六经皮部，阴络布散于体内脏腑并成为该脏腑组织结构的有机组成部分，脏腑之气络承接经气并敷布于脏腑组织发挥其正常功能，经气进入气络成为该脏腑络气，络气传入与传出形成脏腑之间的信息传导与调节控制，故称"气主煦之"；脏腑之脉络则使在脉中运行的血液渗灌于脏腑组织，为其发挥正常生理功能提供物质基础，脉络的末端发生供血供气、津血互换、营养代谢等维持生命运动必需的生理活动，也称"血主濡之"。而气血在生命机体中的上述种种重要功能是不可能在线性运行的经脉通道中完成的，必是在从经脉支横别出、逐层细化、遍布全身的网状络脉系统中实现的。

络脉虽然由经脉支横别出而形成，但其结构、循行与功能特点与经脉相比有着明显的差异，形成其发病及病机演变的特异性。络脉是气血运行的通道，也是病邪传变的通道，六淫外袭易于先伤阳络，由阳络至经甚则热毒滞于阴络形成一系列病理变化。络中承载着由经脉而来的气血，随着其逐级细分使在经脉中线性运行的气血流速逐渐减缓直至面性弥散渗灌，并在末端完成津血互换和营养代谢。因此当病邪侵袭络脉伤及络气，使络气郁滞导致津血互换障碍，津凝为痰，血滞为瘀，痰瘀作为病理产物阻滞络脉，形成痰瘀阻络的病理状态。久病久痛，脏腑气机紊乱，或气血耗损无以荣养络脉致络虚不荣，或气结在经，功能失调，久则入血入络，伤及形质。此外亦有内外各种因素造成络脉损伤，导致络气阻断不通或脉络破损出血。可见由于络脉的结构、循行及功能特点，病邪伤及络脉则易形成易滞易瘀、易入难出、易积成形的络病病机特点，从而出现络气郁滞、络脉瘀阻、络脉细急、络脉瘀塞、络息成积、热毒滞络、络脉损伤、络虚不荣等络病基本病机变化。

第一节　外感六淫之邪

六淫通常指风、寒、暑、湿、燥、火六种外感病邪，在人体正气不足，卫外功能失调时，六淫之邪袭人肌表，并按阳络—经脉—阴络的顺序传变。阳络循行于皮肤或在外可视的黏膜部位，将经脉中运行的气血敷布于六经皮部，成为卫外抗邪的第一道屏障，发病时则首当其冲。六淫外袭，必首犯阳络，正不胜邪，邪气将顺次传入，由表入里，由阳络传至经脉，再传至脏腑，最终深入脏腑之阴络。《灵枢·百病始生》对六淫伤人致病的传变过程作了具体描述："是故虚邪之中人也，始于皮肤，皮肤缓则腠理开，开则邪从毛发入……留而不去，则传舍于络脉，在络之时，痛于肌肉……留而不去，传舍于经，在经之时，洒淅喜惊……留而不去，传舍于伏冲之脉……留而不去，传舍于肠胃……留而不去，传舍于肠胃之外、募原之间，留著于脉，稽留而不去，息而成积。或著孙脉，或著络脉……"

六淫外邪是痹络病的外因。《内经》提出风、寒、湿三气杂至合而为痹论，并认为，虽然是三气杂至，但因受邪次序有先后，感邪程度有轻重，发病后的症状则不尽相同，即所谓风气胜者为行痹，寒气胜者为痛痹，湿气胜者为着痹。风寒湿邪，闭阻经络、关节，使气血运行不畅，不通则痛，故而引起肢节疼痛。风邪善行数变，故行痹表现为关节游走疼痛。寒为阴邪，其性凝滞，主收引，寒气胜者，气血凝滞不通，发为痛痹，表现为关节冷痛。湿为阴邪，重浊黏滞，阻碍气血运行，故着痹表现为肢体重着，痛处不移。以上所说的三痹，只是三气杂至一气偏胜的典型病证，如若三气之中两气偏盛，表现出的症状就复杂了。例如风邪与寒邪两邪偏重的情况下，表现为风寒痹阻证候，关节不仅呈游走性疼痛，同时伴有关节冷痛、屈伸不利。再如，寒邪与湿邪两邪偏胜，则表现为寒湿痹阻证候，即关节肢体不仅冷痛，同时伴重着、肿胀。当然也可能出现风、寒、湿三邪邪气相当合而为病的情况，形成风寒湿痹阻证候，则具有关节冷痛、游走不定及沉重、肿胀等三邪致病的表现。由风寒湿邪引起的痹络病，除见于行痹、痛痹、着痹外，多见于漏肩风、肿股风、肌痹、骨痹、历节风、尪痹等病中。

论湿邪有寒、热之别。古人论痹主要是以寒湿为主，这可能与痹证以关节冷痛为主要表现有关。实际上，不仅寒湿可引起关节痛，湿热同样可以阻滞经脉，引发气血不通而致痹痛。仲景对湿热之邪致痹即有一定认识，其所论及的"湿家病身疼发热""湿家之为病，一身尽疼、发热""湿家身烦痛"以及对发热的描述为"日晡所剧"等，颇似湿热痹证，亦似今日西医之"风湿热"症状。当然，湿热为痹的观点真正得以发挥，还是在清代温病学派出现之后。

吴鞠通在《温病条辨·中焦篇·湿温》指出："湿聚热蒸，蕴于经络，寒战热炽，骨骱烦疼，舌色灰滞，面目萎黄，病名湿痹，宣痹汤主之"，这是对湿热致痹的临床表现及治疗方法的具体描述和介绍，所以叶天士曾说："从来痹症，每以风寒湿之气杂感主治。召恙之不同，由于暑暍外加之湿热，水谷内蕴之湿热。外来之邪，著于经络，内受之邪，著于腑络"（《临证指南医案·卷七·痹》），明确指出了寒湿与湿热的不同。

湿热痹阻，或由素体阳气偏盛，内有蕴热，或外受风湿之邪入里化热，或为风寒湿痹经久不愈，蕴而化热，或湿热之邪直中入里，均可使湿热交阻，气血瘀滞经脉关节，而出现关节肌肉红肿灼痛，屈伸不利。热为阳邪，故可见发热；湿性黏滞，故病程缠绵难解。历节风、骨痹、皮痹、肌痹、脉痹、寒热痹均可见湿热痹症状，而西医所称之类风湿关节炎、风湿性关节炎、系统性红斑狼疮、痛风、皮肌炎等均有湿热痹阻的表现。

后人论痹病，受《内经》"风寒湿三气杂至"影响，主寒者多而主热者少。随着人们对痹病认识的不断深入，结合大量临床观察，我们认识到，痹病属寒者固多，而热者近年来日益增多，特别是风热之邪及火热毒邪致病者。热痹成因一般宗《内经》强调体质因素，如《素问·四时刺逆从论》云："厥阴有余病阴痹，不足病生热痹。"《素问·痹论》指出："阳气多，阴气少，病气胜，阳遭阴，故为痹热。"因生活环境和气候的变迁，饮食谱的变化，导致人体感受风寒湿邪入里化热，从而发生热痹。清·顾松园指出："邪郁病久，风变为火，寒变为热。"（《顾氏医镜·症方发明五·痹》）说明痹病中，有一部分表现为火热之证，究其因，一是外感风热淫邪，二是阳盛之人感受外邪后，由于机体反应状态的不同，可出现热证甚至毒热之证。朱丹溪论痹证病因时，就提出过"风热"侵袭。而火热毒邪引发痹病，在宋、明时期即有过记载。"风毒走注"作为痹证病因已为不少医家认可。如清·李用粹在《证治汇补·体外门》中记有："风流走不定，久则变成风毒，痛入骨髓，不移其处，或痛处肿热或浑身化热。"《杂病源流犀烛·六淫门·诸痹源流》对热毒致痹的表现描述得相当具体："或由风毒攻注皮肤骨髓之间，痛无定处，午静夜剧，筋脉拘挛，屈伸不得，则必解结疏坚，宜定痛散。或由痰注百节，痛无一定，久乃变成风毒，沦骨入髓，反致不移其处……"自唐以后有些医家则强调外受热毒的作用。尤在泾《金匮要略心典》认为"毒者，邪气蕴蓄不解之谓"。明·秦景明《症因脉治》对热痹症状有过具体描述"热痹之证，肌肉热极，唇口干燥，筋骨痛不可按，体上如鼠走状"。随着对现代疾病的病因及原理认识的深化，我们认识到部分痹病属于现代医学所谓代谢性疾病，与饮食有着密切的关系，饮食太过精美肥甘则易于内生热毒。另外，长期食入饮食中各种化学添加剂和残留农药等，也会使毒热之邪自内而生，流入四肢关节而发为热痹证。结合古人的认识，分析今日之痹病，认为痹病缠绵难愈，久之，脏腑受损，易生寒热之变。加之邪气蕴蓄难解，久而成毒，则生热毒之痹。运用清热解毒之剂治疗痹病不仅论之有据，且已有大量成功经验。

风热之邪外侵，病邪在表，则阻塞经脉，发热，畏寒，身痛肌酸，皮肤肿胀，甚则筋脉干涸失养，张口困难，五指难展，中医谓之皮痹，西医学之全身性硬化病，可用此病机解释。若素体阳盛之人，风热入里化火，火极生毒，热毒交炽，燔灼阴血，瘀阻脉络，伤于脏腑，蚀于筋骨，热毒伤及血络者，则血热外溢，凝于肌肤则见皮肤红斑，热毒阻滞经络关节则关节红肿热痛，内攻犯脏者，则五脏六腑受累，心、肝、肾、脑受损，可见于中医之骨痹、周痹，西医学之系统性红斑狼疮、类风湿关节炎、风湿热及皮肌炎、硬皮病、成人 Still 病等疾病中。

关于燥邪导致痹病，古代医家少有论及，现代中医有"燥痹"之称。燥邪之由来，或外受，或内生。如风燥之邪由外而入，或风热之邪伤人后，燥热耗伤津液，津液干涸而经脉痹阻，其症可见关节疼痛、肿胀、僵硬，口干唇燥，口疮唇疡，目干泪少，苔干脉细；或肝肾虚损，气血生化之源不足，津液枯燥，经脉气血痹阻，口眼干燥，少泪少唾，少涕少汗，目红咽红，干咳少痰，肌肉酸痛。以上两种病因所致的病证，中医均谓之燥痹，与西医之干燥综合征颇似。

第二节　脏腑内伤

脏腑内伤，是痹络病发生、发展的重要原因，也是痹络病经久不愈、内传入里的结果。

五脏各有所主。肺主皮毛，肺虚则皮腠失密，卫外不固；脾主肌肉，脾虚则水谷精微化生不足，肌肉不丰；肝主筋，肝虚则筋爪不荣，筋骨不韧；肾主骨，肾虚则骨髓失充，骨质不坚。五脏内伤，血脉失畅，营卫行涩，则风湿之邪乘虚入侵，发为风湿之病。

脏腑内伤，因肝主筋、肾主骨、脾主肌肉，故在痹络病中，主要表现为肝、脾、肾亏损。以肝肾之虚为主，则见关节疼痛，筋脉拘急，腰酸足软；以脾虚为主，则见肌肉关节酸楚疼痛，肌肤麻木不仁，脘腹胀满，食少便溏。

《内经》认为："五脏皆有所合。病久而不去者，内舍其合也。"痹络病初起表现在筋脉皮骨，病久而不愈则可内传入脏，故古有脏腑痹之说。病邪入里一旦形成脏腑痹，则更伤五脏。五脏伤则肢体关节之症随之加重，形成病理上的恶性循环。

七情是指人体喜、怒、忧、思、悲、恐、惊七种情志变化，七情过极导致脏腑气机紊乱引起功能失常，如"怒伤肝""喜伤心""思伤脾""忧伤肺""恐伤肾"。《素问·举痛论》亦说："怒则气上，喜则气缓，悲则气消，恐则气下……惊则气乱……思则气结。"此正如叶天士所说"初为气结在经"，但从经分支而出的气络承载着在经中运行的经气，经气郁结气机不畅，势必影响络脉导致气机郁滞，而布散于体内脏腑的气络又为脏腑生理结构的有机组成部分，某一脏腑络气的功能体现着该脏腑的功能状态。七情内伤引起络气郁滞或气机逆乱，则导致脏腑功能失常，脏腑之间协调平衡状态被打破。如情志抑郁，肝络气滞则胁痛胀满；大怒伤肝，肝络气逆则头胀头痛、面红目赤；若肝气横逆，脾络不通则胃脘胀满、攻痛连胁、恼怒加重；久思伤脾，脾络气结则脘腹胀满、不思饮食；悲忧伤肺，肺络气滞则胸闷憋喘等。络气不仅指气络中运行之气，亦包括脉络中与血伴行之气，气为血帅，气行则血行，络气郁滞，气机逆乱，脏腑气机紊乱亦可引起脉络血液运行失常，如肝络郁滞，日久血瘀阻络可致癥积；心络气滞，胸中窒闷，久则心络瘀阻则为胸痹心痛；气机上逆，络血随之上逆，冲击脑之脉络破损出血则见中风暴仆。由此可见，持久而剧烈的情志刺激亦是导致络病的重要因素，早期常表现为络气郁滞而致脏腑功能紊乱，日久气滞血瘀，瘀阻脉络可引起种种器质性病理改变。

肺主气，朝百脉，司皮毛。若皮痹不愈，肺卫不固，病邪循经入脏，致肺失宣降，气血郁闭，而成肺痹。肺痹者亦常因形寒饮冷、哀怒失节、房劳过度等，而伤及脾、肝、肾，致脾失转输，土不生金；肝气过盛，木火刑金；肾不摄纳，金水失调，均可加重肺气的损伤。西医风湿病中之风湿性心脏病、类风湿关节炎伴发的肺炎及胸膜炎、皮肌炎、硬皮病、系统性红斑狼疮等，均可见肺痹表现。心主血脉，若脉痹不已，复感于邪，内舍于心，则可形成心痹。即脉痹反复发作，重感风寒之邪，则肺病及心，心阴耗伤，心气亏损，心阳不振，则见心悸、怔忡，甚者可致心血瘀痹，心胸烦闷，心痛心悸，进而心阳虚衰，出现心痹重证，而见胸闷喘促、口唇青紫、脉结代等危候。西医风湿病中风湿性关节炎及类风湿关节炎合并心脏损害时，均可见心痹表现。

脾司运化，主肌肉。若肌痹不已，脾气受损，复感寒湿之邪，中气壅塞不通而致脾痹，即"肌痹不已，复感于邪，内舍于脾"。脾痹的表现，一方面是脾胃生化不足，气血之源虚乏，出现四肢乏力，肌肉消瘦，甚则肢体痿弱不用；一方面表现为脾湿不运、胃失和降之证，如胃脘痞满、食少纳呆、大便溏泄等症。脾痹可见于西医风湿病中多种疾病的并发症。

肝藏血，主筋。"筋痹不已，复感于邪，内舍于肝"，或肢体痹证久不愈，反复为外邪所袭，肝气日衰，或由于情志所伤，肝气逆乱，气病及血，肝脉气血痹阻，则可形成肝痹。肝主疏泄，喜条达，恶抑郁，故肝气郁结是肝痹的主要病理表现，证见两胁胀痛，甚则胁下痞块、腹胀如鼓、乏力疲倦等。肝痹主要出现于多种西医学风湿病的并发症。

肾主骨，生髓。因痹络病之主要病位在骨及关节，故多种痹络病后期的主要病理形式为肾气受损，而成肾痹。不仅是骨痹不已而成肾痹，其他五体痹反复不愈，最终均可出现肾痹。除五体痹不已内伤入肾而形成肾痹外，若劳倦过度，七情内伤，久病不愈，损及肾元，亦可出现肾痹之证。西医学的类风湿关节炎、强直性脊柱炎、骨质疏松等，均可以见到骨痹表现。

阴阳失调对痹络病的发病及转归有决定性的作用。首先，人体禀赋不同，阴阳各有偏盛偏衰，再加所感受的邪气有偏盛，因而痹络病有寒与热的不同表现。《素问·痹论》中说："其寒者，阳气少，阴气多，与病相益，故寒也；其热者，阳气多，阴气少。病气胜，阳遭阴，故为痹热。"其次，肾主骨，肝主筋，故痹络病久延不愈多可伤及肝肾。若伤及肝肾之阴，则会出现关节烦疼或骨蒸潮热，腰膝酸软，筋脉拘急，关节屈伸不利和（或）肿胀变形。若伤及肝肾之阳，则表现为关节冷痛、肿胀、变形，疼痛昼轻夜重，足跟疼痛，下肢无力，畏寒喜暖，手足不温。

第三节　痰瘀阻络

痹络病大多为慢性进行过程，疾病既久，则病邪由表入里，由轻而重，导致脏腑的功能失调，而脏腑功能失调的结果之一就是产生痰浊与瘀血。痰湿、瘀血既是病理产物，又是继发性致病因素，痰湿由津液凝聚而成，瘀血因血液涩滞而生。津血同源，津液进入脉管即成为血液的组成部分，血液渗出脉外则成为津液，络脉是津血互换的场所，津液代谢失常则为痰饮水湿，血液运行涩滞化为瘀血。痰湿、瘀血产生后，又可作为继发性致病因素阻滞络脉，导致痰湿阻络、血瘀阻络等病机变化。例如，风寒袭肺，肺气郁闭，则肺津凝聚成痰；寒湿困脾，脾失运化，湿聚成痰；痹证日久，伤及肾阳，水道不通，水湿上泛，聚而为痰，若伤肾阴，虚火灼津变成痰浊；肝气郁滞，气郁化火，炼津为痰。加之风湿闭阻心气，血脉瘀滞，气滞血凝。痹络病日久，五脏气机紊乱，升降无序，则气血痰浊交阻，痰瘀乃成。

痰瘀既成，则胶着于骨骱，闭阻经络，遂致关节肿大、变形、疼痛加剧，皮下结节，肢体僵硬，麻木不仁，其证多顽固难已。

痰瘀作为病因，或偏于痰重，或偏于瘀重，或痰瘀并重，临床表现亦不尽同。若以痰浊痹阻为主，因痰浊流注关节，则关节肿胀，肢体顽麻；痰浊上扰，则头晕目眩；痰浊壅滞中焦，气机升降失常则见胸脘满闷，纳差泛恶。若以瘀血为主，则血瘀停聚，脉道阻涩，气血运行不畅而痛，表现为肌肉、关节刺痛，痛处不移，久痛不已，痛处拒按，局部肿胀或有瘀斑。若痰瘀互结，痹阻经脉，痰瘀为有形之物，留于肌肤，则见痰核、硬结或瘀斑；留著关节、肌肉，则肌肉、关节肿胀疼痛；痰瘀深著筋骨，则骨痛肌痿，关节变形、屈伸不利。由此可知，痰瘀痹阻是风湿病中的一个重要证候。该证候多出现于中医风湿病之中晚期，可见于筋痹、脉痹、骨痹、心痹、肺痹中，西医学的类风湿关节炎、系统性红斑狼疮、皮肌炎、硬皮病、结节性多动脉炎、强直性脊柱炎等均可见之。故清·董西园论痹之病因曾谓"痹非三气，患在痰瘀"（《医级·杂病》），确是对《内经》痹络病病因学的一个发展。

第四节　病久入络

"病久入络"是清代叶天士关于络病发生发展规律的重要学术观点，包括久病入络、久痛入络、久瘀入络，阐明了内伤疑难杂病由气到血、由功能性病变到器质性病变的病机演变过程，对提示外感重症卫气营血病机演变过程亦有重大意义，因此探讨"久病入络"的发生原因及发展规律，对于阐明多种难治性疾病发生发展规律具有重要价值。

根据中医络病学说研究的"三维立体网络系统"，络脉在体内呈现外（体表阳络）—中（经脉）—内（脏腑阴络）的空间分布规律。在《内经》已经阐述了初病即可入络的发病状况，初病入络乃指六淫外邪侵袭位于体表的阳络，并由络入经。病邪在经阶段正邪相争，正胜邪祛病变向愈，则不属于久病不愈的难治性疾病范畴。若正邪相持，正气耗损，邪气乘虚内侵则出现由经入络病情加重发展的病理演变，此亦如《灵枢·百病始生》所说："留而不去，传舍于伏冲之脉……留而不去，传舍于肠胃……留而不去，传舍于肠胃之外、募原之间，留著于脉，稽留而不去，息而成积。或著孙脉，或著络脉……"叶天士正是深刻揭示了多种内伤疑难杂病病邪由经深入布散于体内脏腑之阴络的病机演变过程，其所谓"经主气""络主血""初为气结在经，久则血伤入络"，成为"病久入络"学术观点的代表性语言。气无形，血有形，经气络气损伤阶段多属气机失调的功能性损伤，伤及血分则属实质性损伤的器质性病变，诸如积聚、痹证、中风等病皆属此类。此外，外感温热病中由卫气发展到营血阶段也往往成为伴有器质性损伤的重病阶段。

痹络病是个慢性复杂过程，其病位的传变有多方面的表现。如表现为皮、肉、脉、筋、骨五体痹的传变。金·张子和《儒门事亲·指风痹痿厥近世差玄说》云："皮痹不已而成肉痹，肉痹不已而成脉痹，脉痹不已而成筋痹，筋痹不已而成骨痹。"再如，五体痹向五脏痹传变，《素问·痹论》云："骨痹不已，复感于邪，内舍于肾；筋痹不已，复感于邪，内舍于肝；脉痹不已，复感于邪，内舍于心；肌痹不已，复感于邪，内舍于脾；皮痹不已，复感于邪，内舍于肺。"此外，还有五脏痹之间的传变。如《素问·玉机真脏论》云："肺痹，发咳上气。弗治，肺即传而行之肝，病名曰肝痹。"

参 考 文 献

［1］柴可夫.《金匮要略》论痹病的病因病机探析［J］.中华中医药学刊，1999，18（2）：6-7.

［2］刘革命，李兰波，鲁玉婷.《黄帝内经》痹病论治［J］.中国中医药现代远程教育，2015，13（9）：10-12.

［3］卢思俭.仲景从湿立论辨治痹病学术思想探讨［J］.山东中医杂志，2015，34（5）：330-332.

［4］徐鹏刚，雷西凤，任宝娣.《金匮要略》历节病探析［J］.中医药导报，2015，21（6）：1-3.

［5］络病的病因病机、临床表现及辨证论治要点［J］.中国社区医师，2007，23（8）：44-45.

［6］张国建.从"络"辨治类风湿关节炎［J］.北京中医药，2015，34（7）：555-557.

［7］程远鹏，张志明，浦佳希.张志明教授运用自拟化湿通络汤治疗湿热型络病经验［J］.中医临床研究，2015，13（7）：69-70.

［8］钱月慧.叶天士"络病"用药规律探析［J］.江苏中医药，2014，46（10）：15-16.

［9］魏鹏.络病学在临床中的应用［J］.基层医学论坛，2009，13（S1）：110-111.

［10］李长香，刘原君，朱文翔，等.络病学说的4次大发展［J］.中医药导报，2014，20（11）：1-3.

［11］张晓哲，方朝义.从《临证指南医案》探析叶天士对络病的认识及治法［J］.天津中医药，2014，31（5）：284-285.

［12］靖卫霞，朱跃兰.从络治痹理论探讨［J］.中华中医药学刊，2014，32（12）：2883-2884.

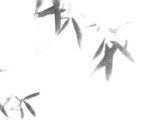

第四章　痹络病的常见症状

第一节　疼　痛

　　疼痛是患者一种自觉痛苦的症状，"久痛入络"（《临证指南医案》），络病最常见的临床表现即为疼痛，而引起络病的各种致病因素的主要病理机制则是气血的运行障碍导致络脉失于通畅，所以有了清代医家程国彭《医学心悟》中的"通则不痛，痛则不通"和清代陈修园《医学三字经》中的"痛不通，气血壅，通不痛，调和奉""痛则不通，气血壅滞也"的理论，这些都强调了导致疼痛的主要原因为气血瘀滞不通。故叶天士《临证指南医案·诸痛》云："积伤入络，气血皆瘀，则流行失司"，华玉堂注云："络中气血，虚实寒热，稍有留邪，皆能致痛"，指出疼痛为络病最突出的临床表现。

　　疼痛也是中医痹证中最常见的症状，如寒痹、热痹、肌痹、脉痹、骨痹、痛风等。痹证疼痛的病因虽有感受外邪、血瘀痰阻、阳虚内寒等不同，但究其病机，最终总与经络痹阻、气血不通相关。疼痛的程度轻重有异，轻者仅有压痛或仅在肢体活动时出现，重者在静止时亦然剧烈，且难以忍受。

　　络病致痛，"痛则不通"，其机制可概括为寒、热、虚、实四端，临床辨证须分清病由。

　　络寒之痛，或寒自外侵，直中阴络，则脘腹绞痛，遇热稍缓；或寒由内生，络脉细急，卒然不通而痛，阵发而作，得热稍舒，遇寒痛剧。寒痹作痛表现为，关节肌肉冷痛，疼痛剧烈，局部自觉寒冷，触之冷而不温，畏惧风寒，疼痛遇寒加重，遇热减轻，疼痛部位多固定不移，常伴有肢体关节肌肉拘急、屈伸不利。舌质淡，苔白，脉沉弦紧等。《素问·举痛论》说："寒气入经而稽迟，泣而不行，客于脉外则血少，客于脉中则气不通，故卒然而痛。"寒性凝滞，人体感受寒邪，入于经脉，致气血阻滞，运行不畅，故疼痛。寒为阴邪，易伤阳气，寒邪入侵，机体阳气受损，失于温煦，故遇寒疼痛加重。寒性收引，寒邪客于肢体，故可见肢体关节肌肉拘急、屈伸不利。舌质淡、苔白、脉沉弦紧等皆为寒性之征。

络热之痛，多为热毒壅塞于络脉，致气血不通，而发灼痛，遇热痛剧，得凉则舒，局部甚则红肿而焮热。热痹之痛，临床表现为关节、肌肉、皮肤疼痛，疼痛剧烈，局部红热，或自觉局部发热，或触之而热，或兼身热、汗出、口渴、斑疹。舌质红或绛，苔黄，脉滑数。人体感受热邪，邪热入里，或素体阳盛之人感受寒邪，邪从热化，充斥于内外，气血壅滞，致关节肌肉疼痛，或红或热。热盛于内则见身热、汗出，热邪伤津故口渴，热入营血则可见斑疹。舌质红或绛、苔黄、脉滑数均为火热之象。

络虚之痛，痛势绵绵，动后痛剧，休息痛减，喜按喜揉，乃络中气血不足，失于濡润温煦，络脉不畅所致，如叶天士《临证指南医案》所云："初病气伤，久泄不止，营络亦伤，古谓络虚则痛""下焦空虚，脉络不宣，所谓络虚则痛是也。"痹证之虚痛多因阳虚而作痛，表现为肢节冷痛，畏寒喜暖，肢冷不温，精神不振，常喜蜷卧，大便溏稀，小便清长。舌质淡，苔白，脉沉无力。阳气虚衰，寒从内生，寒凝经脉致气血不畅而发疼痛。阳气虚衰，机体失于温煦，故冷痛；阳气不能敷布于肢体，故畏寒喜暖、肢冷不温、常喜蜷卧；阳虚神失所养，故精神不振。大便溏稀、小便清长、舌淡、苔白、脉沉无力皆系阳虚之征。

"久痛必入于络，络中气血，虚实寒热，稍有留邪，皆能致痛"。络实之痛，痛势较剧，拒揉拒按，多气滞、血瘀、痰阻络道所为，如叶天士所言："久痛在络，气血皆窒""经积年宿病，痛必在络……痰因气滞，气阻血瘀""胃痛久而屡发，必有凝痰聚瘀"。补脏通络是基本治则，补脏除了直补五脏气血阴阳之虚外，还应助脏之用和顺脏之性，此乃助其用为补、顺其性为补。

痹证实性之疼痛与络实证相符，责为血瘀痰阻。痹之血瘀疼痛临床表现为关节、肌肉、皮肤疼痛，痛如针刺，痛处不移，夜间痛甚，疼痛局部可见肤色紫黯，肌肤甲错，毛发不荣，可触及皮下结节。舌质黯，有瘀斑瘀点，脉细、涩等。风、寒、湿、热邪气痹阻经脉，或因气滞，痰浊阻滞，或气虚推动无力，或阳虚寒凝气血不畅，而致血瘀，血瘀阻络，又致经气不利故疼痛。血瘀为有形之邪，故痛有定处；夜间血行稽迟，故疼痛夜甚；肌肤甲错，毛发不荣，为血瘀内阻、气血不荣所致；肤色晦黯、舌质紫黯有瘀斑瘀点等，皆为血瘀之征；"六脉弦细而沉……且先吐红血，后吐黑紫，络中显有瘀滞"便论述了病久必有瘀血的病变规律。痹证痰湿疼痛临床以关节、肌肉、皮肤疼痛表现为主，多伴有肿胀，痛处固定不移，且缠绵难愈，肢节屈伸不利，亦可触及皮下结节。舌质淡，舌体胖，舌苔白厚或白腻，脉滑。湿胜则肿，痹阻经络，致气血不畅，经脉不利，故见关节肌肉肿胀疼痛；湿邪痹阻，日久不化，聚而成痰，流注关节肌肉，亦见肿胀，痹阻于筋骨关节，则见肢节屈伸不利；湿（痰）性黏滞，故肿胀疼痛缠绵难愈；痰湿凝聚于皮下则见皮下结节；舌质淡、舌体胖、苔白厚腻、脉滑均为痰湿之征象。

第二节 麻 木

麻木在《内经》及《金匮要略》中称"不仁"，《金匮要略·中风历节病脉证并治》所说："邪在于络，肌肤不仁"，首次提出肌肤不仁与病邪侵袭络脉有关。《诸病源候论》言不仁"其状搔之皮肤，如隔衣是也"，至金元刘河间所著《素问病机气宜保命集》始有麻木证名。朱丹溪云："曰麻曰木，以不仁中而分为二也。"可见麻木与不仁同义，麻与木有别。《医学正传》对麻作了进一步的论述："麻者，非痒非痛……唧唧然不知痛痒，如绳扎缚初松之状。"《医学入门》对木作了详细的分辨："木者，不痒不痛，按之不知，搔之不觉，如木之厚。常木为瘀血，间木为湿痰"。上述医家不仅对麻木的临床症状作了详细的描述，而且指出了麻木特别是木与瘀血湿痰阻滞络脉有关，临床上麻与木常常并见，故统称麻木。"盖麻虽不关痛痒，只气虚而风痰凑之，如风翔浪沸。木则肌肉顽痹，湿痰挟败血，阻滞阳气，不能遍运，为病较甚，俱分久暂治之"由此可知，麻产生的病机是由于人体阳气虚衰，风痰之邪乘虚而入导致机体有麻的症状；而木较麻病情更甚，由于湿痰夹有败血阻滞阳气，使得机体出现血络痹阻不通，肌肉不得灵活运动，这就是所谓木的症状。

痹证麻木多见于四肢、手足，多因气血不足或寒湿、痰瘀痹阻所致，病机则为肌肤失于气血之荣养所致，可见于寒湿痹、颈痹、脉痹、皮痹等。

《灵枢·邪客》云："营气者，泌其津液，注之于脉，化以为血，以荣四末，内注五脏六腑"，若营气不行，则肌肉失养，四肢身体感觉运动失活，导致肌肉麻木等症状。四肢麻木，即麻木见于四肢者。常见证候为风寒入络、气血失荣、气滞血瘀、肝风内动、风痰阻络、湿热郁阻。

风寒入络之四肢麻木因腠理疏松，风寒外袭，络脉血行不畅所致，如张仲景《金匮要略·血痹虚劳病脉证并治》所谓："夫尊荣人骨弱肌肤盛，重因疲劳汗出，卧不时动摇，加被微风，遂得之"，常伴有畏寒、畏风，或兼有轻微酸痛等症。

气血失荣之四肢麻木，多因劳倦失宜，或因吐泻伤中，或因失血过多，或因热病久羁，或出现于其他虚损疾患之后，而致气血双亏，脉络空虚，四肢无所秉，遂发生麻木，常伴有心慌气短，神疲乏力，倦怠懒言，四肢乏力等症。

气滞血瘀之四肢麻木，临证有偏重络气郁滞或偏重络脉瘀阻之别。前者多见于情志失调，气机不利；后者多见于外伤或久病入络。气血郁滞，阻于经络，四肢失却营阴之滋润，失于卫气之温养，故见麻木。临床表现为，麻木时轻时重，却鲜有疼痛，脉弦不柔，舌淡黯而无瘀斑者为气滞偏重；麻木而兼疼痛，皮色发黯，口唇青紫，脉沉弦，舌质瘀斑乃络瘀偏重。

风痰阻络之麻木，多因素体痰饮久伏，而由风邪引动，风痰搏于经络而发病。其症见麻木多伴痒感，兼有头眩，背沉，舌苔多腻，脉滑或弦。

肝风内动之麻木，为肝阳素旺，又遇喜怒失宜，阳动生风，风窜经络，络脉细急，气血失运，机体失荣而发麻木，伴有明显震颤，并有头晕、头痛、烦躁、易怒、脉弦有力。

湿热郁阻之四肢麻木，乃因湿热郁阻，络脉壅塞，气血不能达于肢端而致，辨证要点为麻木且有灼热疼痛感，尤以两足灼热明显，甚则必踏凉地而缓解，舌苔黄腻，脉兼数象。

第三节　斑　疹

斑为出现于肌肤表面的片状瘀斑，不高于皮肤表面，抚之不碍手，疹为肌肤表面出现的小疹，色红且高于皮肤。斑疹在外感温热病时常见，为邪热深入营血，动血窜络所致。斑常由阳明热毒内陷营血，迫血外渍于肌表，聚于皮下而成，点大成片，平展于皮肤，虽有触目之形，却无碍手之质，或稠如绵纹，或稀如蚊迹，压之不褪色，消后无脱屑。根据其色泽不同、形态各异、疏密程度而有阳斑和阴斑之别，色泽红、紫或黑为阳斑，代表了病情的由轻到重，一般色红荣润者，属顺证，为血液通畅及邪热外达的佳象，色鲜红如胭脂者，为血热炽盛之征象，病情相对较重，若病情深重，则色紫、赤甚如鸡冠花，此为热毒深重。若热毒较轻浅，则所布均匀而稀疏，若热毒较深重，则分布稠密而多且融汇成片。阴斑斑色多淡红，分布稀而疏，隐且不显，略见数点于胸背，同时伴有四肢厥冷、面赤而口不甚渴、下利清谷等虚寒症状，多为过用寒凉，或误用攻下，中气亏损，阴寒伏于下，无根之火失守而越于上，进而聚于胸中，上熏于肺，传于皮肤所致。疹色红而小，为琐碎小粒，形如粟米，高于皮肤，视之有形，抚之碍手，压之褪色，疹消屑脱，为邪热（多见风热病邪）郁肺，内窜营血，迫血外溢于肌肤血络而致。临床上，斑与疹可同时出现，每举斑赅疹，或举疹赅斑，斑疹并称。

皮肤损害是痹证常见的一种表现。临床常见有红斑、丘疹、紫癜及其他多形性的皮肤损害，而不局限于中医斑疹的范畴。湿热瘀滞、热毒内盛、热入营血、血脉瘀滞、风热外袭等为这些皮肤损害的主要病机。痹证斑疹主要证型分为湿热瘀滞、热毒内盛、热入营血、血脉瘀滞、热郁血脉、风热外袭等。

湿热瘀滞斑疹临床表现为皮肤斑疹，同时伴有皮肤肿胀，发热，胸脘满闷，肢体沉重。舌质红，苔黄厚或腻，脉滑数或弦滑。湿热伤于营血，发于皮肤，则见皮肤斑疹、肿胀；湿热内蕴，则见发热；湿热中阻，致气机不畅，则见胸膈闷满；湿热阻络，流注于肢节，则见肢体沉重。舌质红、苔黄厚或腻、脉滑数或弦滑则均为湿热瘀阻之征。

热毒内盛之斑疹临床表现为皮肤红斑，斑色红艳，甚则融合成片，多发于面部和躯干；或见皮肤多形性皮疹，散在或遍及全身，发热即起，热退即消；起病较急，伴有高热，口渴喜饮，汗出，烦躁不安，关节、肌肉疼痛，小便黄赤，大便干。舌红，苔黄，脉洪大而数。毒热之邪郁于阳明气分，热盛迫血而发于肌肤，则见皮肤红斑、皮疹。毒热内盛，充斥于外，则见高热；邪热迫津外出，则多汗；热伤津液则口渴引饮；热扰心神则烦躁不安；邪热侵及关节肌肉，气血不畅，则见关节肌肉疼痛。舌红、苔黄、脉洪大而数系气分热盛之征。

热入营血红斑临床表现为皮肤红斑，肤色鲜红或黯红，略高于皮肤，多见于面部和躯干，伴有发热或身热夜甚，咽干但口不甚渴，心烦心悸，关节疼痛。舌质红或绛，苔黄，脉数。热邪入营血，故见发热；郁热营血，发于肌肤，则见皮肤红斑，且身热夜甚；热耗营阴，津不上承，则咽干但口不甚渴；营气通于心，邪热入营，则心神被扰，故见心烦心悸；邪热侵及关节肌肉，气血不畅，则见关节肌肉疼痛。舌质红或绛、苔黄、脉数系热入营血之征。

热郁血脉斑疹临床表现为皮肤红斑、皮疹，呈点状或片状，多见于手指、下肢的伸侧，触之稍热，成片状见于下肢者局部可出现肿胀。舌红，苔黄，脉弦滑。热邪伤及皮肤、血脉，则见皮肤红斑、皮疹，触之稍热；热伤血脉，脉络瘀滞，水行不畅，故见局部皮肤肿胀。舌红、苔黄、脉弦滑为热证之象。

血脉瘀滞斑疹临床表现为皮肤斑疹，斑疹日久不退，疹色晦黯伴肢节疼痛。舌质黯或有瘀斑、瘀点，舌苔薄，脉弦细或细涩。血脉瘀滞于皮肤则见斑疹；斑疹日久不退则色黯，瘀血阻滞，经脉不畅，不通则痛，故见肢节疼痛。舌质黯或有瘀斑、瘀点，脉弦细或细涩，系血瘀之征。

风热外袭斑疹临床表现为皮肤斑疹，疹形各异，时发时止，且发无定处，或见恶风发热，汗出，口渴咽干。舌质红，苔薄黄，脉浮数。风热外袭，窜入营分，现于皮肤，故见斑疹；风性善行数变，故皮疹形态各异，时发时止，发无定处；风热外袭，正邪交争，故见发热；风热侵袭，营卫不和则多汗；热伤津液，则咽干口渴。舌质红、苔薄黄，脉浮数系风热袭表之征。

第四节　发　　热

发热是体温较正常水平升高的一种症状，也是痹络病的常见症状之一。痹络病发热时形式多样，如寒热往来、壮热、长期低热或持续高热等，其临床证候有风寒外袭、风热束表、湿热痹阻、邪阻少阳、热盛气分、热入营血、阴虚潮热等。发热可见于多种痹络病，但以热痹、湿热痹居多。发热的病因病机多由感受外邪或脏腑阴阳失调所致。西医诊断的多种风湿病如风湿热、类风湿关节炎、系统性红斑狼疮、皮肌炎、强直性脊柱炎、急性痛风性关节炎等均可见发热。

风寒发热临床表现：此证多见于痹络病早期，症见恶寒发热，恶寒重，发热轻，头疼身痛，无汗。舌苔薄白，脉浮紧等。症状分析：外感风寒之邪，寒邪束表，故恶寒重，发热轻，无汗。邪正交争故发热。寒邪外袭，经络被阻，故头痛身痛。舌苔薄白、脉浮紧为风寒束表之征。

风热发热临床表现：此证多见于痹络病早期，表现为发热，微恶风寒，咽喉疼痛，口渴。舌边尖红，苔薄黄，脉浮数。症状分析：外感风热，卫阳被郁，故发热、微恶风寒。热为阳邪，故发热重、恶寒轻。热邪袭肺，则咽喉疼痛。热伤津液故口渴。舌边尖红、苔薄黄、脉浮数为风热之征。

少阳发热临床表现：往来寒热如疟状，口干苦，咽干，肢节疼痛，不欲饮食。舌质红，苔薄黄，脉弦数。症状分析：气血虚弱，邪气入侵，正邪交争于表里之间，少阳枢机不利，故往来寒热如疟状。少阳郁热循经上炎，故咽干口苦。气机不利，疏泄失常，胃气不和，故不欲饮食。脉弦为少阳病之征。

热炽气分发热临床表现：壮热不退，面赤口渴，多汗心烦，或见关节红肿热痛。舌质红，苔黄燥，脉洪大、滑数有力。症状分析：邪热入里，热盛于内则壮热不退，充斥于外则面赤。热伤津液则口渴，热邪迫津液外出则多汗，热扰心神则心烦，热郁关节则见局部红肿热痛，舌红，苔黄燥，脉洪大或滑数有力，均为热盛之征。

湿热痹阻发热临床表现：发热日久不退，身热不扬，发热或轻或重，汗出不解，肢节沉重，渴不欲饮。舌红，苔黄厚腻，脉滑数。症状分析：湿性黏滞，病程缠绵，湿热互结，故其发热日久不退，汗出热不解。湿中蕴热，故身热不扬。湿邪内阻，故渴不欲饮。湿邪重浊，留注肢节，故肢体沉重。舌红，苔黄腻，脉滑数为湿热之征。

热入营血发热临床表现：发热较重，或壮热不退，身热夜甚，心烦躁扰，皮肤斑疹，口干不欲饮。舌质红绛，少苔，脉细数。症状分析：热入营血，热邪炽盛，故见壮热。邪热耗损营阴，则身热夜甚。热扰心神，则心烦躁扰。营阴不能上承，故口干不欲饮。舌红绛少苔、脉细数为热入营血之征。

阴虚潮热临床表现：身热不甚，但日久不退，午后潮热，五心烦热，口干盗汗。舌红，少苔，脉细数。症状分析：风湿病日久，阴液耗伤，虚热内生，故身热不甚但久留不退、午后潮热。阴液不足，故口干。五心烦热、盗汗、舌红少苔、脉细数均为阴虚火旺之征。

第五节　雷　诺　征

根据雷诺征临床表现，应属于"痹证""手足逆冷""四肢厥冷""血痹""寒痹""脉痹"等范畴。《内经》对脉痹的论述较为集中在《痹论篇》《痿论篇》，认为脉痹的形成是内外因相互作用的结果，从内因看，是由于"经脉空虚"。大经空虚，感受外邪，发为脉痹，若不与风寒湿气合，则不为痹。"痹在于脉则血凝而不流……"《素问·五脏生成篇》曰："卧出而风吹之，血凝于肤者为痹"。远在汉代张仲景的《伤寒杂病论》中即有相似记载："手足厥冷，脉细欲绝者，当归四逆汤主之。若其体内有久寒者，加吴茱萸、生姜汤主之。"继后，隋代巢元方《诸病源候论·虚劳四肢厥冷候》曰："经脉所行皆起于手足，虚劳则血气衰损，不能温其四肢，故四肢逆冷也。"明确指出本证为正虚气血不足，寒凝脉络，四末失养。金代成无己著《伤寒明理论·卷二》则记载："伤寒厥者，何以明之？厥者，冷也，甚于四逆也。经曰：厥者，阴阳气不相顺接，便为厥。厥者，手足逆冷是也，谓阳气内陷，热气逆伏，而手足为之冷也"。至清代《医宗金鉴》又进一步论述："脉痹，脉中血不和而色变也。"还有"若内伤于忧怒则气逆，六俞不通，阳气不行，血蕴里而不散"。张仲景在《金匮要略》中也论述了痹证的发生与络脉痹阻的病机有关。对该证的病因、病机及临床表现做了较详细的描述，说明了此证的发生是由于情志不舒，体虚受寒，营卫失调，阳气不能四达于肢端血络，寒客痹阻，经络不畅所致。

纵观历代医学家对本证的认识，基本一致，皆认为本证的病机本质在于络脉血气运行输布不畅，而气滞血郁、气虚血瘀、阳虚寒盛为主要因素，情志刺激和寒邪乘袭为其发生的重要条件。在症状方面强调四肢厥冷、色变，脉微细为其特点。

气虚血瘀。因气为血之帅，气行则血行。若气虚不用，鼓血无力必致血行不畅而发生瘀滞，正如清代王清任云："元气既虚，必不能达于血管，血管无气，必停留而瘀。"《直指方·血荣气卫论》说："盖气者，血之帅也。气行则血行，气止则血止，气温则血滑，气寒则血凝，气有一息之不运，则血有一息之不行"。由于气虚运血无力、失于温煦，络脉本有瘀涩，一遇寒邪之侵，即易致络脉气血涩滞而发。

阳虚寒凝。《灵枢·百病始生》曰："风雨寒热，不得虚，邪不能独伤人……此必因虚邪之风，与其身形，两虚相得，乃客其形……是故虚邪之中人也，始于皮肤，皮肤缓则腠理开，开则邪从毛发入，入则抵深……留而不去，则传舍于络脉"。四末乃诸阳之本，脾主肌肉、四肢，若劳倦伤脾或病久损伤脾阳，脾阳不振，或素体阳气不足，肾阳亏虚不能温煦脾阳，四肢失于温养，阴寒内生；复加寒邪外袭经络，寒主收引，则四肢血脉凝涩不畅，如《素问·举痛论》曰："寒气入经而稽迟，泣而不行。"故可见肢端冰冷、发紧、麻木、苍白而发本病。

气滞血瘀。《冯氏锦囊》曰："郁思忧伤肝脾……气血难四达"。情志不畅则肝气不舒，肝郁气滞，阴阳失调，气血不和，经脉阻塞，脏腑功能紊乱；气机不畅，气不行血则瘀血阻滞经络，致脉络不充、络道失于通达，四末失于荣养，可见肢端青紫、疼痛等。

气血亏虚。如《诸病源候论·虚劳四肢逆冷候》谓："经脉所行，皆起于手足。虚劳则气血衰损，不得温其四肢。故四肢逆冷也"。患者素体虚弱，气血不足，或病久气血亏损，腠理空虚，风寒之邪深入，留连于血脉络道，气血运行受阻，四肢失养，故见肢端苍白、麻木、冰冷等。

瘀热阻络。寒邪凝滞、瘀血内阻，郁久化热，瘀热蕴结脉络，经气不畅、血络气血郁阻不能宣达，四末失于荣养，遇寒邪外袭，则寒热交争与血络收引凝涩并存，发作期则肢端肿胀紫暗发凉，缓解期肢端肿胀发红、灼热疼痛，营养障碍，甚至日久肉腐而见溃疡或坏疽。

参 考 文 献

[1] 刘影，李西中，吕福全. 温灸改善系统硬化症雷诺现象1例举隅 [J]. 吉林中医药，2011，31（2）：40.

[2] 李梢. 王永炎院士从络辨治痹病学术思想举隅 [J]. 北京中医药大学学报，2002，25（1）：43-45.

[3] 黄颖. 中医对类风湿性关节炎病因病机的认识 [J]. 辽宁中医药大学学报，2007，7

（9）：36-37.

［4］邱幸凡. 脏虚络痹理论探讨［J］. 中国中医基础医学杂志，2007，13（5）：334-335，352.

［5］吴勉华，王新月. 中医内科学［M］. 北京：中国中医药出版社，2012.

第五章　痹络病的常见证候

　　络脉生理上起到运行气血的作用，病理上则是病邪入侵人体的通道，当各种病邪侵入脉络，影响气血的运行，即形成了络病。病邪从浅表之络入里进入经脉，最终侵袭脏腑，经历了健康、潜病、前病、传变这四种由浅入深的阶段，与一些临床常见的慢性、进展性疾病，如冠心病、糖尿病、高血压、痛风、类风湿关节炎等最终会形成难以治愈的合并症密切相关。

　　络脉由经脉支横别出，具有逐级细分、体积狭窄、网状分布、贯通表里的结构特点，在此基础上形成了络脉面性弥散、运行缓慢、末端连通、调节互换的气血循行特点，因此当病邪侵袭络脉时，容易表现出易滞易瘀，易入难出，易积成形的病机特点。

　　《黄帝内经》首次提出了"络"的概念，初步奠定了络脉的理论基础及络病的诊治体系。一般外感六淫，内伤于饮食、七情、劳倦等因素，脏腑经络久病以及跌仆损伤等都会导致络脉形态及色泽产生变化。《内经》对络脉病理改变的描述散见于各篇，主要有盛络、横络、血络、结络、虚络、赤脉、青脉等，其病机主要有络脉瘀阻、络脉损伤、络脉空虚等。

　　此后络病理论不断发展完善，后人从络脉论治，以络病学理论为指导，认为痹络病病位在络，虚、邪、瘀为其根本致病因素，外邪袭络、七情内伤、痰瘀阻络、久病入络为其病因病机，在治疗方面，应重视从经络论治，包括善从阳明论治、诸痹独取太阴、奇脉论治、以通络为总则等，现将痹络证分证论述归纳如下。

第一节　风寒痹阻证

【临床表现】

　　肢体关节冷痛，游走不定，遇寒则痛剧，得热则痛减，局部皮色不红，触之不热，关节屈伸不利，恶风畏寒，舌质淡红或黯红，舌苔薄白，脉弦紧或弦缓或浮。

【病机分析】

寒为阴邪，其性凝滞，主收引；风性善行而数变。故风寒之邪侵袭肌体，闭阻经络关节，影响气血运行，而见肢体关节冷痛，屈伸不利，痛无定处；寒既属阴，消伐阳气，故局部触之不热，皮色不红，恶风畏寒；遇寒则血脉凝涩，故疼痛加剧，得热则气血流畅，故其痛减；舌苔薄白亦属寒；舌质淡红或黯红，脉弦紧或弦缓，为属痛、属寒之征；脉浮为邪气外侵之象。

【诊断要点】

主症：肢体关节冷痛，屈伸不利，痛无定处。

次症：①恶风畏寒，四末不温；②遇寒痛剧，得热痛减。

舌脉：舌质淡红，舌苔薄白，脉浮或弦紧或弦缓。

具备上述主症，或兼次症 1 项及舌、脉表现者，即可诊断。

【本证辨析】

本证可见于痹络病中的痛痹、行痹、历节等，由于各自病因病机不尽相同，临床表现各异。行痹，以风邪偏盛，痛处游走不定，多发上肢肩背，时兼恶寒发热等表证为特点；痛痹，为寒邪偏盛而成，以痹痛剧烈，部位固定不移，下肢、腰膝多见，遇寒加重，得温痛减为其特点；历节风则因气血亏损，肝肾不足，复感外邪而得，以关节疼痛剧烈，痛如虎啮，遍历全身，或关节肿痛如掣，甚则肿大变形为特点。

本证与痹络病中常见的寒湿痹阻证、风湿痹阻证、风寒湿痹阻证等均可见肢体关节疼痛、屈伸不利。寒湿痹阻证系寒、湿所致，以肢体关节痛处固定，冷痛重着为主症；风湿痹阻证由风、湿所致，以肢体关节痛无定处、肿胀重着为主症；风寒湿痹阻证由风、寒、湿所致，寒湿、风湿、风寒三证的症状均可有所表现，以肢体关节冷痛重着、肿胀、痛无定处为特点；而本证为风、寒外邪所致，以肢体关节冷痛、痛无定处为突出特点。

【治疗方法】

祛风散寒，温经通络。

【代表方剂】

1. 麻黄附子细辛汤（《伤寒论》）　方中麻黄、细辛祛风散寒；附子温经助阳，散寒止疼。诸药相配，有祛风散寒、温经助阳之功。以上诸方临床使用时，可随症加减，如疼痛以肩、肘等上肢关节为主者，可选加羌活、白芷、威灵仙、姜黄、川芎祛风通络止痛；疼痛以膝、踝等下肢关节为主者，可选加独活、牛膝通经活络；疼痛以腰背关节为主者，多与肾气不足有关，酌加杜仲、桑寄生、淫羊藿、巴戟天、续断等温补肾气。

2. 乌头汤（《金匮要略》）　方中以乌头、麻黄温经散寒，两药配合能搜剔入骨之风寒，为方中主药；黄芪益气固表，并能利血通痹；芍药、甘草、蜂蜜缓急止痛解毒。诸药合用而成温经散寒、逐痹止痛之剂。

3. 防风汤（《宣明论方》） 防风、麻黄祛风散寒；肉桂温经散寒；当归、秦艽、葛根活血通络，解肌止痛，用当归还有"治风先治血，血行风自灭"之意；茯苓健脾渗湿；姜、枣、甘草和中调营。诸药共奏祛风散寒、活血通络之功。

第二节 风湿痹阻证

【临床表现】

肢体关节肌肉疼痛、重着、游走不定，或有肿胀，随天气变化而作，恶风不欲去衣被，汗出，头痛，发热，肌肤麻木不仁，或身体微肿，肢体沉重，小便不利，困倦乏力，舌质淡红，舌苔薄白或腻，脉浮缓或濡缓。

【病机分析】

本证因风湿之邪侵袭人体，闭阻经络关节而致。"风则伤卫，湿流关节，风湿相搏，两邪乱经，故骨节疼烦、掣痛，不得屈伸……风胜则卫气不固，汗出，短气，恶风不欲去衣，为风在表；湿胜则水气不行，小便不利或身微肿，为湿气内搏也"（《注解伤寒论·辨太阳病脉证并治》）。风者善行而数变，湿性虽黏腻，但有风邪领路则痛无定处；湿性重着、黏滞，故肢体沉重；湿困脾土而见困倦乏力；风湿相搏，痹阻气血，肌肤失养故麻木不仁；舌苔薄白、脉浮缓为风邪之征；舌苔腻、脉濡缓为湿邪之象。

【诊断要点】

主症：①肢体关节肌肉疼痛、重着，痛处游走不定；②肢体关节肌肉疼痛、肿胀，屈伸不利，恶风。

次症：①发热，或头痛，或汗出；②肌肤麻木不仁；③身微肿，或小便不利，困倦乏力。

舌脉：舌质淡红，舌苔薄白或薄腻，脉浮缓或濡缓。

具备上述主症1项，或兼次症1项及舌、脉表现者，即可诊断。

【本证辨析】

本证常见于痹络病中的行痹、着痹、皮痹、肌痹、筋痹、周痹、历节等。行痹者，因风邪侵袭所致，风者善行，以关节肌肉痛无定处为特点，多见于上肢肩背，初起多兼表证；着痹者，因水湿之邪所致，湿性黏腻重着，故肢体关节疼痛、肿胀、重着、麻木不仁；皮痹者，多因痰瘀与外邪互结皮络所致，以皮肤肿胀、麻木、变硬为主，或素有湿热，或感湿热之邪，或寒郁化热，热迫血行，见皮肤斑疹；肌痹者，为风寒湿热毒邪浸淫肌肤，痹阻经脉，消烁肌肉，以肌肉尽痛，肢体怠惰，四肢痿软无力，麻木不仁为特征；筋痹者，因风寒湿热之邪客于筋脉，或跌仆损伤，或痰湿流注所致，以筋急拘挛疼痛，关节屈伸不利，腰背强直，步履艰难为主；周痹者，为痹邪入侵血脉，流注周身，以周身皆痛，痛无歇止，不能左右为特点；历节者，为气血不足，肝肾亏虚，复感外邪所致，以关节痛如虎啮，遍历关节，甚则肿大变形为主。

本证与痹络病中常见的寒湿痹阻证、风寒痹阻证、风寒湿痹阻证等应予鉴别。以上三证均具有寒邪致病特点，如关节冷痛，畏寒喜暖，遇寒加剧，得温痛减等，而本证则不见寒邪致病的特点，易于鉴别。

【治疗方法】

祛风除湿，通络止痛。

【代表方剂】

1. 羌活胜湿汤（《内外伤辨惑论》）　方中以羌活、独活为主药，羌活善祛上部风湿；独活善祛下部风湿，两者相合，能散周身风湿，舒利关节而通痹；防风、藁本发汗止痛，而祛肌表风湿，为辅药；佐以川芎活血祛风止痛，合蔓荆子升散在上的风湿而止头痛；使以炙甘草调和诸药。诸药合用，主治风湿痹阻证。

2. 蠲痹汤（《医学心悟》）　方中以羌活、独活、桂枝、秦艽、海风藤、桑枝祛风除湿通络；辅以当归、川芎、木香、乳香理气、活血、止痛，并以甘草调和诸药。诸药合用，祛风湿，止痹痛。偏风胜者，可加防风；偏湿胜者，可加防己、苍术、薏苡仁；兼寒者，可加制附子；痛在上肢者，可加威灵仙、姜黄；痛在下肢者，可加牛膝、续断。

3. 防风天麻散（《宣明方论》）　方中防风、天麻宣痹止痛，祛风胜湿；草乌、羌活、白芷、荆芥祛风除湿，通利关节；当归、川芎祛血中风邪，养血行血。诸药相合，共达祛风除湿、活血通络之功效。

4. 苏羌达表汤（《重订通俗伤寒论》）　本方适用于风湿俱盛者。方中以苏叶、防风、羌活、白芷祛风胜湿；以杏仁、生姜、茯苓皮、橘红祛湿化痰。若肿胀沉重甚者，加苍术、防己、蚕沙、薏苡仁；若痛甚，舌黯红者，可加川芎、乳香、没药等活血理气之品；若麻木者，可加天麻、蕲蛇。

第三节　寒湿痹阻证

【临床表现】

肢体关节冷痛、重着，痛有定处，屈伸不利，昼轻夜重，遇寒痛剧，得热痛减，或痛处肿胀，舌质胖淡，舌苔白腻，脉弦紧、弦缓或沉紧。

【病机分析】

本证因人体气血营卫不合，复感寒湿之邪而致。寒为阴邪，其性凝滞，主收引。气血受寒，则凝滞不畅，经脉不通，故见肢体关节冷痛，屈伸不利。遇寒则凝滞加重，故痛剧；遇热则气血通畅，故痛减。湿为阴邪，其性重浊黏滞，易阻碍气机，故肢体重着，痛处不移。湿邪流注关节，故关节肿胀。舌质胖淡，舌苔白腻，脉弦紧、弦缓等为寒湿之象。

【诊断要点】

主症：肢体关节冷痛、重着。

次症：①痛有定处，昼轻夜重；②常于天寒雨湿季节发作，得热则减，遇冷则增。

舌脉：舌质胖淡，舌苔白腻，脉弦紧、弦缓或沉紧。

具备主症和舌脉表现，或主症加次症1项即可诊断。

【本证辨析】

本证常见于痹络病中的痛痹、着痹、肌痹、筋痹、漏肩风、鹤膝风、历节风等。因病因病机不同，主症各异，较易鉴别：痛痹者，以寒邪偏胜，以肢体关节冷痛为主；着痹者，以湿邪偏胜，以肢体关节疼痛、肿胀、重着、麻木为主；肌痹者，多因风寒湿热毒邪侵袭肌肤，阻闭经脉，消烁肌肉而成，以肌肉尽疼，四肢痿软，麻木不仁，肢体怠惰为主；筋痹者，因风寒湿热之邪客于筋脉，以筋脉拘挛疼痛，关节屈伸不利为主；漏肩风者，多以风寒之邪为重，痛处固定于肩部，好发于中老年人；鹤膝风者，因寒湿痹阻于膝，以膝部肿大变形为主；历节风者，因气血不足，肝肾亏虚，复感外邪所致，以痛如虎啮，遍历关节，甚则关节肿大变形为主。

本证与痹络病中的风寒湿痹阻证、风湿痹阻证、湿热痹阻证等，皆可见肌肉关节酸楚、重着肿胀等湿邪为患的共性表现。但风寒湿痹阻证和风湿痹阻证，皆有风邪为患，故有疼痛游走不定的特点，与本证的痛处固定易于鉴别；湿热痹阻证多因素体阳盛，内有蕴热复感风寒湿热之邪，或风寒湿邪郁而化热所致，以局部红肿热痛为主，与本证之寒象易于鉴别。

【治疗方法】

温经散寒，祛湿通络。

【代表方剂】

1. 乌头汤（《世医得效方》）　适用于寒湿之重症。方中用乌头、附子、肉桂、细辛、川椒大辛大热之剂，乃离照当空，阴霾自除之意；再配独活、秦艽、白芍、甘草以和血脉，通经络，引药直达病所。

2. 附子汤（《金匮要略》）　方中重用附子温经通阳，散寒祛湿，通络止痛；人参、白术、茯苓益气健脾渗湿；参、附同用，温补元阳，以祛寒湿；芍药、附子同用，温经和营止痛。全方共奏温经散寒、祛湿止痛之功。

3. 桂附姜术汤（《痹证防治》）　方中以桂枝、附子、干姜温经散寒；党参、白术健脾渗湿；片姜黄、海桐皮祛湿通络；白芍、甘草和血通络，缓急止疼；大枣、甘草调和诸药。湿盛者，加苍术、茯苓；夹风者，加荆芥、防风。

4. 海桐皮汤（《圣济总录》）　方中用海桐皮、防己化湿通络；侧子（按：即附子之边生者）、麻黄、肉桂温经散寒；天门冬甘寒反佐辛热；丹参活血通络；以生姜为使。共奏温经散寒、除湿通络之功。

5. 舒经汤（《普济方》）　适用于寒湿之轻证。方中用姜黄、羌活、海桐皮温经通络，散寒除湿；白术除湿而护脾；当归、赤芍活血通络；甘草调和诸药。病在上肢者，可加桑枝、桂枝；病在下肢者，可加独活、牛膝。

第四节　湿热痹阻证

【临床表现】

常呈缠绵之势。关节或肌肉局部红肿、疼痛、重着，触之灼热或有热感，口渴不欲饮，烦闷不安，或有发热，舌质红，苔黄腻，脉濡数或滑数。

【病机分析】

湿热痹阻证多因素有蕴热，复感风寒湿热之邪，或有风寒湿痹，经久不愈，蕴而化热所致。热为阳邪，湿为阴邪，重着黏腻，湿胜则肿，湿热交阻，故见关节肌肉红肿、灼热、沉重。气血阻滞不通，不通则痛，故关节疼痛，屈伸不利。湿热交阻于内，故虽口渴而不欲饮。舌苔黄腻、脉濡数或滑数均为湿热所致。由于湿热交结，黏滞不爽，其缠绵难愈。

【诊断要点】

主症：关节或肌肉局部红肿、灼热，疼痛、有重着感。

次症：发热，口渴不欲饮，步履艰难，溲黄，烦闷不安。

舌脉：舌质红，苔黄腻，脉濡数或滑数。

具备上述主症，加舌、脉表现或再兼次症，即可诊断。

【本证辨析】

湿热痹阻证可见于热痹、尪痹、脉痹等病中，但其病因病机有别，临床表现各异。热痹者表现为遇热痛增，得凉痛减，周身发热明显，或见红斑、结节等；尪痹者，多兼有形体消瘦、关节僵硬变形、午后发热、五心烦热、腰膝关节酸痛、盗汗等肝肾阴虚证，其特点为湿热痹阻与肝肾阴虚证同时出现。脉痹者，以肢体痹痛、局部皮色黯紫、舌黯、脉涩等为主证。

本证与寒热错杂证、热毒痹阻证、肝肾阴虚证等都见有热象，但病机不同，主症有别，应予鉴别。寒热错杂证，乃寒热之邪交错，痹阻经络，以肢体关节红肿热痛，却反喜温热，或局部冷痛，触之反热为特点，而本证无寒象见证；热毒痹阻证，以壮热烦渴，甚或神昏谵语，关节红紫等为主症，而本证无热毒之表现；肝肾阴虚证，多见腰膝酸软、潮热盗汗等阴虚表现，临床不难鉴别。

【治疗方法】

清热除湿，宣痹通络。

【代表方剂】

1. 宣痹汤（《温病条辨》）　方中以防己清热利湿，通络止痛；蚕沙、薏苡仁、赤小豆祛除水湿，疏利经络；连翘、栀子、滑石增强清热利湿之效。本方具有清热利湿、通络止痛之功，多用于湿热痹阻证中湿偏盛的证候。

2. 二妙散加味（《丹溪心法》）　二妙散以黄柏苦寒，清热燥湿；配苍术辛温，加强燥湿之力。加萆薢、防己清热利湿，通络止痛；防风、威灵仙、桑枝、地龙祛风通络；当归、牛膝养血活血；忍冬藤、连翘、秦艽清热解毒通络。诸药合用，共奏清热除湿、通络止痛之功，为治疗湿热痹阻证之常用方剂。

3. 白虎加苍术汤（《类证活人书》）　方用知母、石膏清热；苍术苦温燥湿；佐粳米、甘草养胃和中。本方具有清热燥湿之功效。临床可加黄柏、秦艽、忍冬藤、威灵仙等，以加强清热通络止痛之功效。

4. 当归拈痛汤（《兰室秘藏》）　方用防风、苦参、黄芩祛风燥湿清热为主；配羌活祛风胜湿；猪苓、茵陈、泽泻清热利湿；苍术、白术燥湿健脾；知母清热；以升麻、葛根清热解肌，当归活血止痛，人参补脾益气为佐；甘草调和诸药为使。

5. 加减木防己汤（《温病条辨》）　本方以木防己为主祛风除湿，配石膏清热；薏苡仁、通草、滑石清热利湿；杏仁开肺气以宣散湿邪；佐桂枝温经通络，助气化以行水湿。全方具辛开苦降、清化宣利之功效。临床加减：热重于湿者，去桂枝，加知母，重用石膏；湿胜于热者，可加苍术、萆薢；风胜者加羌活、防风、海桐皮；亦可酌加秦艽、桑枝、牛膝、威灵仙等以通络止痛。

以上三种证型（寒湿痹阻、风湿痹阻及湿热痹阻）中均有湿邪存在，由此可见，湿邪为络病中较为常见的致病邪气，且"久湿入络"，由此可见，在络病治疗中应重视利湿化浊。

第五节 瘀血痹阻证

【临床表现】

肌肉、关节刺痛，痛处固定不移且拒按，日轻夜重，局部肿胀或有硬结、瘀斑，面色黧黑，肌肤甲错或干燥无光泽，口干不欲饮，舌质紫黯或有瘀斑，舌苔薄白或薄黄，脉沉涩或细涩。

【病因分析】

外邪痹阻经络，影响气血运行，或疾病日久，正气亏虚，气不行血，而至瘀血内停，经络不通，不通则痛，故肌肤、关节刺痛不移；瘀血聚集不散，故局部拒按；瘀血阻滞经络，津液不能上承，故口干不欲饮；经络阻滞，气血不能外达，肌肤失荣，故见皮肤干燥无光泽或肌肤甲错；血溢脉外，故见面色黧黑、舌紫、脉涩等；血瘀郁热，故见舌苔薄黄。

【诊断要点】

主症：肌肉、关节刺痛，痛处固定不移，久痛不已。

次症：痛处拒按或日轻夜重，局部肿胀，可有瘀斑或硬结，或面部黧黑，肌肤甲错或干燥无光泽，口干不欲饮。

舌脉：舌质紫黯或有瘀斑，脉细涩或沉涩。

具备上述主症，或兼见某项次症及舌、脉表现者，即可诊断。

【本证辨析】

本证在脉痹、骨痹、筋痹、心痹等病中最为常见。因瘀血痹阻部位不同，故主症有别。脉痹者，瘀血痹阻于脉，以肢体疼痛，伴皮色紫黯，皮肤不仁，脉搏减弱或无脉为主；骨痹者，瘀血痹阻于骨，而以骨重不举、腰膝酸痛为主；筋痹者，瘀血痹阻于筋，以筋脉拘急，腰背不伸为主症；心痹者，瘀血痹阻于心，而见心下烦则鼓，暴上气而喘，或疼痛，或咽干善噫，易恐等症。

本证候与痰瘀痹阻证、瘀热痹阻证、气虚血瘀证等，均有肌肉关节刺痛、部位固定不移、舌紫黯、脉涩等症，但虚实有别，兼夹症状有异，而证候表现各具特点：痰瘀痹阻证，为痰瘀并见，多伴肢体关节肿胀或皮下结节、胸脘满闷、食少纳呆、泛吐痰涎、舌苔厚腻等症；瘀热痹阻证则多伴热象，如关节热痛，或周身发热，入夜尤甚，溲赤苔黄，或舌质黯红等；气虚血瘀证可见气短乏力、汗出易感、心悸头晕等气虚证，属虚实夹杂证候，临床应予鉴别。

【治疗方法】

活血化瘀，舒筋通络。

【代表方剂】

1. 身痛逐瘀汤（《医林改错》） 本方治疗瘀血痹阻证较宜。方中秦艽、羌活祛风除湿；桃仁、红花、当归、川芎活血祛瘀；没药、五灵脂、香附行血止痛；牛膝、地龙疏通经络以利关节；甘草调和诸药。全方具有活血祛瘀、通经止痛、祛风除湿的作用。

2. 桃红四物汤（《医宗金鉴》） 本方以桃仁、红花、熟地、当归、川芎、白芍组成养血活血、化瘀通络之剂，使瘀血消散，脉络通畅，疼痛可止。由于外邪侵袭所致的瘀血痹阻证候，宜再加威灵仙、秦艽、豨莶草、羌活、薏苡仁等祛风湿、通经络之品，则疗效更加。

3. 活络效灵丹（《医学衷中参西录》） 本方以活血祛瘀、通经止痛为功效。方中当归活血补血，丹参活血通脉，乳香、没药活血祛瘀止痛，对于各种血瘀作痛颇有疗效。对由于寒凝气滞所致血瘀可加桂枝、附片、姜黄；气虚血虚所致瘀血，可加鸡血藤、首乌、黄芪、人参等；痰瘀并见加半夏、胆南星，或与二陈汤并用；阴虚血瘀加生地、玄参、知母、地骨皮等。

4. 大黄䗪虫丸（《金匮要略》） 本方以大黄、䗪虫为君，破瘀散结，清热活血；以虻虫、水蛭、蛴螬、干漆、桃仁、杏仁加强破瘀散结之功为臣；干地黄、芍药、黄芩养血和血清热为佐；甘草调和诸药为使。治疗经络闭阻，内有瘀血之证。

第六节 痰瘀阻络证

【临床表现】

肢体关节肌肉疼痛，关节常为刺痛，痛处不移，甚至关节变形，屈伸不利或僵硬，关节、肌肤色紫黯、肿胀，按之稍硬，有痰核硬结和瘀斑，肢体顽麻，面色黧黑，眼睑浮肿，或胸闷痰多，舌质紫黯或有瘀斑，舌苔白腻，脉象弦涩。

【病因分析】

痰瘀是指痰湿和瘀血两种病理产物而言。津液不行，水湿内停，则聚而生痰，痰湿阻滞经络，血流不畅滞而为瘀。痰湿与瘀血互结则为痰瘀。痰瘀乃有形之邪，故肌肉关节肿胀刺痛，或见硬结；邪气深入，痹阻筋骨，而致关节僵硬变形，屈伸不利；痰瘀阻滞，肌肤失养，故顽麻不仁；面色黧黑、舌质紫黯或有瘀斑、脉弦涩为血瘀之象；而眼睑浮肿、胸闷痰多、舌苔腻等，乃痰湿为患之征。

值得注意的是，痰瘀虽为两种致病因素，但二者密切相关。痰瘀相关理论，源于《内经》，即生理上"津血同源"，病理上"痰瘀同病"。痰浊与瘀血是疾病发展过程中形成的两种不同的病理产物和致病因素。痰者，源于津，可随着气机的升降，形成诸多疾病，故有"百病皆有痰作祟"之说，其源于五脏，而伤心最重。瘀血，源于液，不仅会失去正常的血液濡养作用，而且还影响全身或局部的血液运行。痰与瘀血可相互影响，交错为患，胶着难解，形成顽疾。因而，痰瘀相关理论是中医理论的重要组成部分，对很多疾病的诊断及治疗都有很大的指导意义，尤其是在痹络病的诊治中。祖国医学认为，络脉为联接表里、运行气血的通路，并且分布广泛，相对较细小，其主血，为气血汇聚之处，是津血互换的主要场所。加之现代生活节奏的加快，人们饮食结构的改变，脏腑气机失调、过食肥甘厚味，导致络气郁滞，津血不能正常互换，进而津液输布代谢异常，最终导致津凝为痰浊，津聚为水湿。脏腑之络随之失去应有的生理功能，脾胃功能失健，水谷精微不化，聚湿生痰，有形、无形之痰阻滞络脉中，导致脏腑功能异常。瘀血则多因脉络损伤，或年老久病气虚，推动无力，血滞脉中，形成瘀血；或为七情内伤，络气郁滞，气滞则血行瘀滞。然痰为津凝，瘀为血滞，津血同源，痰瘀总相关，故痰瘀常胶结在一起阻滞脉络，导致络脉运行气血津液的功能障碍，甚至阻滞不通，痰浊或瘀血又并非产生于局部，阻滞的络脉又会使痰浊与瘀血痹阻进一步加重，从而相互影响，相互促进。这也是络病"久病入络""久痛入络"的主要原因。因此，在治疗上，应重视痰瘀同治。

【诊断要点】

主症：①肢体肌肉关节刺痛，固定不移。②关节疼痛，肌肤局部紫黯、肿胀，按之稍硬，肢体顽麻或重着。

次症：关节疼痛僵硬变形，屈伸不利，有硬结或瘀斑，面色黧黑，眼睑浮肿，或胸闷多痰。

舌脉：舌质紫黯或瘀斑，舌苔白腻，脉象弦涩。

具备上述主症之一，兼次症及舌、脉表现者，即可诊断。

【本证特点】

痰瘀痹阻证可见于脉痹、心痹、肌痹等病。痰瘀痹阻之部位不同，临床表现各异，应与鉴别。脉痹者，邪痹于脉，以皮色黯紫，脉搏减弱或无脉为主；心痹者，邪痹于心，其症以心下鼓暴或疼痛为主。肌痹者，邪痹肌肤，以肌肉疼痛为主症，或伴皮疹。

本证与瘀血痹阻证、瘀热痹阻证、气虚血瘀证等均可见肢体刺痛、痛处不移、局部肿胀、舌紫脉涩等症，但病因病机不同，而各伴他症，临床应与鉴别。瘀血痹阻证单纯以瘀血痹阻的症状为主；瘀热痹阻则伴热象，如口渴不欲咽，发热夜甚，舌质黯红等；气虚血瘀证可见气短乏力、心悸自汗等气虚征，属虚实夹杂证候；而本证则以瘀血及痰浊并见为特点。

【治疗方法】

活血化瘀，化痰通络。

【代表方剂】

1. 双合散（《杂病源流犀烛》）　方中桃红四物汤活血化瘀，二陈汤合白芥子、竹沥、姜汁涤痰通络，名曰双合，实乃祛痰与化瘀熔为一炉，为痰瘀并患的常用良方。

2. 阳和汤（《外科全生集》）合桃红四物汤（《医宗金鉴》）　本方对痰凝血滞之证，有养血温阳、宣通血脉、祛痰化瘀之功能。方中用熟地大补阴血，鹿角胶乃有形精血之属以赞助之，并配合肉桂、炮姜温阳散寒而通血脉；麻黄、白芥子助姜、桂以散寒而化痰滞；桃仁、红花、当归、赤芍以活血通络，祛瘀止痛。二方合用则为治疗痰瘀痹阻之良剂。因本证易于风寒湿外邪相合留注关节肌肉，可以酌加威灵仙、独活、木瓜以加强祛风湿功能。亦可易肉桂为桂枝，其温通血脉、和营通滞之力更优于肉桂，以助本方效能。对痰瘀互结顽恋病所者，可用破血散瘀搜风之品，如炮山甲、土鳖虫、蜈蚣、乌梢蛇等。

3. 身痛逐瘀汤（《医林改错》）合二陈汤（《太平惠民和剂局方》）　本方具有活血行气、祛瘀通络、宣痹止痛之功效。其中桃仁、红花、川芎、当归活血化瘀，兼以养血；二陈汤以燥湿化痰；没药、五灵脂、地龙、香附具有祛瘀通络、理气活血的功能；秦艽、羌活则祛风湿强筋骨，通经络利关节，止周身疼痛，羌活又善治上半身筋骨关节病变；牛膝可活血通络，引血下行，使瘀血祛，新血生，并补益肝肾，使骨健筋舒；甘草调和诸药而守中宫。两方合用宜治痹久不愈，痰瘀互结、疼痛不已者。若痰留关节，皮下结节，可酌加制南星、白芥子以豁痰利气；如痰瘀不已，酌加炮山甲、白花蛇、蜈蚣、土鳖虫以搜风散结，通络止痛；痰瘀痹阻多损伤正气，若神疲乏力，面色不华，可加黄芪；肢凉畏风者，加桂枝、附子、细辛、防风以温经通痹；若久病不已，有痰瘀化热之象，可酌加忍冬藤、黄柏、连翘、牡丹皮等以清热通络。

4. 桃红饮加味（《类证治裁》）　方中桃仁、红花活血化瘀，当归、川芎养血活血，威灵仙通行十二经，善于通行经络，祛风除湿，而又能消痰饮积聚，服用时冲入麝香少许，更可活血散结，开经络之壅遏以止痹痛。临证可酌加白芥子、僵蚕、地龙、南星等以化痰蠲痹。

第七节　瘀热痹阻证

【临床表现】

关节肿热疼痛，痛如针刺，部位固定，肌肤见黯红色斑疹，手足瘀点累累，两手指白紫相间，双下肢皮肤有网状青斑，口糜口疮，低热或自觉烘热，烦躁易怒，小便短赤，舌红苔薄白或有瘀斑，脉细弦、涩数。

【病机分析】

痹络病日久不愈，伤及脏腑，肾阴不足，水亏火旺；或外感风寒湿之邪，郁而化热，病久入络成瘀，血热相结，瘀热阻塞关节，可见关节肿热疼痛，痛如针刺；瘀热阻塞体表脉络，故见瘀点瘀斑，手指白紫相间；阴虚火旺或外邪郁而化热，故见低热或自觉烘热，烦躁易怒；热迫血行，血不循经，溢于脉外则见紫斑；瘀热壅阻下焦水道则见小便短赤；舌红苔薄白或有瘀斑，脉细弦、涩数，为瘀热之象。

【诊断要点】

主症：关节肿热疼痛，多呈针刺痛，或痛有定处，肌肤见黯红色斑疹，手足瘀点累累，低热或有烘热，小便短赤。

次症：烦躁易怒，两手指白紫相间，双腿下肢网状青斑，口糜口疮。

舌脉：舌红苔薄白或有瘀斑，脉细弦、涩数。

凡具备上述主症及舌、脉表现，并有1项次症者，即可诊断。

【本证辨析】

本证可见于热痹、脉痹、皮痹等病，均可见关节热痛、斑疹、身热等表现。但因邪犯部位不同，主症各异，故不难鉴别。热痹者，热毒较盛，可见高热烦渴，甚或神昏谵语；脉痹者，邪痹于脉，故皮肤不仁，皮色紫黯，脉搏减弱或无脉；皮痹者，邪痹于肌肤，可见手足瘀点累累，两手指白紫相间，甚至指端紫黑、硬皮等症。临床多见于西医学硬皮病、红斑狼疮、皮肌炎、类风湿关节炎等疾病伴有血管炎或血管病变患者。

本病需与痹络病中的瘀血痹阻、痰瘀痹阻、气虚血瘀等证相鉴别。各证均可见肢体关节刺痛，痛处不移，局部肿胀，斑疹累累，舌有瘀斑，脉涩等表现。但各证虚实有别，又各具特点：本证与气虚血瘀证均属虚实夹杂之证，本证多伴低热、舌红苔薄等虚热之象；气虚血瘀证可伴少气乏力、心悸等气虚症状；瘀血痹阻证及痰瘀痹阻证为实证，前者可见肢体关节痛处拒按，伴瘀斑；后者则有关节肢体肿胀，或皮下痰核结节等症。

【治疗方法】

清热凉血，活血散瘀。

【代表方剂】

1. 四妙勇安汤（《验方新编》） 本方用大剂量玄参、金银花以清热解毒，玄参兼有滋阴清热之功，加当归活血和营，甘草既可清热，又可调和诸药，共奏清热解毒、活血和营之功。临床上最适用于脉痹关节热肿疼痛，溃烂流脓，热毒炽盛而阴血耗伤者。

2. 玉女煎（《景岳全书》） 加味 此方以石膏与熟地黄相配，滋阴降火，治疗低热，烦躁易怒；再用麦冬、知母以加强滋阴清热之力，牛膝可通脉络并引火下行；加桃仁、红花以活血化瘀。诸药相配共奏清热凉血，活血散瘀之功。

第八节　热毒痹阻证

【临床表现】

关节疼痛，灼热红肿，痛不可触，触之发热，得冷则舒，关节屈伸不利，或肌肤出现紫红色斑疹及皮下结节，或伴有高热烦渴，心悸，面赤咽痛，溲赤便秘，甚则神昏谵语，舌红或绛，苔黄，脉滑数或弦数。

【病机分析】

本证之人素体阳盛，复感风寒湿邪，郁久化热；或平日贪食膏粱厚味，而致热邪内蕴，热盛化火，聚而成毒，热毒交炽而致关节红肿热痛，疼痛剧烈；热灼经脉，故关节屈伸不利；热入营血，故见高热烦渴，肌肤斑疹；热扰心神，故见心悸，神昏谵语；面赤咽痛，溲赤便秘，舌红苔黄，脉滑数或弦数，皆为热毒炽盛之象。

【诊断要点】

主症：关节红肿，疼痛剧烈，触之发热，得冷则舒，高热烦渴。

次症：关节屈伸不利，或肌肤出现紫红色斑疹及皮下结节，心悸，面赤咽痛，溲赤便秘，甚则神昏谵语。

舌脉：舌红或红绛，苔黄，脉滑数或弦数。

具备上述主症和舌、脉表现，结合次症1项者，即可诊断。

【本证辨析】

本证可见于中医的热痹、心痹、脉痹等病，及西医的红斑狼疮、痛风、多发性肌炎等疾病的急性期，均可见关节红肿热痛、高热烦渴、舌红苔黄等热毒之症，然病种不同，又各有其特征：热痹可见斑疹鲜红，或伴发热；脉痹必有脉络灼痛或有条索状肿物，按之则痛；心痹者则有心悸气短、心胸闷痛等心经症状。

本证应与湿热痹阻、瘀热痹阻、寒热错杂、阴虚内热等证相鉴别。各证均可见关节肌肉疼痛，且均可伴有热象，但因病机不同，又都各具特点：本证有高热烦渴，甚至神昏谵语，紫红色斑疹等热毒之象；湿热痹阻虽然可见关节红肿热痛，但无热毒之证；瘀热痹阻伴有瘀血之象，如关节肌肉刺痛，痛处固定不移，肌肤瘀点累累，舌紫黯或有瘀斑；寒热错杂证则表现为身热畏寒，关节肌肉疼痛但触之不热；阴虚内热为虚热证候，不难与实热相鉴别。

【治疗方法】

清热解毒，凉血通络。

【代表方剂】

1. 犀角地黄汤（《备急千金要方》）　本方清热解毒，凉血化瘀。方用水牛角为主药代替原方犀角，重在清热解毒凉血，配以生地养阴清热，壮水制火，佐以牡丹皮、赤芍旨在加强清热凉血化瘀。诸药合用，实为治疗热毒入营血之主方。若有毒盛发斑，加玄参、金银花、大青叶等则疗效更佳。

2. 清瘟败毒饮（《疫疹一得》）　此方系由白虎汤、黄连解毒汤、清热地黄汤三方加减而成，具清热解毒、凉血滋阴之功效。此方重用石膏以退热，佐水牛角、黄连、黄芩泻上焦之火，牡丹皮、栀子、赤芍泄肝经之火，生地黄、知母、玄参滋阴抑火。诸药配用，共奏清热解毒之功。

第九节　气血两虚证

【临床表现】

关节肌肉酸痛无力，活动后加剧，或肢体麻木，筋惕肉瞤，肌肉萎缩，关节变形，少气乏力，自汗，心悸，头晕目眩，面黄少华，舌淡苔薄白，脉细弱。

【病机分析】

素体虚弱，或劳倦思虑过度，或风湿病日久不愈，伤及脏腑功能，风寒湿之邪乘虚而入，痹阻经络、关节而发为本证，气血衰少，四肢百骸失养，而致关节肌肉酸痛无力，或肢体麻木、筋惕肉瞤、肌肉萎缩等；气虚则少气乏力、心悸自汗；血虚则头晕目眩、面黄少华；舌淡苔薄白、脉细弱为气血两虚之象。

【诊断要点】

主症：关节肌肉酸痛无力，活动后加剧，少气乏力，心悸。

次症：头晕目眩，面黄少华，肢体麻木，筋惕肉瞤，或肌肉萎缩，或关节变形。

舌脉：舌淡苔薄白，脉细弱。

凡具备上述主症和舌、脉表现，及次症1项者，即可诊断。

【本证辨析】

本证多见于痹络病中晚期，如在历节风、尪痹、皮痹、脉痹、脾痹的中晚期和西医的类风湿关节炎、皮肌炎、红斑狼疮等的久病患者中均能见到。临床表现皆有关节肌肉酸痛、短气乏力、心悸、头晕、面黄少华等气血两虚证候，但因病种不同，又各具特点。历节风者，以四肢小关节疼痛为主，痛如虎啮；尪痹者，以关节肿大僵直、变形，甚则脊以代头、尻以代踵等骨质改变症状为特点，是历节风的晚期表现；脉痹者，以患肢疼痛麻木，皮色苍白，或脉搏减弱为特点；皮痹者，以皮肤变硬，麻木不仁为特点；脾痹者，以肌肤尽痛，麻木不仁，脘腹胀满，四肢倦怠，肌肉萎缩为特点。因有以上特征性表现，故辨病并不困难。

本证要与痹络病中气阴两虚、气虚血瘀、脾肾阳虚等证候相鉴别。各证均属于痹络病日久不愈，正气受损，故临床皆有正虚表现，但各具自身证候特点：本证为痹病日久，气血亏虚，故临床主要表现为肌肉关节酸痛无力、少气乏力、心悸头晕等气血不足之象；气阴两虚者，可见形体瘦弱、低热等气虚兼阴虚发热之症；气虚血瘀除有气虚表现外，还可见到血瘀的表现，如肌肉关节刺痛，或局部有硬节、瘀斑；脾肾阳虚者，可见畏寒肢冷、皮肤不仁等表现。

【治疗方法】

益气养血，活络祛邪。

【代表方剂】

1. 独活寄生汤（《备急千金要方》） 本方用党参、茯苓、甘草、地黄、川芎、当归、白芍寓八珍汤之意，益气补血以扶正；独活、秦艽、防风祛风湿止痹痛；配以杜仲、牛膝、桑寄生既能补肝肾以壮气血生化之源，又可壮筋骨以除顽痹；细辛、桂心发散风寒，通经活络。诸药合用，共奏益气养血，扶正祛邪之功。

2. 黄芪桂枝五物汤（《金匮要略》）加当归 《时方妙用》称此方为"治虚痹之总方"。方中用黄芪以益气固表，配当归有当归补血汤之意，二药合用，益气补血，正气盛则外邪自除；桂枝祛寒温经通络，芍药可佐诸药温燥之性。诸药合用则扶正祛邪。

3. 三痹汤（《校注妇人良方》） 为独活寄生汤去桑寄生，加黄芪、川续断、大枣。本方作用与独活寄生汤相似，但加了黄芪、大枣，益气补血之力更强，以达到扶正祛邪之目的。

第十节 气虚血瘀证

【临床表现】

肌肉关节刺痛，痛处固定、拒按，往往持久不愈，或局部有硬结、瘀斑，或关节肿大畸形，肌肤麻木，甚或肌萎着骨，肌肤无泽，面色黧黑或有斑块，气短乏力，头晕汗出，口干不欲饮，妇女可见闭经、痛经，舌质黯淡有瘀斑或瘀点，脉沉涩或沉细无力。

【病机分析】

多由于机体脏腑功能衰退，元气不足，无力推动血液运行，血流不畅，瘀阻脉络而成。气为血帅，气行则血行，气虚不足以推血，则必血瘀。气短乏力、头晕汗出为气虚之证；气虚血运不畅而致血瘀，脉道瘀阻，不通则痛，而出现关节肌肉刺痛，痛处不移且拒按，甚则局部出现硬结、瘀斑；肌肉筋脉失于濡养，则肌肤麻木，甚则肌萎着骨；面色黧黑，口干不欲饮，妇女或见闭经痛经，舌质黯淡有瘀斑，脉涩无力，均乃气虚血瘀，瘀血停留之证。

【诊断要点】

主症：①肌肉关节刺痛，痛处固定不移，或有硬结、瘀斑，或关节肿大畸形，面色黧黑。②气短乏力，头晕汗出，肌肤麻木。

次症：肌肤干燥无泽，肌萎着骨，口干不欲饮，妇女闭经、痛经。

舌脉：舌质黯淡有瘀斑或有瘀点，脉象沉涩或沉细无力。

凡具备上述主症①②，或兼次症某项及舌、脉表现者，即可诊断。

【本证辨析】

气虚血瘀证在痹络病中多见于心痹、肾痹、脉痹、皮痹等病。除具有气短、乏力、自汗等气虚症状外，因病位不同，在临床上表现出相应部位的疼痛或痹阻症状：心痹者，邪痹心胸，以烦则心下鼓、暴上气而喘、胸痛胸闷、嗌干善噫为主症；肾痹者，邪痹于肾，以骨关节变形为主症；脉痹者，邪痹血脉，则以肢麻不仁，肢体瘀斑硬结，青筋暴露，甚则局部坏疽等症为主；皮痹者，邪痹肤络，故以皮肤不仁、干燥无光泽或瘾疹等症为特点。

本证应与痹络病中常见的血虚血瘀证、气虚痰浊证相鉴别。本证与血虚血瘀证虽皆有瘀血痹阻症状，但本证必见气短乏力、面色㿠白等气虚证候，而后者当有头晕目眩、面色无华、失眠健忘等血虚证候，较易鉴别。本证与气虚痰浊证虽均可见气虚证候，然气虚痰浊证之痹，多见有关节肿胀、疼痛、变形或屈伸不利等痰浊表现，而本证则见肌肉关节刺痛或局部瘀斑等血瘀之症。

【治疗方法】

益气活血通络。

【代表方剂】

1. 补阳还五汤（《医林改错》）　本方用于痹络病正气亏虚、脉络瘀阻、筋脉肌肉失养。方中黄芪用量独重，以大补元气，使气旺血亦行，祛瘀而不伤正，为方中主药；辅以当归尾、川芎、赤芍、桃仁、红花、地龙活血通络。合而为剂，可使气旺血行，瘀去络通，诸症自可渐愈。若脾胃虚弱者，可加党参、白术以补气健脾；若偏寒者，加制附子以温阳散寒。

2. 黄芪桂枝五物汤（《金匮要略》）　本方治血痹之肌肤麻木不仁，是一首振奋阳气、温运血行的方剂。以黄芪益气固表为主药；辅以桂枝温经通阳，助黄芪达表而运行气血；佐以芍药养血和营，使以生姜之辛散；姜、枣同用以调和营卫。合而为剂，可使气行血畅，则血痹之证自愈。若兼血虚加当归、鸡血藤以补血；气虚重者，则倍黄芪、加党参以补气；筋骨痿软加杜仲、牛膝以强壮筋骨；久病入络，筋挛麻痹较甚者，加地龙、蕲蛇等以通络散风；瘀痛重者，加桃仁、红花、丹参以活血消瘀；下肢痛加牛膝，上肢痛加羌活，腰痛重者加狗脊；若以本方治产后腰痛，重用黄芪、桂枝效果显著。

3. 圣愈汤（《兰室秘藏》）加桃仁、红花　本方补气养血，是治气虚血瘀痹之效方。方中党参、黄芪补气，当归、赤芍、地黄、川芎以养血活血；桃仁、红花意在增强化瘀之力。若病在上肢加羌活、防风；病在下肢加牛膝、地龙、苍术、黄柏。

4. 黄芪桃红汤（《医林改错》）　方中黄芪补气，桃仁、红花活血化瘀。三药相配而补气活血，可治气虚血瘀所致之周身痹痛。若气虚多汗心悸者，可加生脉散以益气敛汗，养阴生津；腰背痛加牛膝、川续断；下肢重痛加独活、生薏苡仁、苍术。本方加川芎、归尾、威灵仙为《类证治裁》桃红饮，治痹络病有血瘀者。

第十一节　气阴两虚证

【临床表现】

关节肌肉酸沉疼痛，麻木不仁，抬举无力，局部肿胀、僵硬、变形，甚则筋肉挛缩，不能屈伸，皮肤不仁或呈板样无泽，或见皮肤结节瘀斑，伴形体瘦弱，面䀉浮红，倦怠乏力，心悸气短汗出，眼鼻干燥，口干不欲饮，舌胖质红或淡红，有裂纹，苔少或无苔，脉沉细无力或细数无力。

【病机分析】

本证见于痹络病久治不愈，迁延日久，或年老体弱、饮食失调，或素体气阴两虚而感受风寒湿邪者。气阴两虚则肌肤筋骨关节失于濡养，病邪留恋难去，闭阻经脉，故关节疼痛、麻木、肿胀；气阴亏损愈盛，邪气稽留愈深，以致关节筋肉挛缩，屈伸不利，甚则僵硬变形；气虚则心悸、气短、汗出；气虚失运，肌肤失养，则见形体瘦弱、倦怠乏力、肌肤酸楚或不仁、眼鼻干燥、口干不欲饮等症；气虚血瘀则见皮肤结节、瘀斑；面㿠浮红，舌胖质红或淡红，舌上有裂纹，苔少或无苔，脉沉细无力或细数无力，均为气阴两虚之证。

【诊断要点】

主症：①关节疼痛、肿胀、僵硬、变形，甚则筋肉挛缩；②肌肉酸楚疼痛，麻木不仁，抬举无力，活动后加重；③形体瘦弱，气短乏力，易汗出。

次症：神疲倦怠，心悸，眼鼻干燥，口干不欲饮，皮肤不仁或呈板样无泽，皮肤结节或瘀斑。

舌脉：舌胖质红或淡红，舌上有裂纹，舌苔少或无苔，脉象沉细无力或脉细数无力。

凡具备上述主症①③或②③，兼次症某项及舌、脉表现者，即可诊断。

【本证辨析】

气阴两虚证在痹络病中，可见于肝痹、心痹、肾痹，但更常见于燥痹。各证皆可有气短、乏力、汗出、形瘦体弱、舌胖质红、苔少或无苔等气阴两虚的证候，但邪痹部位不同，主症各异。肝痹者，邪痹于肝，以筋脉挛急、两胁作痛、胆怯易惊等症为主；心痹者，邪痹于心，则见烦则心下鼓，暴上气而喘或心中疼痛等主症；肾痹者，邪痹于肾，肾主骨，而以腰背酸痛、屈伸不利、步履艰难，甚或脊以代头、尻以代踵等症为特点；至于燥痹，则以口干、眼干、关节疼痛、清窍痹阻为主要特征。

本证同痹络病中的气血两虚、阴阳两虚等证，均有正气虚衰的临床表现，但因病机不同，主症有别。本证气阴两虚，以关节隐痛、麻木、肿胀、甚则僵硬变形，形体瘦弱，气短乏力，易汗出为特点；而气血两虚证以肌肉关节酸痛无力，头晕眼花，心悸失眠，面色苍白，唇甲无华为特点；而阴阳两虚证，以关节冷痛，或关节僵硬，肿大变形，伴形体羸弱、精神委顿、少气懒言、形寒肢冷、头晕耳鸣等症为特征。三证均常在痹络病日久后出现，一般气阴两虚较气血两虚证为重，而阴阳两虚证则多见于疾病末期，预后亦更差。

【治疗方法】

益气养阴，活血通络。

【代表方剂】

1. 生脉散（《内外伤辨惑论》）合黄芪桂枝五物汤（《金匮要略》）　生脉散是益气养阴的代表方剂，有益心气、养血脉之功。对阴阳形气不足，久治不愈，气阴两虚的顽痹患者，合黄芪桂枝五物汤，两方合用旨在调以甘药，用参、芪补益正气，配白芍、五味子、麦冬、生姜、大枣以护阴血助营气，佐桂枝以通心阳。诸药配合，共奏益气养阴、养血荣筋、调营和卫、祛邪除痹之功。

2. 生脉散（《内外伤辨惑论》）合白虎加桂枝汤（《金匮要略》）　生脉散、白虎汤两方相合后有益气生津清热之功。对顽痹痼疾兼有虚热者，两方合用相得益彰。配桂枝以解肌达表，调和营卫。对迁延日久之顽痹，气阴耗损，复感外邪，或邪郁化热，郁于肌表，邪深不散而见虚热汗出、骨节烦痛、肌肉酸楚者，宜选用此方。临床可酌加忍冬藤、葛根、海桐皮以舒筋通络，热邪明显时将桂枝易为桑枝为妥。

第十二节　阴虚内热证

【临床表现】

患肢骨节烦痛，昼轻夜重或活动后加重，局部轻微红肿、变形，甚则不红不肿，屈伸不利，筋肉挛缩，局部皮肤潮红或黯红，触之微热而痛，伴形体消瘦，长期低热，五心烦热，盗汗，咽痛，口干喜冷饮，头晕耳鸣，双目干涩或目赤齿衄，虚烦不寐，大便干结，舌质红或红绛，舌体瘦小有裂纹少津，苔少或苔薄黄，脉细数。

【病机分析】

患者感受热邪，邪热痹阻关节、经络，热灼伤津，津液暗耗，日久而致阴虚内热；或疾病久治不愈，阴津耗损，虚热内生；或年老体弱，肝肾阴虚，复感外邪，郁而化热；或由于各种内伤疾病，脏腑积热，耗精伤阴，导致肝肾阴亏，阴虚火旺，筋脉失养而致痹络病。阴虚则肌肤筋骨失于濡养，病邪稽留不去，深伏关节，郁而化热，而致骨节烦痛，局部轻微红肿，甚则屈伸不利、筋肉挛缩；阴津耗损过度，或年老肝肾阴虚，阴不制阳，而出现低热，五心烦热，形体消瘦；阴虚内热，逼津外泄而盗汗；虚火上炎则口眼干燥，咽痛喜冷饮，或目赤肿痛；阴虚不能养心，虚热上扰神明而虚烦不寐；阴虚内热，津亏肠燥，故大便干结。舌质红或红绛，舌体瘦小有裂纹，苔光或薄黄，脉细数，均乃阴虚内热之象。

【诊断要点】

主症：①关节剧痛、烦热，屈伸不利，筋肉挛缩。②局部轻微红肿，甚则不红不肿。③长期潮热盗汗，五心烦热；咽干痛喜冷饮。

次症：头晕，耳鸣，目干涩，虚烦不寐，大便干结，形体瘦弱。

舌脉：舌质红或红绛，舌体瘦小有裂纹，苔少或苔薄黄，脉细数。

凡具备上述主症①②或②③，兼次症某项及舌、脉表现者，即可诊断。

【本证辨析】

本证在痹络病中，常见于肾痹、筋痹、历节风等病。各证皆可见形体瘦弱、低热、潮热盗汗、五心烦热等阴虚内热证候。但因病机、病位有别，各伴他证。肾痹者，伴关节疼痛，四肢拘挛，骨重不举，偻曲不伸，步履艰难；筋痹者，伴筋脉挛急，关节疼痛，不得屈伸，胁满易惊，喜叹息；历节风者则伴关节剧痛，遍历关节，痛如虎啮，活动受限，甚则关节肿大变形。

本证应同痹络病中的湿热痹阻证、热毒痹阻证相区别。上述诸证皆可因热邪郁闭，灼伤经络而出现关节剧痛，但其虚实不同，不难鉴别。本证乃阴虚不能制阳，化生内热，痹阻关节，而致关节烦痛，昼轻夜重，伴潮热、盗汗、五心烦热等，属虚证。湿热痹阻证则因患者感受湿热之邪或素体阳气偏盛，内有蕴热，复感风寒湿邪郁久化热所致，属实证，以关节热痛、肿胀，有重着感，触之灼热或有热感，可伴口渴不喜饮、烦闷不安等为主证；热毒痹阻证因热毒壅盛，热入营血，内犯脏腑而致关节红肿灼痛，咽喉肿痛，壮热，烦渴，或见肌肤斑疹累累，甚或神昏谵语等。

【治疗方法】

滋阴清热，活血通络。

【代表方剂】

1. 青蒿鳖甲汤（《温病条辨》）加味　青蒿鳖甲汤为清虚热的代表方，用于热病后期，邪热未尽，深伏阴分，阴液已伤。方中鳖甲咸寒滋阴，直入阴分，以退虚热，青蒿芳香，清热透络，引邪外出，共为主药；生地黄、知母益阴清热，协助鳖甲以退虚热，牡丹皮凉血透热，协助青蒿以透泄阴分之伏热，共为佐使药。加入活血通络的桑寄生、当归、络石藤。合而用之，共奏滋阴清热、活血通络之功。

2. 知柏地黄汤（《医宗金鉴》）　本方具有滋阴降火之功，用治真阴亏损，虚火上炎。方中熟地黄滋肾填精为主；辅以山萸肉养肝肾，山药补益脾阴，三药合用，以达到肾、肝、脾三阴并补之功；茯苓淡渗脾湿，以助山药之益脾，泽泻清泄肾火，并防熟地黄之滋腻，牡丹皮清泻肝火，并制山萸肉之温，共为佐使药。三补三泻，相辅相成。更入黄柏苦寒清热，知母养阴清热。各药合用，使之滋补而不留邪，降泻而不伤正，多用于痹络病后期。

第十三节 肝肾阴虚证

【临床表现】

筋肉关节烦疼，入夜尤甚，肌肤麻木不仁，步履艰难，筋脉拘急，屈伸不利，腰膝酸软无力，日久则关节变形，形体消瘦，或头晕目眩，咽干口燥，口干口疮，耳鸣如蝉，脱发，或失眠多梦，健忘，盗汗，五心烦热，两颧潮红。男子遗精，女子月经量少。舌红少苔，脉细数或弦细数。

【病机分析】

本证多因素体阳盛阴虚，复感风寒湿邪；或邪气稽留不去，久郁化热伤阴；或过服风燥之药，邪从热化伤阴等。素体阴虚者，即使痹络病初起，亦可出现阴虚有热症状。肝肾同源，肝阴与肾阴互相资生，盛则同盛，衰则同衰，肾阴不足常导致肝阴不足，肝阴不足亦会使肾阴亏损。痹久伤阴，导致肾水亏虚，水不涵木，脉络失养，加之久病入络，气血不行，则见关节酸楚疼痛，昼轻而夜重，乃阴虚瘀热之象也；肌肤麻木不仁，乃血虚络涩也；筋脉拘急，屈伸不利，乃肝气热也（肝气热则筋膜干，筋膜干则筋急而挛）；腰为肾之府，肾阴不足，则见腰酸软无力。肝肾阴虚，头目失养，故头晕目眩、健忘、脱发、耳鸣；阴液不能上承，故咽干口燥，口舌生疮。肝肾阴虚则生内热，故五心烦热，盗汗颧红；火扰心神则失眠多梦，火动精室则遗精；冲任隶属肝肾，肝肾不足则冲任空虚，故月经量少。舌红少苔或无苔，脉细数或弦细数，均为阴虚有热之象。

【诊断要点】

主症：①关节烦疼或骨蒸潮热；②筋脉拘急，腰膝酸软，夜重日轻。

次症：头晕目眩，形体消瘦，咽干耳鸣，脱发，口舌生疮，失眠盗汗，关节屈伸不利，关节变形，精神不振，男子遗精，女子月经量少等。

舌脉：舌红少苔或无苔，脉细数或弦细数。

凡具备上述主症加舌、脉表现，或具备主症 1 项和次症 2~3 项加舌、脉表现，即可诊断。

【本证辨析】

肝肾阴虚证，可见于痹络病中的骨痹、筋痹、脉痹、肾痹、肝痹、心痹等病，皆可有头晕目眩、骨蒸潮热、形体消瘦、失眠盗汗等肝肾阴虚之症，但因病位不同，主症各异，不难鉴别。骨痹者，邪痹于骨，多发于冬季，以骨重不举，变形僵直，屈伸不利，步履艰难为主；筋痹者，邪痹于筋，多发于春季，以筋屈不伸、筋挛节痛、腰背强直等症突出；脉痹者，多发于夏季，出现脉涩而细，或无脉，或下肢硬结、红斑，或脉络曲张等症；肾痹者，为骨痹不已，内舍于肾而成，以腰膝酸痛，偻屈不伸，甚则脊以代头、尻以代踵为主症；肝痹者，为筋痹不已，内舍于肝而产生，见肢体麻木、胸闷胁胀、卧则多惊等症；心痹者，为脉痹不已，内舍于心所致，则以心悸怔忡、心下暴痛等症为主。

本证同痹络病中常见的气阴两虚证、阴阳两虚证，虽都有骨蒸潮热、失眠盗汗、舌红无苔等阴虚表现，但因病机不同，临床主症各异，可供辨别。气阴两虚证兼有气短、自汗、浮肿、便溏等心、脾、肺气虚的症状；阴阳两虚证尚见关节冷痛、形寒肢冷、五更泄泻等肾阳虚损、命门火衰的表现；而本证却无气虚或阳虚的临床见症，故不难区分。

【治疗方法】

滋补肝肾，强壮筋骨。

【代表方剂】

1. 左归丸（《景岳全书》） 本方具有养阴补肾、填精益髓之功。主治眩晕耳鸣、腰膝酸软、五心烦热、潮热盗汗、口干咽痛、遗精。本方由六味地黄丸演变而来，但方中不用牡丹皮清肝火、泽泻清肾火、茯苓渗脾湿，而选用菟丝子、枸杞子滋补肝肾，龟甲胶育阴潜阳，鹿角胶峻补精血，怀牛膝强筋健骨。故本品补肝肾、益精血的作用较六味地黄丸强。

2. 大造丸（《景岳全书》） 本方适用于痹络病日久，出现五心烦热、口干咽痛、齿龈肌衄、形羸肌瘦、舌红、脉细等肝肾俱损、阴虚水亏诸症。方中用紫河车大补先天亏损；以龟甲、熟地黄、天冬、麦冬补水以配火，黄柏直折肾中阴火，使水火得以平衡；杜仲、牛膝壮筋骨以通脉络，治腰膝酸软。

第十四节　肝肾阳虚证

【临床表现】

筋骨肌肉与关节冷痛、肿胀、酸僵麻木，昼轻夜重，下肢筋脉挛短，屈伸不利，腰膝酸软无力，足跟疼痛，形寒肢冷，畏寒喜暖，手足不温，面色㿠白，口淡不渴，毛发脱落或早白，齿松或脱落，或面浮肢肿，或小便频数，男子阳痿，女子月经期量少，舌质白滑，脉沉弦无力。

【病机分析】

肝肾阳虚，则真气衰弱，髓不能满，筋骨失养，血气不行，经络关节失于温煦，渐至关节冷痛、肿胀、酸僵麻木。入夜阳气渐微，阴气自盛，气血凝滞，故见昼轻夜重。腰为肾之府，膝为筋之府，肝肾阳虚则见腰膝酸冷无力，下肢筋脉挛短，屈伸不利。足少阴肾经循足跟，肾虚经脉失养，故见足跟酸痛。肾阳不足，温煦失职，而致畏寒喜暖，手足不温，面色㿠白。肾藏精，肝藏血，肝肾阳虚，精血失于温养，故男子阳痿，女子月经期量少。齿乃骨之余，肾主骨，发为血之余，肝藏血，肝肾阳虚，则可见发脱齿摇。肾阳虚衰，膀胱失约，故见小便频数。阳虚水泛，则见面浮肢肿。舌淡体胖苔白滑、脉沉弦，均为阳虚鼓动无力之象。

【诊断要点】

主症：筋骨肌肉与关节冷痛、肿胀、酸僵麻木，昼轻夜重，下肢筋脉挛短，屈伸不利，腰膝酸软，足跟疼痛，下肢无力。

次症：形寒肢冷，畏寒喜暖，手足不温或面色㿠白，口淡不渴，头发早白或脱落，齿松早脱，或面浮肢肿，或女子月经量少，或小便频数。

舌脉：舌质淡或胖嫩，苔白滑，脉沉弦无力。

凡具备上述主症之一和舌、脉表现，或兼次症之一者，即可诊断。

【本证辨析】

肝肾阳虚证在痹络病中，常见于肾痹、肝痹、历节风，尪痹、筋痹等病中，多见于病程日久者。可见畏寒肢冷、腰膝酸软、男子阳痿、女子月经期量少等肝肾阳虚证候，但因病位不同，主症相异，可供鉴别：肾痹者，邪痹阻于肾，以足跟痛，骨关节畸形，甚则尻以代踵、脊以代头等症为主；肝痹者，邪痹于肝，以两胁坠痛、夜卧善惊、阴囊收缩等症突出；历节风者，邪痹阻于关节筋骨，见关节筋骨剧痛，痛如虎啮，遍历关节，甚则肿大变形为主症；尪痹者，以骨质受损，关节肿痛、变形僵硬，筋脉挛缩为其特点；筋痹者，邪痹阻于筋，以筋挛节痛、肢体麻木为主症。

本证同痹络病中常见的寒湿痹阻证、阴阳两虚证等均可出现关节冷痛、喜暖畏寒、遇冷加重、得热痛减等症，但因病有虚实之分，主症不同，较易鉴别。本证有腰膝酸软、足跟疼痛、阳痿滑精、关节变形等肾虚之候；而寒湿痹阻证属实证，无虚象表现，以关节冷痛、肢体重着为特点；阴阳两虚证除见肝肾阳虚证候外，还有骨蒸潮热、盗汗梦遗、舌红无苔等肝肾阴虚见症，与无阴虚见症的本证明显有别。

【治疗方法】

温补肝肾，祛寒除湿，散风通络。

【代表方剂】

1. 独活寄生汤（《备急千金要方》） 本方具有祛风湿、止痹痛、益肝肾、补气血之功。主治风寒湿三气痹着日久，而致肝肾不足，气血两虚者。方中以独活、细辛专入足少阴肾经，搜风寒，通血脉；配以秦艽、防风疏经升阳，以祛风化湿；桑寄生补肝肾、益气血、祛风冷；又配合杜仲、牛膝壮肾健骨，强筋固下；更用当归、芍药、川芎、地黄活血补阴；以人参、桂心、茯苓、甘草益气补阳。全方主旨是用辛温以散之，甘温以补之，使肝肾强，气血足，风湿除，筋骨壮，而腰膝痹痛自愈。

2. 附子汤（《宣明论方》）　本方具有温和益肾、散风祛湿散寒、活血通络之效。主治因肾阳不足、风寒湿之邪深侵而致的骨痹。方中附子大辛大热，温和散寒疗痹痛为主药；防风、独活、细辛、萆薢祛风散寒除湿，山茱萸、牛膝、肉桂益肾温阳，共为辅药；川芎、当归活血通络，黄芪、白术、枳壳补气行气，石菖蒲芳香性温祛湿通窍治耳聋，菊花清利头目，天麻祛风通络，共为佐药；生姜辛温发散，散寒通络为使药。

3. 补肝汤（《奇效良方》）　本方具有补肝肾、温阳祛寒、舒筋脉缓挛急之功。主治肝痹。方中乌头散寒止痛为主药；独活祛风湿，止痹痛，薏苡仁、甘草、白茯苓健脾祛湿，防风、细辛祛风散寒，柏子仁养血安神明目，共为辅药；大枣缓和诸药。

4. 五加皮酒（《奇效良方》）　本方具有补肝肾、壮筋骨、和中缓急、止痹痛之效。主治筋痹。方中五加皮益肝肾、壮筋骨、强腰膝、祛风湿，为主药。蜀椒主治风寒湿痹、历节疼，并祛贼风挛急；秦艽辛温，祛寒痹，且疗腹中冷痛；天雄辛热，补下焦命门之阳虚，强筋骨，主治风寒湿痹，拘挛节痛，共为辅药。当归、丹参、川芎养血活血通络；炙甘草、干姜、官桂温中宣通血脉止腹痛；薏苡仁舒筋利节，健脾祛湿；火麻仁缓脾润肠，木通宣通血脉，祛湿利节，诸药共为佐药。以酒辛散活络，通行十二经，为使药。

第十五节　寒热错杂证

【临床表现】

本证临床特点是寒热并存。临床最常见的大致有以下几种表现：一个或多个关节肿胀、疼痛，活动欠利，自觉局部灼热，全身却感肢冷畏风寒，脉象紧数，舌苔黄白相间；肢体关节肿痛、变形，麻木不仁、伸屈不利，局部畏寒，得温则减，伴见口干苦、烦躁、便秘，或见午后潮热、夜卧盗汗，舌质红，苔薄白或淡黄；关节红肿热痛，或伴见结节红斑，但四肢末梢遇冷变白，局部畏寒、喜暖，或自觉发热触之不热，苔黄或白，脉弦或紧或数；关节作痛、沉重，局部喜暖，但触之发热，或伴有身热不扬，口干不欲饮，或喜热饮，舌红苔淡黄或黄白相兼。

【病机分析】

寒热错杂痹的发生，取决于人体的阴阳偏盛与病邪之属性，同时也可由其他痹证演变而来。

素体阴气偏盛，故平日即有面色㿠白、畏寒、肢冷、喜暖等里寒之象，当肌肤、经脉外感湿热之邪时，又出现局部关节红肿热痛等热痹症状，形成寒热错杂证；素体阳气偏盛，内有蕴热，素有面赤口苦、烦躁、便秘等实热之象，当外受寒湿之邪，又有肌肉关节疼痛、麻木不仁、屈伸不利、得温则减的寒湿痹症状，形成寒热错杂证；素体阴虚阳亢，平日已有午后潮热、心烦、盗汗等阴虚内热之象，当受风寒湿邪侵袭，可见关节肌肉冷痛、拘急、伸屈不利，局部畏寒喜暖等痛痹表现，形成寒热错杂证。

本证亦可由外感风寒湿邪，日久不愈，蕴于肌肤筋骨，郁而化热伤阴，又现热痹症状，但风寒湿邪仍留而未尽，形成寒热错杂证；或过用辛温燥热药物，耗伤阴津，又有化热之象，形成寒热错杂证；或热痹初期未能治愈，渐伤阳气，兼见寒象等，亦可出现寒热错杂之证。

【诊断要点】

主症：关节肿痛，局部灼热，肢冷畏风寒；关节红肿热痛，局部畏寒，得暖则舒；关节冷痛，筋脉拘急，口干苦，烦躁；肌肉关节冷痛拘急，麻木不仁，潮热、盗汗。

次症：皮肤红斑，四肢末梢遇冷变白；关节疼痛，自觉局部发热，触之不热；关节作痛，自觉局部怕冷，但触之发热；发热，口干，喜热饮或不欲饮。

舌象：舌淡苔薄黄或舌红苔白，或舌苔黄白相兼。

凡具备上述主症1项，或次症2项及舌象者，即可诊断。

【本证辨析】

寒热错杂证，可于多种痹络病中出现，较多见于骨痹、皮痹、历节风等。均可见肌肉关节冷痛，皮肤红斑，或肌肉关节热痛，遇寒加重等寒热错杂证候，但因其病位、病机有异，主症有别，需予鉴别。骨痹多见于痹络病之晚期，痹邪已深入至骨，表现为肝肾不足之虚损，以关节僵硬、变形、强直，肌肉消瘦，肢体活动受限，不能伸屈为主症，甚或尻以代踵，脊以代头；皮痹者，邪痹皮腠，以四肢皮肤肿胀、硬化，甚至局部肌肉萎缩变薄，肤色发黯，肌肤不仁为其主要特点；历节风，又称白虎历节，痹邪与气血相搏，遍历周身关节，以关节疼痛剧烈，痛如虎啮，且痛无定处，周身游走为特点。

本证当临床表现为热重寒轻时，应与痹络病中常见的湿热痹阻证及热毒痹阻证鉴别。后者多见于素体阳盛，内有蕴热，或阴虚阳亢之人，外邪湿热邪毒，流注于关节肌肉，症见关节红肿热痛，不能屈伸，或结节红斑，或伴发热，局部喜冷恶热等湿热或实热表现，而无寒象，并且起病急、进展较快。湿热痹阻证多兼有身热、汗出、口渴等；热毒痹阻证之热邪更盛，关节肌肉痛如火灼，不可触按，热扰心神则见高热、神昏等表现。二者皆见舌红苔黄，热毒痹阻证又可见舌绛红、深黄或黑苔，以上足以鉴别。

当寒重于热时，因寒象表现明显，则应与寒湿痹阻证区别。寒、湿均为阴邪，其性凝滞、重浊，痹阻于经脉，故有肢体关节肌肉疼痛剧烈，痛有定处，逢寒痛增，有如针刺，日轻夜重，伸屈困难，痛处皮色不变，肌肤麻木不仁，肢体沉重乏力，舌苔白腻，无邪热征象，可做鉴别。

本证寒热并重时，应与气阴两虚证辨别。后者多因久痹缠绵不愈，致使正气虚弱，阴津耗伤，故虽有关节肌肉疼痛酸楚、结节红斑、局部怕冷等表现，又见心悸、气短、周身乏力、自汗盗汗、舌胖色红苔白或无苔等特点，而寒热错杂证则无此症状，是以鉴别。

【治疗方法】

温经散寒，清热除湿，通络止痛。

【代表方剂】

1. 桂枝芍药知母汤（《金匮要略》）　方中桂枝、麻黄发散风寒，白术健脾除湿，附子助麻黄温经散寒止痛，防风佐桂枝祛风通络，知母除热于中，芍药、生姜、甘草调中和营卫。全方功用温经散寒，清热通络，用于寒重热轻之寒热错杂痹络病。

2. 白虎加桂枝汤（《金匮要略》）　系白虎汤加桂枝而成。方中石膏清热解肌，知母滋阴清热而生津，桂枝温经通络而止痛，甘草、粳米益胃和中，共成清热泻火、温通经脉之剂。多用于热重于寒之寒热错杂痹。也可加用防己、地龙、僵蚕、桑枝等清热通络止痛之药。

3. 大秦艽汤（《素问病机气宜保命集》）　秦艽苦辛平，为通痹之良药，攻一身之风，因其性平，故外邪阻滞经络，不论寒热，均可用其祛风通络，舒筋止痛；羌活、独活、防风、细辛、白芷祛风散寒通络；黄芩、石膏、生地黄清热凉血；当归、熟地黄、白芍、川芎养血柔筋，并制风药之燥；白术、茯苓、甘草健脾除湿和中。本方寒热并用，祛风散寒，清热通络，佐以养血柔筋。适用于痹络病寒热错杂证表现为寒热并重时。

4. 防风汤（《儒门事亲》）　方中防风、麻黄散在表之风寒，独活、秦艽辛温通络祛痹络，生石膏、黄芩解肌清热，当归、白术调补气血以通痹。该方功用祛风散寒，清热除湿，通络止痛，适于关节肿痛、疼痛游走不定、恶寒发热等寒热错杂之痹。

第十六节　营卫不和证

【临床表现】

肌肉、筋骨、关节疼痛，肌肤麻木不仁，关节局部肿胀变形不明显，恶风，恶寒，头痛，项背酸痛不适，汗出或无汗，身热，或有发热，咳嗽痰白，舌质淡红，苔薄白，脉浮缓或浮紧。

【病机分析】

痹络病营卫不和证主要包括卫闭营郁、卫强营弱两个类型。

卫闭营郁，指风寒外袭，寒邪较重，人体正气不虚，抗邪有力，致卫阳郁闭，营阴郁滞，故关节疼痛；卫阳被遏，正邪交争，则恶寒、发热；膀胱经受邪，故有头痛、项背不舒；营卫闭郁，汗孔闭而不开，故无汗、脉浮紧；卫气通于肺，又可见咳嗽、气喘等肺气不宣之症。

卫强营弱，乃素体偏弱之人，复感风寒之邪客于肌表，卫阳浮越于外，与邪抗争（此即卫强）而有发热；风邪偏重，风性疏泄，腠理不固，营阴不得内守而外泻（此即营弱），故有自汗出、恶风；风性上行，则有头痛；邪滞肌腠，筋脉失养，故项背不舒，肌肉关节疼痛；营阴不足，皮肤不荣，则有麻木不仁；汗出伤阴而营弱，肌腠疏松，故脉浮而缓。

【诊断要点】

主症：①肌肉关节疼痛；②肌肤麻木不仁；③畏风恶寒。

次症：头痛，项背不舒，身热，或有发热，汗出或无汗，咳嗽。

舌脉：舌质淡红，苔薄白，脉浮缓或浮紧。

凡具备上述主症①③或①②，兼次症某项及舌、脉表现者，即可诊断。

【本证辨析】

营卫不和证在痹络病中，可见于行痹、痛痹、着痹、皮痹、脉痹等。均有恶风寒、发热、头痛、项背不舒等营卫不和证表现，但病因、病位不同，主症有别，应予辨别。行痹者，风邪偏胜，以肌肉关节疼痛，痛处游走不定为特点；着痹，湿邪偏重，以关节肌肉肿胀、疼痛、重着、晨僵、痛处固定为主；痛痹，寒邪偏重，痛处固定不移，疼痛较为剧烈；皮痹，由邪痹皮腠所致，以四肢皮肤肿胀、硬化，甚至局部肌肉萎缩变薄，肤色发黯，肌肤不仁为主要症状；脉痹者，则以脉来减弱，似有似无，或无脉，皮色紫黯，伴有肢体疼痛、皮肤麻木不仁等症为主。

营卫不和证与痹络病中常见的风湿痹阻证、气血两虚证、气虚痰阻证，均可见关节作痛、肌肤麻木不仁、畏寒、舌淡苔白等症，故应依其病因、病机、病位及主症之不同，加以鉴别。本证为风寒袭表，致使营卫不和，表证未除，邪未及里，多见于痹络病之初起，伴有发热、恶风寒、鼻塞等外感风寒症状；风湿痹阻证，由于风湿之邪痹阻经络关节，其主症表现出风、湿两邪之特性，风性善行数变，故关节疼痛游走无定处，湿性黏滞重着，则有关节肿胀、沉重之感；气血两虚证，多因饮食劳倦内伤、化源不足，或气虚日久、累及血虚，或失血过多、气随血耗，或久病失养，致使气血不足，风寒湿邪乘虚而入，素体气虚血亏，肌肤筋脉本已充养不足，加以外邪阻滞经脉，则关节肌肉更加失于濡养，故麻木不仁、乏力酸痛尤为明显，并伴面色㿠白、气短神疲、心悸汗出、倦怠乏力等气血亏虚症状，病程较长，正虚邪恋，无明显表证；气虚痰阻证患者，素已脾气不足，脾为生痰之源，脾气虚弱，运化不足，痰湿内生，脾气虚，卫气不固，又易感外湿，内外合邪，阻滞关节肌肉，故主症表现为关节肿胀疼痛明显，身体沉重，四肢乏力，浮肿便溏，足以鉴别。

【治疗方法】

调和营卫，解肌通络，祛邪止痛。

【代表方剂】

1. 麻黄汤（《伤寒论》）　方中麻黄苦辛温，能发汗散寒邪，解表通腠理；桂枝辛甘，透营达卫，和阳解表，温经散寒；麻、桂相配，使卫气之郁尽发，营气之邪尽透；杏仁温能散寒解表，苦能下气，佐麻、桂祛邪平喘；甘草内守，调里和中，又能缓和麻、桂之峻。全方共奏发汗解表，宣肺平喘，则卫营郁闭得去。

2. 麻黄加术汤（《金匮要略》）　为麻黄汤原方加白术而成。主治"湿家，身烦疼"，即素体多湿，又受风寒。以麻黄汤发汗解表，散寒祛湿，解除身体烦疼；白术既可健脾祛湿，又可实肌表，入原方后，祛湿之力增强。全方功用发汗解表，散寒祛湿，适用于身烦疼而有恶寒、发热、无汗者。

3. 桂枝汤（《伤寒论》）　方中桂枝辛甘，解肌发表，温通卫阳，用之以治风；芍药酸以收之，益阴敛营，防发汗太过，桂治卫强，芍治营弱，二药相合，调和营卫；生姜辛温，助桂枝解肌；大枣甘温，佐芍药益气养血和中；甘草调和表里，且调和诸药；生姜、大枣、甘草相合，补益营卫，有助正气祛邪。全方共成调和营卫、解肌通络、滋阴和阳之剂。

4. 桂枝加葛根汤（《伤寒论》）　本方是桂枝汤加葛根而成。葛根性平，能祛风邪，解肌表，为治项背强痛的专药，佐桂枝汤之用，增强了全方解肌、舒筋的功效，主治"太阳病，项背强几几，汗出恶风"。适用于以颈项强痛不舒为主症者。

5. 桂枝附子汤（《伤寒论》）　此即桂枝汤去芍药加附子。方中附子3枚，辛热以温经止痛，逐在经之湿；桂枝、甘草、生姜同用，辛甘发散，解在表之风而散水气；姜、枣又可和表行营卫。全方功能祛风温经，助阳化湿，用于"风湿相搏，身体烦疼，不能自转侧"，以周身关节疼痛为主症。

6. 黄芪桂枝五物汤（《金匮要略》）　此方即桂枝汤加益气固表之黄芪，扶正祛邪之力大增，功效益气和经，祛风通痹，主治阳虚汗出，四肢疼痛，麻木不仁。

参 考 文 献

［1］卞镝，隋月皎，田辉."初病在络"和"久病入络"中的"治未病"思想［J］. 中华中医药学刊，2013，31（8）：1789-1790.

［2］蔡卫根，曹树琦，陈荷光.《黄帝内经》望络诊病探析［J］. 中华中医药学刊，2013，（31）7：1595-1597.

［3］呼永河，田卫卫，钟梁."久湿入络"理论初探［J］. 西南国防医药，2011，21（1）：75-76.

［4］陈莉.痹病从经络论治［J］. 光明中医，2013，28（8）：1603-1604.

［5］庞立健，刘创，吕晓东.痰瘀相关与络病理论关系探微［J］. 辽宁中医药大学学报，2013，40（8）：1574-1575.

［6］马宝东.辨证治疗类风湿关节炎分析［J］. 实用中医内科杂志，2007，21（7）：31.

［7］王步青.魏中海教授"虚邪伏络"理论探讨［J］. 世界中西医结合杂志，2011，6（2）：101-102.

［8］王筏，武养星，乔欣.吴鞠通络病治法研究［J］. 山西中医，2011，27（4）：1-2.

［9］宫成军，李晓娟，束沛.叶天士论治络病探析［J］. 新中医，2013，45（2）：151-152.

［10］庞立健，焦蕊，刘创等.痰瘀相关理论在络病治疗中的应用探析［J］. 辽宁中医药大学学报，2013，15（8）：66-67.

［11］吴以岭.络病学［M］. 北京：中国中医药出版社，2006.

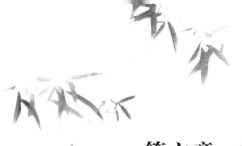

第六章　痹络病的中医
治疗原则及治法

　　络脉是从经脉支横别出、逐级细分、广泛分布于人体上下内外的网络系统，承载经脉中运行的气血并将其敷布渗灌到脏腑组织，其络属脏腑肢节、津血互换、营养代谢、温煦充养、调节控制诸功能都与其"行血气"这一基本功能密切相关，因此络脉通畅无滞、气血流行正常是络脉系统维持人体正常生命活动的基础。由于络脉支横别出、逐级细分、络体细窄、网状分布的结构特点决定的气血流缓、面性弥散的气血运行特性，导致各种内外病因伤及络脉而导致络病时，其病机特点为易滞易瘀、易入难出、易积成形，出现络气郁滞（或虚滞）、络脉瘀阻、络脉细急、络脉瘀塞等病机变化，而其病理实质则为"不通"。中医学补偏救弊、调整阴阳等所有治疗的最终目的是恢复机体的正常生理状态，正如《内经》所言"谨守病机，各司其属……必先五脏，疏其血气，令其调达，而致和平"。络脉是气血运行的通路，络病治疗的根本目的在于保持络脉通畅，故"络以通为用"的治疗原则正是针对络脉生理特点及络病的病理实质而提出的。

　　由于络病的发病因素、病机类型及临床表现各异，虽"络以通为用"的治则普遍适用于络病治疗，但通络之治法却各有不同，正如高士宗《医学真传》所云："通络之法各有不同，调气以和血，调血以和气，通也；下逆者使之上行，中结者使之旁达，亦通也；虚者助之使通，寒者温之使通，无非通之之法也。"祛除导致络病的各种因素以利络脉通畅，针对各种致病因素引起的络病采取通络药物疏通络脉，针对络脉病变引起的继发性病理改变采取有效治疗方药，皆可调整络病病理状态，有利于络脉运行气血的功能恢复，达到"通"之目的。络病成因不同，外有六淫、温疫之邪，内有痰湿阻滞、血瘀阻络、五志过极、气机郁滞或虚气留滞、久病久痛入络，故有理气、益气、祛风、散寒、化痰、利湿、解毒等络病审因论治的方法，及时祛除络病病因即可达到通畅络脉的目的。络病作为继发性致病因素也会引起脏腑以及骨、筋、肉、皮等组织的继发性病理改变，因此在祛因通络、直接通络的同时应配合修复继发性病理改变的治疗药物。

　　痹络病作为各种致病因素引起的病机状态，处于其发生发展的不同病理阶段，临床表现出不同的证候类型。因风、寒、湿、热之邪通常是引起痹络病的外在因素，所以散寒、祛风、除湿、清热等是痹络病常用的祛邪之法。由于正气虚弱是引起本病的内在因素，因此，和营卫、健脾胃、养气血、补肝肾等是本病的常用扶正之法。罹病日久，气血周流不畅，而致"血停为瘀""湿凝为痰"，痰瘀互结，阻闭经络，深入骨骱，胶结难愈，因而化痰软坚、活血化瘀也是常用之法。总之，由于邪气有偏盛，部位有深浅，体质有强弱，阴阳有盛衰，以及邪入人体后其从化各异，故临床见证，有表里俱病、营卫失和、寒热错杂、虚实并见、痰瘀相兼等不同情况，形成多种证候，临床应综合考虑不同证型的发病因素、病程阶段、病机类型，把祛除病因、直接通络、修复继发性病理改变治疗有机结合，才能形成切中病机、丝丝入扣的络病治疗方药。

　　临床上就需抓主症用多种治法分别治之，现将其中常用的治法分述如下：

　　（一）散风宣痹法

　　指用疏散风邪的方药，治疗由于风邪外袭，邪留肌表、经络所致的行痹。代表方剂有防风汤、蠲痹汤等。常用药物如羌活、防风、独活、荆芥等。

　　（二）散寒通痹法

　　指用辛温散寒的方药，治疗由于寒邪外袭，或素体阳虚，寒邪乘虚深入所致的痛痹。代表方剂有乌头汤、麻黄附子细辛汤、桂枝附子汤等。常用药物有桂枝、附子、乌头、细辛、巴戟天、淫羊藿等。

　　（三）除湿蠲痹法

　　指用具有祛湿作用的方药，治疗湿邪为主所致的着痹。代表方剂有薏苡仁汤、麻黄杏仁薏苡甘草汤等。常用药物有薏苡仁、防己、苍术、威灵仙、萆薢、蚕沙、木瓜等。

　　（四）清热通痹法

　　指用具有清热燥湿、清热利湿、清热凉血等作用的方药，治疗以热邪为主所致的热痹。当其他病证邪郁化热时也可配合使用。代表方剂有白虎加桂枝汤、二妙散、三妙丸、清络饮等。研究发现清络饮能抑制 CIA 大鼠关节滑膜血管异常增生及病情发展，其机制可能与调节滑膜中的基质金属蛋白酶-3（MMP-3）/基质金属蛋白酶特异性抑制剂-1（MMPI-1）的平衡有关。常用药物如生石膏、知母、黄柏、防己、薏苡仁、忍冬藤、生地黄、赤芍、牡丹皮等。

　　（五）散寒祛风法

　　指用具有疏散风邪与温经散寒作用的方药，治疗由于风寒之邪侵袭经络关节所致的风寒痹阻证。代表方剂有五积散、小活络丹等。常用药物如桂枝、羌活、独活、防风等。

（六）祛风化湿法

指用具有疏散风邪和化湿作用的方药，治疗痹络之邪阻滞引起的风湿痹阻证。代表方剂有蠲痹汤、七圣散等。常用药物如羌活、独活、秦艽、海风藤等。

（七）散寒除湿法

指用具有散寒除湿、发汗解表作用的方药，治疗寒湿之邪阻滞引起的寒湿痹阻证。代表方有麻黄加术汤、乌头煎等。常用药物如麻黄、桂枝、白术、茯苓、乌头、独活、秦艽等。

（八）祛湿清热法

指用具有祛湿清热作用的方药，治疗湿热之邪流注关节经络、阻滞气血、病势缠绵的湿热痹阻证。代表方有宣痹汤、加味二妙散等。常用药物如防己、晚蚕沙、秦艽、萆薢等。

（九）清热解毒泻火法

指用具有清热解毒作用的方药，治疗热毒化火深入筋骨所致的热毒痹阻证。代表方有清热解毒丸、白虎汤等。常用药物有羚羊角、水牛角、生石膏、金银花、黄芩、黄柏、栀子、龙胆草、苦参、蒲公英、白花蛇舌草、生地黄等。

（十）祛风散寒除湿法

指用具有祛风、散寒、利湿作用的方药，治疗因风寒湿邪侵袭流注关节、阻滞经络而引起的风寒湿痹阻证。代表方有五痹汤、蠲痹汤等。常用药物如羌活、独活、威灵仙、桂枝、防风、泽泻、茯苓等。

（十一）凉血散风法

指用凉血与散风方药相配合，治疗邪热入营血所致的环形红斑的方法。代表方有银翘散去荆芥、豆豉加生地黄、牡丹皮、大青叶、玄参等。常用药物如牡丹皮、生地黄、大青叶、玄参、紫草等。

（十二）养血祛风法

指用养血与祛风的方药相配合，治疗血虚受风所致的肌肤手足麻木、肢体拘急、恶风等。代表方有大秦艽汤等。常用药物如秦艽、当归、熟地黄、川芎、鸡血藤、威灵仙、防风等。

（十三）寒温并用法

指用寒温辛苦之方药，治疗风寒湿邪虽已化热但尚未祛除的寒热错杂证。代表方有桂枝芍药知母汤等。研究显示，桂枝芍药知母汤加减应用能显著增强疗效，使血沉、C-反应蛋白、类风湿因子、关节晨僵时间、关节压痛指数、关节肿胀指数、VAS 评分、HAQ 积分等指标显著下降，这说明该方不仅能降低炎症指标，还能提高患者的生活质量，改善关节功能。

（十四）活血祛瘀法

指用活血祛瘀作用的方药来行血、散瘀、通络、消肿、定痛以治疗痹络病兼有血瘀的一种方法。多种现代疾病如干燥综合征、系统性硬化症、雷诺症、强直性脊柱炎、肺间质纤维化等均可采用本法治疗。代表方有活络效灵丹、桃红四物汤、身痛逐瘀汤等。常用药物如桃仁、红花、乳香、没药、香附、地龙、当归、赤芍、五灵脂、丹参、牛膝、鸡血藤、川芎等。

（十五）通经活络法

指用具有通经活络作用的方药，作为除针对病因辨证论治外的一种治疗方法，不论哪一种痹病均应辅以本法。常用药物如豨莶草、络石藤、海风藤、忍冬藤、青风藤、鸡血藤、桑枝、海桐皮、伸筋草、千年健、透骨草、寻骨风、松节、木瓜、穿山龙等。此外尚有辛香通络之降香、檀香、薤白等；辛温通络之桂枝、细辛等；辛润通络之当归尾、桃仁等；虫类通络药性善走窜，剔邪搜络，是中医治疗络病功能独特的一类药物，久病久痛久瘀入络，凝痰败瘀混处络中，非草木药物之攻逐可以奏效，虫类通络药则独擅良能，如蜈蚣、水蛭、土鳖虫等。另外，根据不同的部位可选用引经药。上肢用羌活、川芎、桂枝、桑枝、片姜黄；下肢用牛膝、木瓜、防己、独活、萆薢；颈项用葛根、蔓荆子；腰脊用桑寄生、川续断、杜仲、狗脊；全身用防风、威灵仙、鸡血藤、天麻、忍冬藤等。

（十六）行气活血法

指用具有疏通气机、促进血行、消除瘀滞作用的药物为主组成方剂，对各种气滞血瘀证进行治疗的方法。代表方有七厘散、血府逐瘀汤等。常用药物如醋香附、枳壳、红花、郁金、桃仁、延胡索、青木香等。

（十七）祛湿化痰法（亦称燥湿化痰法）

指用具有祛湿化痰与通络作用的药物相配合，治疗病程日久，脏腑功能失调，脾胃运化失司，湿聚而为痰，流注关节，瘀阻经络而成的痰浊痹阻证的一种治法。代表方剂有导痰汤、小活络丹等。常用药物如制南星、苍术、半夏、茯苓、白芥子、僵蚕、天竺黄、丝瓜络、陈皮、五加皮、川芎、地龙等。

（十八）化痰散结法

指用具有祛痰或消痰作用的方药，治疗因痰湿流注经络、关节、四肢，而出现结节囊肿及瘰块的方法。凡痹络病日久出现上述症状时均可应用此法。代表方有二陈汤、导痰汤等。常用药物如半夏、茯苓、陈皮、制南星、白芥子、象贝、白附子、生牡蛎、僵蚕、皂角刺等。

（十九）化痰祛瘀法

指用具有化痰祛瘀、搜风通络作用的方药，治疗风湿病关节炎慢性活动期，或中、晚期类风湿关节炎或骨关节炎或颈椎病等。代表方为桃红饮加味。常用药物如制南星、白芥子、当归、桃仁、红花、僵蚕、地龙等。

（二十）软坚散结法

指用具有行气、散结、活血、软坚作用的药物为主组成方剂，治疗痰瘀互结，筋膜粘连，关节僵硬，屈伸不利，或皮下瘀血，郁积成块，硬结不散的方法。代表方如小金丹、大黄䗪虫丸。常用药物如大黄、土鳖虫、乳香、没药、牡蛎、僵蚕、血竭、象贝等。

（二十一）化痰通络法（或涤痰通络法）

指用具有燥湿化痰通络的方药，治疗痹络病日久不愈，痰浊凝结，阻滞经络关节者。代表方有温胆汤、导痰汤等。常用药物如白芥子、胆南星、半夏、僵蚕、茯苓、陈皮、地龙、枳实等。

（二十二）逐水化痰法

指用具有攻逐水湿与化痰作用的方药，治疗痰湿停聚关节的一种治法。代表方有己椒苈黄丸加味或用商陆末或白芥子末局部外敷。常用药物如粉防己、茯苓、车前子、泽兰、椒目、葶苈子、商陆、白芥子等。

（二十三）温阳化痰法

指用具有温阳补气、化痰通络作用的方药，治疗阳虚痰浊痹阻证。代表方有阳和汤。常用药物如熟地黄、鹿角胶、炮姜、肉桂、麻黄、白芥子等。

（二十四）淡渗利湿法

因湿邪黏滞重着，易夹他邪为患，因而用淡渗利湿法与其他方法配伍，治疗痹络病见肢体关节肿胀、疼痛、屈伸不利、沉重者。代表方有茵陈五苓散等。常用药物如茵陈、茯苓、泽泻、猪苓等。

（二十五）解肌止痛法

适用于营卫不和所致肌肉酸痛不适，颈部肌肉酸痛、颈背强而不适之证。代表方有葛根汤、葛根解肌汤等。常用药物如葛根、柴胡、桂枝、白芍、羌活等。

（二十六）行气止痛法

指用理气的方药，治疗痹络病兼有气滞引起疼痛的一种方法。代表方有柴胡疏肝散等。常用药物如柴胡、香附、延胡索、青皮、川芎等。

（二十七）养血法

指用养血方药为主，治疗痹络病之血虚兼证的方法。代表方剂有当归补血汤、四物汤等。常用药物如当归、鸡血藤、何首乌、白芍、生地黄、熟地黄、川芎等。

（二十八）益气法

指用补气药为主，治疗痹络病气虚兼证的方法。代表方剂有四君子汤、补中益气汤等。常用药物如党参、白术、黄芪、山药、茯苓、人参等。

（二十九）滋阴法

指用滋阴药为主，治疗痹络病阴虚兼证的方法。代表方剂有六味地黄汤、麦门冬汤、二至丸等。常用药物如地黄、麦冬、山萸肉、石斛、枸杞子、墨旱莲、女贞子、沙参、玄参等。

（三十）通阳法

指用宣通阳气的方药，治疗痹络病兼有阳气闭阻证的方法。代表方剂有瓜蒌薤白桂枝汤等。常用药物如桂枝、薤白、葱白、瓜蒌等。

（三十一）通下法

指用攻下药为主，治疗痹络病腑气不通证的方法。代表方剂有大、小承气汤等。常用药物如大黄、芒硝、枳实、厚朴、瓜蒌、番泻叶等。

（三十二）温阳法

指用温补阳气的药物治疗痹络病阳虚兼证的方法。代表方剂有附子汤、白术附子汤、真武汤等。常用药物如附子、白术、巴戟天、干姜、淫羊藿、川乌、草乌等。

（三十三）缓急止痛法

"通则不痛""痛则不通"。此法为痹络病中急则治标的权变之法，凡痛势较剧者，可用此法。常用药物如制马钱子、地龙、细辛、延胡索、白芍、全蝎、蜈蚣、乌蛇、白花蛇、香附、川芎、冰片等。

（三十四）补益脾胃法

指用具有补益脾胃作用的方药，治疗痹络病中见有脾胃虚弱、中气不足的证候。着痹患者，也常配合本法以治其本。代表方剂有六君子汤、养胃汤等。常用药物如党参、黄芪、白术、黄精、玉竹、扁豆、山药、麦冬、石斛、生地黄等。

（三十五）益气养血法

指用具有益气养血作用的方药，治疗痹络病日久，正虚邪恋气血两虚证。代表方剂如黄芪桂枝五物汤、八珍汤加味。常用药物如党参、黄芪、当归、白芍、熟地黄、鸡血藤、龙眼肉、枸杞子、红枣等。

（三十六）益气养阴法

指用具有益气养阴作用的方药，治疗痹络病久病耗气损阴所致的气阴两虚之证。代表方剂如生脉散加味。常用药物有五味子、人参、麦冬、知母、黄精等。

（三十七）补气活血法

指用具有补气和活血化瘀作用的方药，治疗因正气亏虚、脉络瘀阻、筋脉肌肉失养所致的气虚血瘀证。代表方剂为补阳还五汤加减、黄芪虫藤饮等。常用药物如黄芪、当归、赤芍、川芎、地龙、桃仁、红花等。

（三十八）滋阴清热法

指用具有滋阴清热作用的方药，治疗痹络病病久阴虚，肝肾不足，阴虚内热，或长期过用温燥药物，使病体伤阴化燥，而出现的阴虚内热证。代表方剂如秦艽鳖甲散加减。常用药物如秦艽、鳖甲、地骨皮、当归、知母、石斛、桑寄生等。

（三十九）滋肾养肝法

指用具有滋肾阴、养肝阴、养肝血作用的方药，治疗痹络病久病阴虚，肝肾不足；或长期过用温燥，损伤肝肾之阴，使筋骨失于濡养的肝肾阴虚证候。代表方剂如六味地黄汤加味。常用药物如熟地黄、牡丹皮、当归、白芍、山萸肉、桑寄生、枸杞子、杜仲、怀牛膝等。

（四十）温补肝肾法

指用具有温补肝肾、强壮筋骨作用的方药，治疗痹络病肝肾阳虚证，起到益肾壮督蠲痹的作用，也适用于久病不愈"骨变筋缩"的顽疾。代表方剂如金匮肾气丸、右归丸、尪痹颗粒、益肾蠲痹丸等。常用药物如地黄、补骨脂、骨碎补、淫羊藿、狗脊、续断、桑寄生、肉苁蓉等。

（四十一）益气固表法

指用具有补气固表作用的方药，治疗表虚自汗的方法。这种类型的病证均具有不同程度的恶寒怕冷或自汗恶风，并每因天气变化而加剧的特点。代表方剂如玉屏风散。常用药物如生黄芪、防风、白术、茯苓、人参、西洋参等。

（四十二）温阳益气法

指用具有温经散寒与益气助阳作用的方药，治疗痹络病病程日久，阳气不足，表卫不固，经络失于温煦，易于感受外邪的阳虚证。代表方剂如真武汤加味。常用药物如附子、桂枝、干姜、党参、黄芪、防风等。

（四十三）疏肝活络法

指用具有疏肝理气与通络作用的方药，治疗肝失疏泄，初病在络，久病延及脏腑的病证。代表方剂如逍遥散加味、肝着汤。常用药物如当归、白芍、鸡血藤、郁金、香附、青皮、陈皮、旋覆花等。

（四十四）搜风剔络法

指用虫蚁搜剔之品，治疗痹络病日久，病邪壅滞经络、关节，气血为邪气阻遏，痰瘀交阻，凝塞不通所致的病证。常用药物如全蝎、蜈蚣、地龙、土鳖虫、蜂房、僵蚕、蛴螂、蕲蛇、乌梢蛇、白花蛇等。

（四十五）补脾益肾法

指应用具有温经通络，补益脾肾的中药，治疗久病及肾，脾肾两虚者或先天禀赋不足，脾肾亏虚者。常用方剂为芍甘附子汤。常用中药有芍药、甘草、附子、羌活、独活、防风、牛膝等。

参 考 文 献

［1］侯月，陈芳. 加味桂枝芍药知母汤两种不同配伍法治疗小儿风湿痹证临床研究［J］. 河南中医，2015，12（12）：3023-3024.

［2］刘小平，袁芳，朱跃兰. 温经通络、补脾益肾法治疗虚寒型类风湿关节炎探讨［J］. 北京中医药，2015，34（11）：881-883.

［3］朱福兵，刘健，方利，等. 中医活血化瘀通络法治疗干燥综合征的研究进展［J］. 中国临床保健杂志，2015，18（5）：551-554.

［4］方利，刘健，章平衡，等. 中医活血化瘀通络法治疗强直性脊柱炎研究进展［J］. 中国临床保健杂志，2015，18（5）：545-547.

［5］陈玉超，孙子凯，史仁杰，等. 国医大师周仲瑛教授运用辛味通络法临证治验举隅［J］. 新中医，2012，44（5）：172-174.

［6］郭炜，刘春芳，林娜. 类风湿性关节炎滑膜血管新生与中医药［J］. 中国实验方剂学杂志，2012，18（10）：308-311.

［7］熊英琼，程绍民，刘瑞勇，等. 类风湿性关节炎与络病的相关性探讨［J］. 新中医，2011，43（3）：7-9.

［8］杨景青，张伟. 论叶氏"络病理论"治疗肺间质纤维化［J］. 辽宁中医药大学学报，2013，15（3）：118-119.

［9］李点. 熊继柏教授用黄芪虫藤饮治疗痹证经验［J］. 湖南中医杂志，2011，21（1）：66-67.

［10］徐伊晗，吕晓东. 运用络病理论治疗肺系疾病［J］. 辽宁中医药大学学报，2013，15（9）：112-113.

［11］吴以岭. 络病学［M］. 北京：中国中医药出版社，2006.

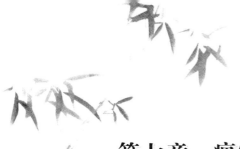

第七章　痹络病的常用中药

　　清代名医叶天士创建了外感温热病卫气营血辨证，提出"久病入络""久痛入络"的千古名言，并在张仲景虫药通络基础上，创立辛味通络、络虚通补等治法用药，使络病治法用药更为系统。络脉是气血运行的通络，络病治疗的根本目的在于保持络脉通畅，故络以通为用的治疗原则，正是针对络脉生理特点及络病的病理实质而提出的。

　　通络治疗用药特点为：①辛味通络：常用药物有辛香通络之降香、麝香、檀香、薤白、乳香、冰片等，辛温通络之桂枝、细辛等，辛润通络之当归尾、桃仁等；②虫药通络：从功能特性区分虫类通络药物基本分为两大类：一类为化瘀通络药，主要适用于久病久痛络脉瘀阻，闷痛刺痛，或结为癥积，或风湿痹痛，或中风偏枯，或虚劳干血，肌肤甲错，常用药物有水蛭、土鳖虫、虻虫、鼠妇、蛴螬等；一类为搜风通络药，主要用于络脉绌急，卒然不通而痛，或一过性头晕肢麻，言语謇涩，或肢端遇寒青紫麻木疼痛，常用药物有全蝎、蜈蚣、地龙、蝉蜕、露蜂房、乌梢蛇、白花蛇等；③藤药通络：常用藤类药物有雷公藤、络石藤、忍冬藤、青风藤、鸡血藤等；④络虚通补：常用药如益气、温阳、滋阴、养血之药；血肉有情之品通灵含秀，能培植人身之生气，亦是叶天士通络治疗的常用药物。

　　根据通络治疗用药的药性及功效主治差异，临床上以功能为标准将痹络病常用药物分为流气畅络药、化瘀通络药、散结通络药、祛痰通络药、祛风通络药、荣养络脉药6大类，便于临床把握运用。

第一节　流气畅络药

　　流气畅络主要采用辛味药辛香流气，通畅络气，《素问·脏气法时论》说："辛可通气"，清代叶天士强调辛味药流气畅络的独特作用："络以辛为泄""攻坚垒，佐以辛香，是络病大旨"。流气畅络药主要用于运行于气络中的络气郁滞，同时也对脉络的血液运行具有疏畅作用。常用药物有辛香理气之降香、乳香、檀香，辛温通络之桂枝、细辛、薤白，辛香开窍之麝香、冰片，辛香走窜专擅鼓动络气运行之马钱子、麻黄等。

一、降香

为豆科植物降香檀树干和根的干燥心材。

【药性】辛，温。归肝、脾经。

【功效】辛香通络，理气止痛，化瘀止血。

【应用】用于跌仆伤痛，风湿腰腿痛，吐血，衄血，外伤出血，肝郁胁痛，胸痹刺痛，痈疽疮肿，呕吐腹痛。

1. 用于跌打损伤。凡有瘀血停滞作痛，或体内、体外出血（不甚严重者），都可应用。常配乳香、没药、三七、自然铜等制成丸、散（研成极细末）内服或外敷，能止血生肌、镇痛。

2. 用于理气化瘀止痛。如《本草经疏》治上部瘀血停滞胸膈者，以本品为末煎服；临床亦常与五灵脂、川芎、郁金等同用。

3. 用于胃脘不适，呕吐腹痛。降香配枳壳、橘红，能健胃醒脾，降气化痰。

【用法用量】煎服，3~6g，宜后下。研末服每次1~2g。外用适量，研末外敷。

【古籍论述】

1.《本草纲目》："疗折伤，金创，止血定痛，消肿生肌。"

2.《本经逢原》："降真香色赤，入血分而下降，故内服能行血破滞，外涂可止血定痛。又虚损吐红，色瘀味不鲜者宜加用之，其功与花蕊石散不殊。"

【主要成分】主要含黄酮、异黄酮衍生物、木樨草素、降香素、挥发油、肉桂烯类衍生物、决明烯等成分。

【药理作用】本品有改善微循环、降黏和抗凝、抗炎、镇静、镇痛、抑制胆囊收缩等作用。

【现代临床】常用于冠心病、心绞痛，也可用于脑血管疾病及慢性胃炎、胃溃疡引起的腹部疼痛，亦用于肾小球肾炎、慢性肾衰、小儿肺炎等。

二、乳香

为橄榄科植物乳香树及同属植物树皮渗出的树脂。

【药性】辛、苦，温。归心、肝、脾经。

【功效】辛香通络，活血行气止痛，消肿生肌。

【应用】用于风湿痹痛，筋脉拘挛，跌打损伤，胸痹心痛，胃脘疼痛，痛经经闭，产后瘀阻，癥瘕腹痛，痈肿疮疡。

1. 用于风湿痹痛、筋脉拘挛、跌打损伤。乳香能祛风活血，通络伸筋，能散瘀止痛，既可内服，又可外敷。治疗风湿滞留关节，肢体疼痛，筋脉拘挛，可与羌活、防风、秦艽等祛风湿药同用，也可于外敷药中加入本品以止痛、舒筋。治疗跌打损伤，常与没药、血竭、麝香、冰片等为末内服，如《良方集腋》七厘散；若血瘀肿痛而无出血者，可以乳香、没药配伍䗪虫、苏木等，以水酒各半煎服，如《伤科大成》活血止痛汤。外用可以乳香煎油外搽，治疮口溃烂，或与松脂、白蜡、白胶香、杏仁油，制成膏药，治恶疮、打仆、走注疼痛，即《外科精义》乳香膏。

2. 用于痈疽肿毒、癥瘕腹痛、瘰疬痰核。治瘀血阻滞之心腹疼痛、癥瘕积聚，常配伍丹参、当归、没药等药，如《医学衷中参西录》活络效灵丹。

3. 气滞血瘀痛证。本品既入血分，又入气分，能行血中气滞，化瘀止痛；内能宣通脏腑气血，外能透达经络，可用于一切气滞血瘀之痛症。如治气滞血瘀之胃脘痛，可与川楝子、延胡索、木香等同用。

【用法用量】煎服或入丸、散，3~10g，宜炒去油用；外用适量，研末调敷。

【古籍论述】《医学衷中参西录》："乳香、没药，二药并用为宣通脏腑、流通经络之要药，故凡心胃胁腹肢体关节诸疼痛皆能治之。"

【主要成分】主要含树脂、树胶及挥发油。

【药理作用】乳香具有镇痛、消炎、升高白细胞作用，所含成分有祛痰作用。能明显减轻阿司匹林、保泰松、利血平所致胃黏膜损伤及应激性胃黏膜损伤，降低幽门结扎性溃疡指数及胃液游离酸度。

【现代临床】内服常用其治疗乳腺增生，外敷可治肝炎所致肝区疼痛、烧烫伤等。

三、檀香

为檀香科植物檀香的木质心材。

【药性】辛，温。归脾、胃、心、肺经。

【功效】辛香通络，行气止痛，散寒调中。

【应用】用于寒凝气滞，胸膈不舒，胸痹心痛，脘腹疼痛，呕吐食少。

胸腹寒凝气滞。本品辛散温通而芳香，善理脾胃，利膈宽胸，有行气止痛，散寒调中之功。治疗寒凝气滞，胸腹冷痛，常配白豆蔻、砂仁、丁香等同用，如《仁斋直指方论》沉香磨脾散。

【用法用量】煎服，2~5g。入丸、散剂，1~3g。

【古籍论述】《本经逢原》："善调膈上诸气……兼通阳明之经，郁抑不舒，呕逆吐食宜之。"

【主要成分】檀香心材含挥发油。油含 α-檀香萜醇和 β-檀香萜醇及檀萜烯。

【药理作用】本品有抗菌、改善小便困难、利尿、拮抗心律不齐、抑制痢疾杆菌及结核杆菌等作用，并对皮肤有刺激作用。

【现代临床】临床常用于胃痛、心脑血管疾病、类风湿关节炎、痛经、高脂血症，以及其他肝脾肿大所致胁肋疼痛。

四、桂枝

为樟科植物肉桂的干燥嫩枝。

【药性】味辛、甘，性温。归肺、心、膀胱经。

【功效】辛温通络，发汗解表、散寒止痛、通阳化气。

【应用】用于风寒感冒、寒凝血滞诸痛症，痰饮、蓄水证、心悸。

1. 治疗多种疼痛证。本品辛散温通，具有温通经脉，散寒止痛之效。如风寒湿邪流注关节，致关节屈伸不利、肿大疼痛者，常与附子、白芍等同用，如《伤寒论》桂枝加附子汤；若痹证日久，肢节疼痛，身体尪羸，脚肿如脱者，常与赤芍、知母、附子、白术等同用，如《金匮要略》桂枝芍药知母汤。若手臂筋骨损伤，瘀肿疼痛，常与枳壳、香附、归尾、红花等同用，如《伤科补要》桂枝汤；若寒凝腹痛，手足逆冷者，常与白芍、生姜等同用，如《症因脉治》桂枝芍药汤；若寒滞肝脉，疝气腹痛者，常与蜘蛛同用，如《金匮要略》蜘蛛散。治妇人素有癥瘕，妊娠胎动，或经闭痛经，或产后恶露不尽，腹部硬痛者，常与丹皮、桃仁、赤芍、茯苓等同用，如《金匮要略》桂枝茯苓丸；若行经感寒化热，血热结于胞宫，蓄血发狂，血瘀经闭，少腹拘急疼痛，常与桃仁、大黄、芒硝等同用，如《伤寒论》桃核承气汤。

2. 风寒感冒。本品辛温发散，甘温通阳，透达营卫，散风寒而解表，有汗无汗均可应用。治风寒外感，营卫不和之风寒表虚证，如《伤寒论》桂枝汤；若汗出恶风，项背强急者，常以桂枝汤加葛根，如《伤寒论》桂枝加葛根汤；本品亦可助麻黄发汗，若治疗风寒表实，常与麻黄、杏仁、甘草同用，如《伤寒论》麻黄汤。

3. 心系病症。中药桂枝能温通助阳，尤善温通心胸阳气。用治胸痹，常与薤白、枳实等同用，如《金匮要略》枳实薤白桂枝汤。用治心阳虚，证见心悸者，常与炙甘草配伍，如桂枝甘草汤；如再配益气养血滋阴之人参、地黄等，可用治气虚血少所致的心动悸、脉结代之证，如《伤寒论》炙甘草汤。

4. 痰饮、蓄水证。桂枝能温化阳气，化湿利水。用于心脾阳虚，阳气不行，水湿内停而致的痰饮，症见心下逆满，起则头眩者，常与茯苓、白术等配伍，如《金匮要略》苓桂术甘汤。用于膀胱气化不行而致的小便不利、水肿者，常与茯苓、泽泻等配伍，如《伤寒论》五苓散。

【用法用量】煎服，3~10g。

【古籍论述】

1.《本经疏证》："桂枝能利关节，温经通脉，此其体也……盖其用之道有六：曰和营，曰通阳，曰利水，曰下气，曰行瘀，曰补中。"

2. 曹颖甫："盖孙络满布腠理，寒郁于肌，孙络为之不通，非得阳气以通之，营分中余液必不能蒸化而成汗，桂枝之开发脾阳其本能也。但失此不治，湿邪内窜关节，则病历节；或窜入孙络而为痛，按之不知其处，俗名寒湿流筋。其郁塞牵涉肝脏，二证皆宜桂枝。"

【主要成分】主要含挥发油，油中主要成分为桂皮醛，还有酚类、有机酸、多糖、苷类、香豆精及鞣质等。

【药理作用】本品对中枢神经系统有镇静作用，并有镇痛、解热、抗惊厥、抗菌、抗病毒、利尿、抗炎、抗过敏、抗肿瘤等作用，并能增加冠状动脉血流量，使肠胃蠕动亢进等。

【现代临床】临床常用于治疗退行性骨关节病、类风湿关节炎、急性痛风性关节炎、雷诺病、冠心病心绞痛、心律失常、肺心病、肝硬化、慢性胃炎等。

五、细辛

为马兜铃科植物北细辛、汉城细辛或华细辛的干燥全草。

【药性】辛，温。有小毒。归肺、肾、心经。

【功效】辛温通络，解表散寒，祛风止痛、通窍、温肺化饮。

【应用】用于风湿痹痛，风寒感冒、头痛、牙痛、鼻渊、肺寒咳喘。

1. 风湿痹痛，头痛，牙痛。该品辛香走窜，宣泄郁滞，上达颠顶，通利九窍，善于祛风散寒，且止痛之力颇强，尤宜于风寒性头痛、牙痛、痹痛等多种寒痛证。治疗少阴头痛，足寒气逆，脉象沉细者，常配伍独活、川芎等药，如《症因脉治》独活细辛汤；用治外感风邪，偏正头痛，常与川芎、白芷、羌活同用，如《太平惠民合剂局方》川芎茶调散；若治痛则如破，脉微弦而紧的风冷头痛，又当配伍川芎、麻黄、附子，如《普济方》细辛散。治疗风冷牙痛，可单用细辛或与白芷、荜茇煎汤含漱；若胃火牙痛者，又当配伍生石膏、黄连、升麻等清胃泻火药；若龋齿牙痛者，可配杀虫止痛之蜂房煎汤含漱；细辛既散少阴肾经在里之寒邪以通阳散结，又搜筋骨间的风湿而蠲痹止痛，故常配伍独活、桑寄生、防风等以治风寒湿痹，腰膝冷痛，如《备急千金要方》独活寄生汤。

2. 风寒感冒。该品辛温发散，芳香透达，长于解表散寒，祛风止痛，宜于外感风寒，头身疼痛较甚者，常与羌活、防风、白芷等祛风止痛药同用，如《伤寒论》九味羌活汤；因其既能散风寒，又能通鼻窍，并宜于风寒感冒而见鼻塞流涕者，常配伍白芷、苍耳子等药。且细辛既入肺经散在表之风寒，又入肾经而除在里之寒邪，配麻黄、附子，可治阳虚外感，恶寒发热、无汗、脉反沉者，如《伤寒论》麻黄附子细辛汤。

3. 鼻渊。该品辛散温通，芳香透达，散风邪，化湿浊，通鼻窍，常用治鼻渊等鼻科疾病之鼻塞、流涕、头痛者，为治鼻渊之良药，宜与白芷、苍耳子、辛夷等散风寒、通鼻窍药配伍。

4. 肺寒咳喘。该品辛散温通，外能发散风寒，内能温肺化饮，常与散寒宣肺、温化痰饮药同用，以主治风寒咳喘证，或寒饮咳喘证。治疗外感风寒，水饮内停之恶寒发热，无汗，喘咳，痰多清稀者，常与麻黄、桂枝、干姜等同用，如《伤寒论》小青龙汤；若纯系寒痰停饮射肺，咳嗽胸满，气逆喘急者，可配伍茯苓、干姜、五味子等药，如《金匮要略》苓甘五味姜辛汤。

【用法用量】煎服，1～3g。散剂每次服0.5～1g。

【古籍论述】《本草正义》："细辛，芳香最烈，故善开结气，宣泄郁滞，而能上达巅顶，通利耳目，旁达百骸，无微不至，内之宣络脉而疏通百节，外之行孔窍而直达肌肤。"

【主要成分】主要含挥发油，主要为甲基丁香油酚、龙脑或爱草脑等，此外还含有钾、钠、镁等金属元素。

【药理作用】本品有镇静、镇痛、解热、抗炎、免疫抑制和抗变态反应等作用，并能提高机体的代谢功能，亦有平喘、祛痰、强心、抗心肌缺血、升高血压、抗菌、抗病毒等作用，并可用于局麻。

【现代临床】临床常用于治疗风湿病、心系病症、男科病、女性不孕、荨麻疹等。

六、麝香

为鹿科动物林麝、马麝或原麝成熟雄体香囊中的干燥分泌物。

【药性】辛，温。归心、脾经。

【功效】辛温开窍，活血通经，消肿止痛。

【应用】治风寒湿痹，跌打损伤，头痛，闭证神昏，心腹暴痛，癥瘕，血瘀经闭，疮疡肿毒，咽喉肿痛。

1. 用于风寒湿痹，跌打损伤，血瘀经闭，癥瘕，心腹暴痛等证。本品辛香，开通走窜，可行血中之瘀滞，开经络之壅遏，以通经散结止痛；用治痹证疼痛，顽固不愈者，可与独活、威灵仙、桑寄生等祛风湿药同用。

2. 用于疮疡肿毒，咽喉肿痛。本品辛香行散，有良好的活血散结，消肿止痛作用，内服、外用均有良效。用治疮疡肿毒，常与雄黄、乳香、没药同用，即醒消丸，或与牛黄、乳香、没药同用；用治咽喉肿痛，可与牛黄、蟾酥、珍珠等配伍，如《中药制剂手册》六神丸。

3. 用于闭证神昏。麝香辛温，气极香，走窜之性甚烈，有极强的开窍通闭醒神作用，为醒神回苏之要药，最宜闭证神昏，无论寒闭、热闭，用之皆效。治疗温病热陷心包，痰热蒙蔽心窍，小儿惊风及中风痰厥等热闭神昏，常配伍牛黄、冰片、朱砂等药，组成凉开之剂，如《温病条辨》安宫牛黄丸、《太平惠民和剂局方》至宝丹、牛黄抱龙丸等；用治中风卒昏，中恶胸腹满痛等寒浊或痰湿阻闭气机、蒙蔽神明之寒闭神昏，常配伍苏合香、檀香、安息香等药，组成温开之剂，如《太平惠民和剂局方》苏合香丸。

4. 用于难产，死胎，胞衣不下。本品活血通经，有催生下胎之效。常与肉桂为散，如《张氏医通》香桂散；亦有以麝香与猪牙皂、天花粉同用，葱汁为丸．外用取效，如《河北医药集锦》堕胎丸。

【用法用量】入丸散，0.03~0.1g。外用适量。不入煎剂。

【古籍论述】

1.《医学入门》："麝香，通关透窍，上达肌肤，内入骨髓，与龙脑相同，而香窜又过之。"

2.《本草纲目》："盖麝香走窜，能通诸窍之不利，开经络之壅遏。若诸风、诸气、诸血、诸痛、惊痫、癥瘕诸病，经络壅闭，孔窍不利者，安得不用为引导以开之通之耶？"

3.《本草经疏》："麝香，其香芳烈，为通关利窍之上药，凡邪气着人，淹伏不起，则关窍闭塞，辛香走窜，自内达外，则毫毛骨节俱开，邪从此而出……今人又用以治中风、中气、中恶、痰厥、猝仆，兼入膏药敷药，皆取其通窍开经络，透肌骨之功耳。"

【主要成分】主要含麝香大环化合物如麝香酮等，甾族化合物如睾酮、雌二醇、胆甾醇，多种氨基酸和其他成分。

【药理作用】本品对中枢神经系统有一定作用，但作用尚不清楚。可使心率加快、血压下降、呼吸频率及深度增加，并有抗炎、强心、抗早孕、增强免疫功能、抗肿瘤等作用，并能增强异丙肾上腺素、肾上腺素及对去甲肾上腺素的舒张作用，并有雄激素样作用。

【现代临床】临床常用于治疗各种风湿病、心系病症、内分泌病、肿瘤、男科病、避孕等。

七、冰片

为龙脑香料乔木植物龙脑香树脂加工品。

【药性】辛、苦，微寒。归心、脾、肺经。

【功效】辛香通络，消肿止痛，清热解毒，开窍醒神，明目退翳。

【应用】主治热病高热神昏，中风痰厥惊痫，暑湿蒙蔽清窍，喉痹耳聋，口疮齿肿，疮痈疔痔，目赤肿痛，翳膜遮睛。

1. 开窍醒神，用于窍闭神昏证。本品苏醒神志力缓，一般不单独使用，常与麝香同用。因其性寒凉，故宜于热闭，如《温病条辨》安宫牛黄丸中用之。但若与祛寒药及性偏温热的开窍药同用，亦可用治寒闭。

2. 清热止痛，用于胸腹疼痛及疮疡肿痛、目赤肿痛、咽痛口疮、水火烫伤。本品苦寒，能清热解毒、消肿止痛、防腐生肌。用治胸腹疼痛，常与苏合香等同用。治疮痈肿毒，单用即效。如调入核桃油中外滴耳道，治化脓性中耳炎。以本品与银朱、香油制成药膏外用，可治水火烫伤。治目赤肿痛，可单用点眼，亦可与熊胆、硼砂等制成点眼药水。治咽喉肿痛、口舌生疮，常与硼砂、玄明粉等共研细末吹患处，如《外科正宗》冰硼散。

【用法用量】入丸散，0.15~0.3g。外用适量，研粉点入患处，不入煎剂。

【古籍论述】

1.《本草纲目》："其气先入肺，传于心脾，能走能散，使壅塞通利，则经络条达。"

2.《本草经疏》："性善走窜开窍，无往不达。"

【主要成分】龙脑冰片含右旋龙脑，又含葎草烯、β-榄香烯、石竹烯等倍半萜，以及齐墩果酸、麦珠子酸、龙脑香醇等。艾片含左旋龙脑。机制冰片含消旋混合龙脑。

【药理作用】本品有抑菌、抗炎、镇痛、抗病毒、保护心脑、双向调节神经系统、提高其他药物生物利用等作用；动物实验证明：冰片对早期妊娠无明显引产作用，对中晚期妊娠小鼠具有明显引产作用。龙脑和异龙脑均能延长小鼠的耐缺氧时间。

【现代临床】临床常用于治疗冠心病、头痛、骨质增生、外科感染性炎症、慢性气管炎、蛲虫病、烧伤、溃疡性口腔炎、慢性鼻腔炎、化脓性中耳炎、鸡眼等。

八、马钱子

为马钱科植物云南马钱或马钱的成熟种子。

【药性】苦，寒。有大毒。归肝、脾经。

【功效】辛香走窜，流气畅络，通络止痛，消肿散结。

【应用】治风湿痹痛，跌打损伤，痿废无力，麻木瘫痪，痈疽肿毒，骨折，咽喉肿痛。

1. 治风湿顽痹、拘挛疼痛、瘫痪麻木等症，可与麻黄、乳香、全蝎、苍术、牛膝等为丸服；《医学衷中参西录》振颓丸，则以马钱子配人参、当归、乳香、穿山甲等同用，用治偏枯、麻木诸证。

2. 治跌打损伤，骨折肿痛，可配麻黄、乳香、没药，等分为丸，如《急救应验良方》九分散。

3. 治痈疽初起，红肿疼痛，可用马钱子配山芝麻（闹羊花子）、乳香各五钱、穿山甲一两，共研末，每服一钱，酒下，即《救生苦海》马前散；《疡医大全》以之配土木鳖、蓖麻仁、密陀僧为膏，名发背对口膏，用治痈疽发背，敷贴患处，初起可消，已成即溃。用治咽喉肿痛，多作散剂应用，如《医方摘要》以之配青木香、山豆根等分为末，吹之，治喉痹作痛；《唐瑶经验方》用马钱子一个，木香三分，同磨水，调熊胆三分，胆矾五分，以鸡毛扫患处，以治缠喉风肿。

【用法用量】内服宜制，多入丸散，日服 0.3～0.6g。外用适量，研末吹喉或调敷，或醋磨涂。

【古籍论述】《医学衷中参西录》："开通经络，透达关节之力，远胜于他药也。"

【主要成分】本品主要含生物碱，如番木鳖碱、伪番木鳖碱、马钱子碱、伪马钱子碱等。

【药理作用】本品对中枢神经系统有兴奋作用，首先兴奋脊髓的反射功能，其次兴奋延髓的呼吸中枢及血管运动中枢，并能提高大脑皮质的感觉中枢功能。能增加胃液分泌，促进消化功能和食欲，并有镇咳、抗菌、麻痹等作用。

【现代临床】临床常用于治疗风湿、类风湿关节炎、强直性脊柱炎、肩关节周围炎、坐骨神经痛、腰椎肥大性骨关节炎、腰肌劳损、重症肌无力、慢性支气管炎、癫痫等。

九、麻黄

为麻黄科植物草麻黄、木麻黄或木贼麻黄的草质茎。

【药性】辛、微苦，温。归肺、膀胱经。

【功效】辛温通络，发汗解表，宣肺平喘，利水消肿。

【应用】治风寒表实证，胸闷喘咳，风水浮肿，风湿痹痛，阴疽，痰核。

1. 治风湿合邪袭人，一身尽痛者，常配杏仁、薏苡仁、甘草同用，如《金匮要略》麻黄杏仁薏苡甘草汤；若下肢关节痛剧，身体羸弱，关节肿大变形者，常配桂枝、防风、附子、知母等同用，如《金匮要略》桂枝芍药知母汤。

2. 治风邪袭表，风水相搏，一身悉肿者，常配生姜、石膏、甘草等同用，如《金匮要略》越婢汤；若肺脾气虚，水道不治，发为皮水，一身尽肿者，常再加白术，如《金匮要略》越婢加术汤。

3. 治风寒外袭，束缚肌表的风寒表实证，常配桂枝、杏仁、甘草，如《伤寒论》麻黄汤；若风寒感冒，头痛如劈，腰背拘急者，常配川芎、防风、羌活等同用，如《伤寒全生集》麻黄汤。

4. 治风寒闭肺，咳嗽声重者，常配杏仁、甘草同用，如《太平惠民和剂局方》三拗汤；若素有寒痰停饮，又外感风寒之邪，常配细辛、桂枝、干姜等同用，如《伤寒论》小青龙汤。

【用法用量】煎服，2~9g。

【古籍论述】《医学衷中参西录》："于全身脏腑经络，莫不透达，而又以逐发太阳风寒为其主治之大纲。"

【主要成分】本品主要含麻黄碱，并含少量伪麻黄碱、挥发油、黄酮类及有机酸等。

【药理作用】本品有发汗、解热、抗炎、镇咳、平喘、祛痰、利尿、抗菌抗病毒、抗过敏及免疫作用，并有拟肾上腺素作用，较大治疗量即能兴奋大脑皮层和皮层下中枢，引起失眠、神经过敏、不安、震颤等症状。麻黄碱对呼吸中枢和血管运动中枢也有兴奋作用。麻黄碱静脉注射对硬膜外阻滞所致心率减慢，心搏出量、心输出量、心指数下降均有明显对抗作用。

【现代临床】临床广泛用于治疗风湿病，如类风湿关节炎、雷诺病等，亦治疗心系病症、肺系病症、外科骨折等。

第二节　化瘀通络药

化瘀通络药主要应用于络脉瘀阻，络脉瘀阻是络病常见的基本病理变化，其"久病入络""久痛入络""久瘀入络"的发病特点，"易滞易瘀""易入难出""易积成形"的病机特点，反映了血瘀日久阻络的病机变化，依据络脉瘀阻轻重之不同，归纳化瘀通络用药经验及药物功能特点大体可将其分为 3 类，养血和血通络药如当归、鸡血藤，辛润活血通络药如桃仁，搜剔化瘀通络药如水蛭、土鳖虫、虻虫等。

一、当归

为伞形科植物当归的根。

【药性】味甘、辛，性温。归肝、心、脾经。

【功效】活血通络，补血和血，调经止痛，润燥滑肠。

【应用】用于风湿痹痛，跌仆损伤，血虚萎黄，眩晕心悸，月经不调，经闭痛经，虚寒腹痛，痈疽疮疡，肠燥便秘。酒当归活血通经，用于风湿痹痛，跌仆损伤，经闭痛经。

1. 治血虚痹痛麻木，多与黄芪、赤芍、熟地、川芎等同用，如《杂病源流犀烛》蠲痹四物汤；治血亏阳虚，血脉不利，手足寒厥，或寒入经络之腰腿疼痛，常与桂枝、芍药、细辛等同用，如《伤寒论》当归四逆汤；治营卫两虚，关节痹痛，手臂麻木，可与黄芪、姜黄、防风等相配，如《杨氏家藏方》调痹汤；若治痹痛日久，肝肾亏虚，气血不足所致腰膝冷痛，肢节屈伸不利，麻痹不仁，又当与独活、桑寄生、秦艽、地黄等同用，如《备急千金要方》独活寄生汤。

2. 治心肝血虚引起的面色苍白，唇爪无华等症，常与熟地、白芍、川芎等补血活血之品配伍，即《太平惠民和剂局方》四物汤；若气血两虚者，又常与黄芪同用，如《兰室秘藏》当归补血汤；若治思虑过度，劳伤心脾，气血两亏引起的心悸疲倦，健忘少寐等症，又可与人参、白术、枣仁等药同用，益气健脾，补血养心，如《校注妇人良方》归脾汤。

3. 治妇女妊娠期产后诸疾，且尤宜血虚血瘀有寒者，如《太平惠民和剂局方》芎归散，治妊娠伤胎腹痛。

4. 治瘀血闭阻之痛经、闭经，可与桃仁、红花等药同用，如《医宗金鉴》桃红四物汤；治血虚寒滞之月经不调及痛经，可与吴茱萸、桂枝、人参等同用，如《金匮要略》温经汤。

5. 治大便不通，《圣济总录》与白芷等分为末，每服二钱，米汤下。

【用法用量】煎服，5~15g。

【古籍论述】

1.《注解伤寒论》："脉者血之府，诸血皆属心，凡通脉者必先补心益血，故张仲景治手足厥寒，脉细欲绝者，用当归之苦温以助心血。"

2.《本草正》："当归，其味甘而重，故专能补血，其气轻而辛，故又能行血，补中有动，行中有补，诚血中之气药，亦血中之圣药也。"

【主要成分】当归中含中性油成分、酸性油成分、有机酸、糖类、维生素及多种常量及微量元素。

【药理作用】本品有免疫调节功能、促进造血功能，有较强的抗凝血和抗血栓作用，并有抗炎、抗肿瘤、保护肾脏等作用。

【现代临床】临床常用于治疗风湿病、冠心病、肾病综合征、高血压、神经衰弱、偏头痛等。

二、鸡血藤

为豆科植物密花豆的藤茎。

【药性】苦、微甘，温。归肝、肾经。

【功效】和血通络，舒筋活络，行血补血，调经。

【应用】治风湿痹痛、肢体瘫痪、手足麻木、血虚萎黄、月经不调、痛经、闭经。

1. 治风湿痹痛兼血虚者，可配桑寄生、怀牛膝、独活等药；兼血瘀者，则可与羌活、威灵仙、川芎等同用。

2. 治血瘀月经不调、经闭、痛经，常与当归、川芎、香附等同用；治血虚经闭及月经不调，则可与熟地黄、当归、白芍等配伍。

3. 治年老体衰，血不养筋，肢体麻木者，可与杜仲、木瓜、白芍等同用；对外伤后，患肢乏力，反复疼痛者，可与续断、五加皮、狗脊等同用；对中风后肢体瘫痪，可与黄芪、红花、地龙等同用。

【用法用量】煎服，10~30g。或浸酒服，或熬膏敷。

【古籍论述】《饮片新参》："去瘀血，生新血，流利经脉。"

【主要成分】主要含异黄酮类，三萜及甾体等。

【药理作用】本品可升高红细胞、血红蛋白、红细胞容积和红细胞分裂指数，并可通过多途径激活造血系统，可引起血压下降，并有降脂、抗炎、抗早孕、双向调节免疫系统的作用。

【现代临床】临床常用于治疗风湿痹证、肢体痿软无力或麻木胀痛、冠心病心绞痛、中风偏瘫或肢体麻木、贫血、妇女月经不调等。

三、桃仁

为蔷薇科植物桃或山桃的成熟种子。

【药性】苦、甘，平。有小毒。归心、肝、大肠经。

【功效】活血祛瘀通络，润肠通便，止咳平喘。

【应用】治风痹，跌仆损伤，经闭痛经，癥瘕，蓄血，瘀血肿痛，肠燥便秘，咳嗽气喘等。

1. 若属外伤后寒凝瘀滞、肢节疼痛、得温则减者，可配桂枝、白芷、当归等同用；治跌打损伤，瘀肿疼痛，常配当归、红花、大黄等，如《医学发明》复元活血汤。基于此，临床可用于久痹顽痹、血瘀血滞、脉络不通者。腹中瘀血满痛者，可与䗪虫、蒲黄、大黄等同用，如《备急千金要方》桃仁汤。

2. 本品善通血滞，祛瘀力较强，治气滞血瘀所致的跌打损伤、瘀血留滞疼痛、血瘀经闭、痛经，常配红花、当归、川芎等同用，如《医宗金鉴》桃红四物汤；治瘀血蓄积、癥瘕痞块，可配桂枝、丹皮、赤芍等同用，如《金匮要略》桂枝茯苓丸；若体内瘀血较重，需破血逐瘀者，可配伍大黄、芒硝、桂枝等同用，如《伤寒论》桃核承气汤。

3. 肠燥便秘。桃仁有润燥滑肠的作用，用于大便秘结，可配火麻仁、柏子仁、瓜蒌仁等，如《脾胃论》润肠丸。

4. 咳嗽气喘。常与杏仁同用，如《圣济总录》双仁丸。

【用法用量】煎服，5～10g，捣碎用。

【古籍论述】

1.《本草经疏》："夫血者阴也……一有凝滞则为癥瘕，瘀血血闭，或妇人月水不通，或击仆损伤积血，及心下宿血坚痛……桃核仁苦能泄滞，辛能散结，甘温通行而缓肝，故主如上等证也。"

2.《药品化义》："桃仁，味苦能泻血热，体润能滋肠燥。主破蓄血，逐月水，及遍身疼痛，四肢木痹，左半身不遂，左足痛甚者，以其舒经活血行血，有去瘀生新之功。"

【主要成分】本品主要含苦杏仁苷、24-亚甲基环木菠萝烷醇、野樱苷、β-谷甾醇和菜油甾醇及它们的葡萄糖苷等，还含绿原酸、3-咖啡酰奎宁酸、苦杏仁酶、挥发油及脂肪油。

【药理作用】本品有抗炎作用，所含脂肪油有润肠缓下作用，提取物有扩张血管作用。醇提取物有抑制血液凝固作用。桃仁还可抗过敏、镇咳、镇痛，促进初产妇子宫收缩、止血等。

【现代临床】临床常用于治疗冠心病、脉管炎、急慢性肾炎、急性肾衰竭、妇科病、肝硬化、缺血性中风、室性早搏等。

四、水蛭

为水蛭科动物蚂蟥、水蛭或柳叶蚂蟥的干燥体。

【药性】咸、苦，平。有小毒。归肝经。

【功效】化瘀通络，破血通经，逐瘀消癥。

【应用】用于血瘀经闭，癥瘕痞块，中风偏瘫，跌仆损伤。

1. 治血瘀经闭、癥瘕积聚，常与桃仁、大黄、虻虫等同用，如《伤寒论》抵当汤；若证属体虚者，则当配伍人参、当归、熟地黄等补益气血之品同用，如《温病条辨》化癥回生丹。

2. 治跌打损伤，可与苏木、自然铜等同用，如《普济方》接骨火龙丹；若瘀血内阻，心腹疼痛，二便不通，则当配伍大黄、牵牛子同用，如《济生方》夺命散。

【用法用量】煎服，1.5~3g；研末服，0.3~0.5g。以入丸、散或研末服为宜。或以鲜活者放置于瘀肿局部吸血消瘀。

【古籍论述】

1.《本草经百种录》："凡人身瘀血方阻，尚有生气者易治，阻之久，则无生气而难治。盖血既离经，与正气全不相属，投之轻药则拒而不纳，药过峻，又反能伤未败之血，故治之极难。水蛭最喜食人之血，而性又迟缓善入，迟缓则生血不伤，善入则坚积易破，借其力以攻积久之滞，自有利而无害也。"

2.《医学衷中参西录》："水蛭味咸，色黑，气腐，性平。为其味咸，故善入血分；为其原为噬血之物，故善破血；为其气腐，其气味与瘀血相感召，不与新血相感召，故但破瘀而不伤新血；且其色黑下趋，又善破冲任之瘀。盖其破瘀血者乃此物之良能，非其性之猛烈也。"

【主要成分】水蛭主含蛋白质，唾液中含有水蛭素，还含有肝素、抗血栓素及组胺样物质。

【药理作用】本品有较强的抗凝作用，并有抗血栓、抗肿瘤、降血脂等作用，可减轻脑血肿，皮下血肿等。

【现代临床】临床常用于治疗风湿病、冠心病、心绞痛、脑梗死、偏瘫、肺心病、支气管哮喘、肝硬化、慢性肝炎、子宫肌瘤、肾病、男科病等。

五、土鳖虫

为鳖蠊科昆虫地鳖或冀地鳖雌虫的全体。

【药性】咸，寒。有小毒。归肝经。

【功效】化瘀通络，破血逐瘀，续筋接骨。

【应用】用于跌打损伤，筋伤骨折，血瘀经闭，产后瘀阻腹痛，癥瘕痞块。

1. 本品活血疗伤，续筋接骨，为伤科常用药，治骨折筋伤，瘀血肿痛，可单用，临床则常与自然铜、骨碎补、乳香等同用，以加强其祛瘀通络，接骨止痛之效，如《杂病源流犀烛》接骨紫金丹；骨折伤筋后期，筋骨软弱，可与续断、杜仲等强壮筋骨药物同用，能促进骨折愈合且有强壮筋骨之效，如《伤科大成》壮筋续骨丸。基于此，取其搜剔通络的功效，经过配伍，可用于久痹顽痹。

2. 治妇女瘀血经闭及产后瘀滞腹痛，常与大黄、桃仁等同用，如下瘀血汤；若内有瘀血，腹满经闭，肌肤甲错者，可与大黄、水蛭、虻虫等配伍，如《金匮要略》大黄䗪虫丸。

3. 适用于癥瘕积聚，跌仆损伤，风湿筋骨痛等症，尤其对脉管炎、肿瘤以及跌打肿痛、关节畸形等许多疾病有较好疗效。治癥瘕痞块，常配伍柴胡、桃仁、鳖甲等同用，以化积消癥除痞，如《金匮要略》鳖甲煎丸。叶天士早就注意到虫类药物的活血作用，认为虫类迅速飞达，其药攻窜，其有使"血无凝者，气可流通"之功用。

4. 用于妇女瘀血经闭或产后腹痛。

【用法用量】煎服，3~10g。研末服，1~1.5g，黄酒送服。外用适量。

【古籍论述】

1.《本草经疏》："咸寒能入血软坚，故主心腹血积，癥瘕血闭诸症。"

2.《长沙药解》："䗪虫善化瘀血，最补损伤，《金匮》鳖甲煎丸用之治病疟日久，结为癥瘕；大黄䗪虫丸用之治虚劳腹满，内有干血；下瘀血汤用之治产后腹痛，内有瘀血；土瓜根散用之治经水不利，少腹满痛，以其消癥而破瘀也。"

【主要成分】本品主要含氨基酸，其他尚有多种微量元素、甾醇和直链脂肪族化合物。

【药理作用】土鳖虫可使血细胞比容、全血高切黏度、全血低切黏度、红细胞聚集指数、红细胞刚性指数均降低，使红细胞沉降率、血沉常数明显升高。此外还有降脂、耐缺氧、镇痛、抗心肌缺血等作用。

【现代临床】临床常用于治疗骨折、急性腰扭伤、坐骨神经痛、冠心病、高血压、肿瘤等。

六、虻虫

为虻科昆虫复带虻的雌虫体。

【药性】苦，微寒。有小毒。归肝经。

【功效】化瘀通络，破血逐瘀，散积消癥。

【应用】治跌打损伤，瘀滞肿痛，癥瘕，积聚，少腹蓄血，血滞经闭。

1. 跌打损伤，瘀滞肿痛。本品有散瘀疗伤，消肿止痛之功，治疗跌打损伤，瘀滞肿痛，《备急千金要方》以本品配牡丹皮为末酒送服，亦可配乳香、没药等。

2. 血瘀经闭，癥瘕积聚。本品苦泄性烈，独入肝经血分，能破血逐瘀，通利血脉。治血瘀经闭、产后恶露不下，脐腹作痛，可配熟地黄、水蛭、桃仁，如《妇人大全良方》地黄通经丸；治干血成劳，血瘀经闭，瘀结成块，配伍水蛭、䗪虫、大黄等，如《金匮要略》大黄䗪虫丸。

【用法用量】煎服，1~1.5g。研末服，0.3g。

【古籍论述】

1.《本草纲目》："成无己云，苦走血，血结不行者，以苦攻之，故治蓄血用虻虫，乃肝经血分药也。古方多用，今人稀使。"

2.《本草经疏》："蜚虻……味应有咸，咸能走血。故主积聚癥瘕一切血结为病，如《经》所言也。苦寒又能泄三焦火邪迫血上壅，闭塞咽喉，故主喉痹结塞也。今人以其有毒多不用，然仲景抵当汤、丸中咸入之，以其散脏腑宿血结积有效也。"

3.《本经逢原》："虻虫，《本经》治癥瘕寒热，是因癥瘕而发寒热，与蛴螬治腹胀寒热不殊。仲景抵当汤、丸，水蛭、虻虫虽当并用，二物之纯险悬殊。其治经闭，用四物加蜚虻作丸服，以破瘀而不伤血也。苦走血，血结不行者，以苦攻之，其性虽缓，亦能堕胎。"

4.《药征续编》："按用虻虫之方，曰破积血，曰下血，曰畜血，曰有久瘀血，曰有瘀血，曰妇人经水不利下。曰为有血，曰当下血，曰瘀热在里，曰如狂，曰喜忘，是皆为血证谛也。然不谓一身瘀血也，但少腹有瘀血者，此物能下之，故少腹鞕满，或曰少腹满，不问有瘀血否，是所以为其证也。"

【主要成分】本品主要含蛋白质、氨基酸、胆固醇及钙、镁、磷、铁、钴、铜、锰、锶、锌、铝等 24 种无机元素。

【药理作用】本品有抗凝、抗炎、镇痛、溶血、抑制回肠运动等作用。

【现代临床】临床常用于治疗风湿病、心系病症如冠心病、心绞痛、心肌梗死等。

第三节　散结通络药

散结通络常用于邪气稽留络脉，瘀血与痰浊凝聚成形息而成积的病变，如癥积痞块、乳房结块、瘰疬等病证。常用散结通络药有穿山甲、莪术等。

一、穿山甲

为鲮鲤科动物鲮鲤的鳞甲。

【药性】咸，微寒。归肝、胃经。

【功效】散结通络，活血搜风，通经下乳，消肿排脓。

【应用】主治风湿痹痛，麻木拘挛，癥积痞块，血瘀经闭，中风瘫痪，乳汁不通，痈肿疮毒等。

1. 治风湿痹痛，关节不利，麻木拘挛等症，可与当归、独活、蜈蚣、白花蛇等同用，亦可加入五积散中服用。用于癥瘕痞块、瘰疬积聚等症。穿山甲能通经络而达病所，以行血散结。偏于瘀滞，常配莪术、三棱、丹参、鳖甲等同用；若属气滞痰凝，则应配伍行气、软坚药同用，常用来治疗风湿病伴有皮下结节。

2. 用治血瘀经闭，少腹坠痛，可与当归、桃仁、红花、赤芍等活血通经药同用，如《经验方》化瘀汤；用治癥瘕痞块，硬痛拒按，则当配伍鳖甲、大黄、赤芍、干漆等破瘀消癥之品同用，如《妇科大全》穿山甲散。

3. 治妇女产后乳汁不下，单用研末，以酒冲服，谓之涌泉散；临床常与王不留行相须为用。

4. 治疮痈初起未成脓者，常配伍清热解毒、消肿散结的金银花、白芷、天花粉、赤芍等同用，如仙方活命饮；若疮疡脓成不溃，可配伍托毒排脓的黄芪、皂角刺、当归等同用，如透脓散；若用治痰气互结的瘰痈痰核，则须配伍玄参、浙贝母、夏枯草等同用。

【用法用量】煎服，3~10g。研末吞服，每次1~1.5g。

【古籍论述】

1.《本草纲目》："此物能窜经络达于病所。"

2.《医学衷中参西录》："其走窜之性，无微不至，故能宣通脏腑，贯彻经络，透达关窍，凡血凝血聚为病，皆能开之。"

【主要成分】主要含硬脂酸、胆甾醇、二十三酰丁胺、脂肪族酰胺、L-丝-L酪环二肽和D-丝-L酪环二肽等。

【药理作用】本品有降低血液黏度、抗炎、提高常压缺氧的耐受能力、增强心肌收缩功能、抗肿瘤等作用。

【现代临床】临床常用于治疗脂膜炎、结节性红斑后期、皮肤血管炎、类风湿关节炎、前列腺增生、乳腺疾病、肿瘤等。

二、莪术

为姜科植物蓬莪术、广西莪术或温郁金的根茎。

【药性】辛、苦，温。归肝、脾经。

【功效】散结通络，破血行气，消积止痛。

【应用】主治气血凝滞，瘀肿疼痛，癥瘕积聚，食积不化，妇女血瘀经闭，跌打损伤作痛。

1. 治瘀阻日久而成之癥瘕痞块，常与削坚消癥之品同用，如《寿世保元》莪术散，即以本品配三棱、当归、香附等，治经闭腹痛，腹中有块；治胁下痞块，或久疟成母，可与丹参、三棱、鳖甲、柴胡等同用。

2. 治妇女血瘀经闭、痛经，常配当归、红花、牡丹皮等同用；治胸痹心痛，可配川芎、丹参等同用。若体虚而瘀血久留不去者，可配黄芪、党参等药以消补兼施；治一切冷气，抢心切痛，发即欲死，久患心腹痛时发者，《卫生家宝方》以此二两（醋煮），木香一两（煨），为末，每服半钱，淡醋汤调下；《杨氏护命方》则单用本品研末，每服一钱，空心葱酒送下，以治小肠脏气（疝气）非时痛不可忍。

3. 治脾失健运，宿食不化而致脘腹疼痛，可与三棱、木香、枳实等同用。

4. 治跌打损伤的瘀血肿痛，常与其他祛瘀疗伤之品同用，如《救伤秘旨》十三味总方，以此配三棱、当归、苏木、骨碎补等，用酒煎服。

【用法用量】煎服，3~15g。醋制后可增强祛瘀止痛作用。外用适量。

【古籍论述】

1.《日华子本草》："治一切血气，开胃消食，通月经，消瘀血，止仆损痛，下血及内损恶血等。"

2.《本草经疏》："蓬莪术行气破血散结，是其功能之所长，若夫妇人小儿，气血两虚，脾胃素弱而无积滞者，用之反能损真气，使食愈不消而脾胃益弱，即有血气凝结、饮食积滞，亦当与健脾开胃，补益元气药同用，乃无损耳。"

【主要成分】主要含挥发油类成分。

【药理作用】本品具有抗肿瘤、抗早孕、抗菌、升高白细胞、保肝、抑制血小板聚集和抗血栓、抗炎作用，并对心血管、平滑肌有一定作用。

【现代临床】临床常用于治疗狼疮性肾炎、慢性肾病、溃疡性结肠炎、克罗恩病、蛋白尿、慢性肾衰竭、冠心病、腹腔炎性肿块、宫颈癌、消化系统肿瘤，如肝癌、胰腺癌、肠癌、腹腔恶性淋巴瘤等。

第四节　祛痰通络药

祛痰通络常用于以痰湿为主的络脉瘀阻，痰湿阻络因痰的性质及所处部位而临床表现各异，故祛痰药以其功能特点又分为祛风痰通络药如白附子，祛湿痰通络药如白芥子，祛热痰通络药如鲜竹沥、丝瓜络。

一、白附子

为天南星科植物独角莲的干燥块茎。

【药性】辛、甘，温。有小毒。归胃、肝经。

【功效】祛痰通络，止痉止痛，息风定惊，解毒散结。

【应用】用于中风痰壅，口眼㖞斜，语言謇涩，惊风癫痫，破伤风，痰厥头痛，偏正头痛，瘰疬痰核，毒蛇咬伤。

1. 治中风痰壅，口眼㖞斜，半身不遂，常与天南星、半夏、川乌同用，如《太平惠民和剂局方》青州白丸子；若风痰阻滞经络，口眼㖞斜，多与全蝎、僵蚕配伍，如《杨氏家藏方》牵正散；若破伤风，口撮唇紧，身体强直，可与天麻、防风、天南星等配伍，如《外科正宗》玉真散。

2. 治风痰上犯，眩晕头痛，常与天南星、天麻、僵蚕等同用，如《丹溪心法附余》白附子丸；若风寒客于头中，偏正头痛，牵引两目，多与麻黄、川乌、全蝎等配伍，如《普济本事方》白附子散。

3. 治痈疽肿毒，或跌打损伤，可与生天南星、生川乌、生草乌相配，如《中国药物大全》四虎散，用于毒蛇咬伤，《江西民间草药》将本品与雄黄共研细末，用水或烧酒调涂伤处；《中草药学》将本品与生南星共研细粉，水酒调涂伤处。

【用法用量】煎服，3~5g；研末服0.5~1g，宜炮制后用。外用适量。

【古籍论述】《四川中药志》："镇痉止痛，祛风痰，治面部病，中风失音，心痛血痹，偏正头痛，喉痹肿痛，破伤风。"

【主要成分】本品含肌醇、皂苷、β-谷甾醇及其葡萄糖苷等。

【药理作用】动物试验证明本品有镇静作用，炮制后此作用增强。本品还具有调节免疫、抗肿瘤、抗结核杆菌、抗凝血等作用。

【现代临床】临床常用于治疗风湿病、结核病、癫痫、痛症、面神经麻痹等。

二、白芥子

为十字花科植物白芥的种子。

【药性】辛，温。归肺、胃经。

【功效】祛痰通络，利气，散结消肿。

【应用】治疗风湿顽痹，关节肿痛，肢体麻木，寒痰喘咳，悬饮，痰核流注等。

1. 治风湿顽痹，关节肿痛，肢体麻木。可配马钱子、没药等，如《校注妇人大全良方》白芥子散。

2. 治寒痰咳喘，痰多清稀，胸膈胀满，食少难消者，常与苏子、莱菔子同用，如《韩氏医通》三子养亲汤；若肺寒较甚，咳嗽痰喘，畏寒肢冷，常与干姜、肉桂、苍术等配伍，如《中国药物大全》痰饮丸；若痰饮停滞胸胁，喘咳胸满胁痛，则与甘遂、大戟配伍，以祛痰逐饮、利气止痛，如《三因极一病证方论》控涎丹。

3. 治痰湿阻滞经络，肩臂肢节麻痹疼痛者，可与木鳖子、没药、桂心等同用，如《妇人良方》阳和汤。

【用法用量】煎服，3～6g。外用适量，研末调敷，或作发泡用。

【古籍论述】

1.《本草求真》："辛能入肺，温能散表，痰在胁下皮里膜外，得此辛温以为搜剔，则内外宣通，而无阻隔窠囊留滞之患矣。"

2.《日华子本草》："治风毒肿及麻痹，醋研敷之。仆损瘀血，腰痛肾冷和生姜研，微暖，涂贴。心痛，酒醋服之。"

3.《药鉴》："味大辛，气温。善开滞消痰，疗咳嗽喘急，反胃呕吐，风毒流注，四肢疼痛，尤能祛辟冷气，解肌发汗，消痰癖疟痞，除胀满极速。因其味厚气轻，故开导虽速而不甚耗气。既能除胁肋皮膜之痰，则他近处者不言可知。善调五脏，亦熨散恶气，若肿毒乳癖痰核初起，研末用醋或水调敷甚效。"

4.《本草备要》："宣，利气豁痰。辛温入肺。通行经络，温中开胃，发汗散寒，利气豁痰，消肿止痛。痰行则肿消，气行则痛止。为末醋调敷，消痈肿。治咳嗽反胃，痹木脚气，筋骨诸病，痰阻气滞。久嗽肺虚人禁用。丹溪曰：痰在胁下及皮里膜外，非此不能达行。古方控涎丹用之，正此义。韩懋三子养辛汤，白芥子主痰，下气宽中；紫苏子主气，定喘止嗽；莱菔子主食，开痞降气，各微炒研，看病所主为君，治老人痰嗽喘满懒食。煎汤不可过熟，熟则力减。"

5.《得配本草》："辛，温。入手太阴经气分。通经络，散水饮，除疟癖，治喘嗽。痰在胁下皮里膜外，非此不达。炒研，蒸饼丸，治腹中冷气；生研，水调贴足心，引毒归下，令痘疹不入目。肺气虚、胃中热者，禁用。"

【主要成分】主要含芥子油苷、白芥子苷，还含脂肪油、芥子碱、芥子酶及数种氨基酸。

【药理作用】本品主要有抗菌作用，并有刺激作用。白芥子苷，本身无刺激作用，遇水后经芥子酶的作用生成挥发性油（白芥子油）。芥子油的主要成分异硫氰酸烯丙酯具刺鼻辛辣味及刺激作用，能使皮肤发红、温暖，甚至引起水疱。

【现代临床】临床常用于治疗风湿病、乳腺增生、血肿、心肌缺血等，调制相应制剂外敷可治疗临床多种疾病。

三、鲜竹沥

本品为新鲜的淡竹和青杆竹等竹杆经火烤灼而流出的淡黄色澄清液汁。

【药性】甘，寒。归心、肺、肝经。

【功效】化痰通络，清热镇惊利窍。

【应用】治中风痰迷，肺热痰壅，惊风癫狂，痰热咳嗽，壮热烦渴，子烦，破伤风。

1. 治肺热咳嗽痰多，气喘胸闷，可单用本品内服，如《中国药物大全》鲜竹沥口服液；若痰热咳喘，痰稠难咯，顽痰胶结，常与半夏、陈皮、黄芩等同用，如《赤水玄珠》竹沥达痰丸；若痰火上壅胸膈，发为哮喘，多与天竺黄、桑白皮、杏仁等配伍，如《通俗伤寒论》竹沥涤痰汤。

2. 治痰热阻闭清窍，中风，昏不知人，《备急千金要方》单用本品灌服；若中风不语，半身瘫痪，可与天南星、半夏、枳实等同用，如《万病回春》竹沥化痰丸；若痰热蕴结，而致癫狂惊痫，则与青礞石、大黄、沉香等配伍，如《赤水玄珠》竹沥达痰丸。

【用法用量】内服，30~50g，冲服。

【古籍论述】

1.《本草衍义》："竹沥行痰，通达上下百骸毛窍诸处，如痰在巅顶可降，痰在胸膈可开，痰在四肢可散，痰在脏腑经络可利，痰在皮里膜外可行。"

2.《本经逢原》："竹沥善透经络，能治筋脉拘挛，痰在皮里膜外，筋络四肢，非竹沥不能化之。"

【主要成分】本品主要含有十余种氨基酸、酚性成分、有机酸成分、无机元素等。

【药理作用】竹沥可显著促进小鼠气管酚红排泌，抑制氨水引起的小鼠咳嗽和增强小鼠气道分泌而有祛痰止咳的作用，并能促进小鼠小肠推进作用。

【现代临床】临床常用于治疗肺系咳喘、病毒性脑膜炎、慢性咽炎等。

四、丝瓜络

为葫芦科一年生攀援草本植物丝瓜的成熟果实的干燥维管束。

【药性】甘，平。归肺、胃、肝经。

【功效】清热化痰，通经活络，活血祛风。

【应用】主治胸胁胀痛，风湿痹痛，筋脉拘挛，女子经闭，乳汁不通，痰热咳嗽，跌打损伤，胸痹等。

1. 治风湿痹痛，筋脉拘挛，肢体麻痹，尤以关节局部红肿热痛，小便不利，偏属热痹者为宜，常配桑枝、防己、威灵仙、薏苡仁等祛风湿止痛药。

2. 治跌打肿痛，配伍桃仁、红花、乳香、没药等活血祛瘀之品。

3. 治胸胁疼痛配柴胡、枳壳、桔梗、瓜蒌皮等宽胸理气之品。

4. 治妇人产后气血壅滞，乳汁不能，乳痈肿痛，与穿山甲、王不留行等同用。

【用法用量】煎服，4.5~9g。外用，适量。

【古籍论述】

1.《本草便读》："丝瓜络，入经络，解邪热。热除则风去，络中津液不致结合而为痰，变成肿毒诸症，故云解毒耳。"

2.《本草纲目》："能通入脉络脏腑，而祛风解毒，消肿化痰，祛痛杀虫及诸血病也。"

3.《本草再新》："通经络，和血脉，化痰顺气。"

【主要成分】本品主要含三萜皂苷、人参皂苷及黄酮类。

【药理作用】本品有止咳、抗敏、抗病毒、免疫调节等作用。

【现代临床】临床常用于治疗风湿病等各种痛症、急性乳腺炎、甲状腺腺瘤、哮喘、支气管哮喘、冠心病心绞痛等。

第五节　祛风通络药

祛风通络是指运用辛散祛风或息风止痉的入络药物治疗风邪袭络所致抽搐、痉挛、动摇、震颤等病证。风病范围很广，病情变化比较复杂，概言之可分为外风和内风两大类。外风是指风邪侵入人体，留于肌表、经络、筋肉、骨节所致。由于寒、湿、燥、热诸邪与风邪结合为患，故又有风热、风湿、风寒等区别。外风主要表现为头痛、恶风、肌肤瘙痒、肢体麻木、筋骨挛痛、关节屈伸不利，或口眼㖞斜，甚则角弓反张等症。内风大多是指内脏病变所致的风病，其病机有肝风上扰、热盛动风，病机本质则为脑之气络为热毒熏蒸所致，阴虚风动及血虚生风则为脑之气络失于荣养，导致脑之气络功能失常故有眩晕、震颤、四肢抽搐、足废不用、语言謇涩，或卒然昏仆、不省人事、口眼㖞斜、半身不遂等症。在治疗上，外风宜散，内风宜息，风之顽疾宜搜风之治，故祛风通络药按其功能及适应证可分为息风通络如僵蚕，搜风通络如全蝎、蜈蚣、乌梢蛇、白花蛇，散风通络如雷公藤、忍冬藤、青风藤、海风藤、络石藤、天仙藤等。

一、僵蚕

为蚕蛾科昆虫家蚕4~5龄的幼虫感染（或人工接种）白僵菌而致死的干燥体。

【药性】咸、辛，平。归肝、肺、胃经。

【功效】息风通络，化痰散结，祛风定惊。

【应用】主治肝风夹痰，惊痫抽搐，头目眩晕，中风偏瘫，咽喉肿痛，瘰疬结核，小儿急惊，破伤风，风热头痛，目赤咽痛，风疹瘙痒，发颐痄腮。

1. 治高热抽搐者，可与蝉衣、钩藤、菊花等同用。治急惊风，痰喘发痉者，以本品同全蝎、天麻、朱砂、牛黄、胆星、冰片等配伍，如《寿世保元》千金散。用治小儿惊风，本品配蝎梢、天雄尖、附子尖，共为细末，生姜温水调，灌服之。若用治小儿脾虚久泻，慢惊搐搦者，又当与党参、白术、天麻、全蝎等配伍，以健脾固本，息风定惊，如《古今医统》醒脾散。

2. 治风中经络，口眼㖞斜常与全蝎、白附子等同用，如《杨氏家藏方》牵正散。

3. 治痰核、瘰疬、疔疮肿毒等症，如《外台秘要》单用为末，以治瘰疬，但单用力薄，常与浙贝母、夏枯草、连翘等化痰散结药同用。也可用治乳腺炎、流行性腮腺炎、疔疮痈肿等症，可与金银花、连翘、板蓝根、黄芩等清热解毒药同用。

4. 治疗风湿痹痛，可配伍祛风祛湿止痛的方剂以息风通络、祛风止痛。

【用法用量】煎服，5~9g。研末吞服，每次1~1.5g。

【古籍论述】《本草求真》："僵蚕，祛风散寒，燥湿化痰，温行血脉之品。"

【主要成分】白僵蚕主要含蛋白质、脂肪。

【药理作用】本品有抗凝、抗血栓、促纤溶、抗痉厥、抗癌、降糖、降脂等作用。

【现代临床】临床常用于治疗癫痫、破伤风、高热痉厥、关节炎、咽部肿痛、糖尿病、高脂血症、糖尿病、脑血管意外及面瘫等疾病。

二、全蝎

为钳蝎科动物东亚钳蝎的干燥体。

【药性】辛，平。有毒。归肝经。

【功效】搜风通络止痛，解毒散结，息风镇痉。

【应用】主治风湿顽痹，痉挛抽搐，口眼㖞斜，疮疽肿毒，瘰疬痰核，顽固性头痛。

1. 治风寒湿痹久治不愈，筋脉拘挛，甚则关节变形之顽痹，可用全蝎配麝香少许，共为细末，温酒送服，对减轻疼痛有效，如《仁斋直指方论》全蝎末方。临床也常与川乌、白花蛇、没药等祛风、活血、舒筋活络之品同用。

2. 治各种原因之惊风、痉挛抽搐，常与蜈蚣同用，研细末服，即《经验方》止痉散。如用治小儿急惊风、高热、神昏抽搐，常与羚羊角、钩藤、天麻等清热息风药配伍；用治小儿慢惊风抽搐，常与党参、白术、天麻等益气健脾药同用；用治风中经络、口眼㖞斜，可与白僵蚕、白附子等同用，如《杨氏家藏方》牵正散。

3. 治偏正头痛，单味研末吞服即有效，配合天麻、蜈蚣、川芎、僵蚕等同用，则其效更佳。

【用法用量】煎服，3~6g。研末吞服，每次0.6~1g。外用适量。

【古籍论述】

1.《本草正义》："其能治风者，盖亦以善于走窜之故，则风淫可祛，而湿痹可利。若内动之风，宜静不宜动，似非此大毒之虫所可妄试。然古人恒用以治大人风涎、小儿惊痫者，良以内风暴动，及幼科风痫，皆夹痰浊上升，必降气开痰，始可暂平其焰。"

2.《医学衷中参西录》："善入肝经，搜风发汗，治痉痫抽搐，中风口眼㖞斜，或周身麻痹，其性虽毒然又专善解毒，消除一切疮疡，为蜈蚣之伍药，其力相得益彰。"

【主要成分】全蝎中含蝎毒，蝎毒中大部分是具有药理学活性的蛋白质，可分为蝎毒素及酶两部分。

【药理作用】本品有抗惊厥、抗癫痫、镇痛、抗肿瘤、抑制血小板聚集等作用。

【现代临床】临床常用于治疗癫痫、面瘫、风湿性疾病及各种痛症、癌痛、神经根痛、脑血栓、小儿麻痹症等。

三、蜈蚣

为蜈蚣科动物少棘巨蜈蚣的干燥体。

【药性】辛，温。有毒。归肝经。

【功效】搜风解痉，攻毒散结，通络止痛。

【应用】主治痉挛抽搐，风湿顽痹，中风偏瘫，手足麻木，疮痒肿毒，瘰疬结核，偏正头痛等。

1. 治风湿痹痛，游走不定，痛势剧烈，常和全蝎配伍防风、独活、威灵仙等祛风、除湿、通络药物同用。

2. 治各种原因引起的痉挛抽搐，如《经验方》止痉散；若治小儿急惊，以本品配丹砂、轻粉等分研末，乳汁下，如《太平圣惠方》万金散；若治破伤风，角弓反张，即以本品为主药，配伍南星、防风等同用，如《医宗金鉴》蜈蚣星风散。经适当配伍，本品亦可用于癫痫，风中经络，口眼喎斜等证。

3. 治顽固性头痛或偏正头痛，多与天麻、川芎、白僵蚕等同用；若与全蝎相配组成止痉散，对顽固性头痛有良好的止痛作用。

【用法用量】煎服，3~5g。研末冲服，每次 0.6~1g。外用适量。

【古籍论述】

1.《本草求真》："蜈蚣本属毒物……性善走窜，故瘟疫鬼怪得此则疗。又其味辛，辛则能以散风，故小儿惊痫风搐、脐风噤口，得此入肝则治。又其性温，温则能以疗结，故凡瘀血堕胎，心腹寒热结聚，得此则祛。"

2.《医学衷中参西录》："蜈蚣，走窜之力最速，内而脏腑，外而经络，凡气血凝聚之处皆能开之……性尤善搜风，内治肝风萌动、癫痫眩晕、抽掣瘛疭、小儿脐风；外治经络中风、口眼喎斜、手足麻木。"

【主要成分】蜈蚣水溶部分和醇溶部分含有多种氨基酸、小分子肽、甾醇等活性物质。

【药理作用】本品能显著增强机体吞噬细胞的吞噬活性，对喉癌 Hep-2 细胞生长有抑制作用，并具有抗心肌缺血的作用。

【现代临床】临床常用于治疗癫痫、面瘫、中风偏瘫、顽固性头痛、破伤风、肺结核、各种肿毒等。

四、乌梢蛇

为游蛇科动物乌梢蛇的干燥体。

【药性】甘，平。归肝经。

【功效】搜风通络，祛风除湿止痉。

【应用】主治风湿顽痹，中风半身不遂，麻木拘挛，痉挛抽搐，小儿惊风，破伤风，麻风，疥癣。

1. 治风湿顽痹，麻木拘挛，手足缓弱，不能伸举，可配天南星、全蝎、白附子、羌活、白僵蚕、麻黄、防风、桂心等研粉制成丸药，方如《太平圣惠方》乌蛇丸。

2. 治破伤风，颈项紧硬，身体强直，可与白花蛇、蜈蚣为散，热酒调服，方如《圣济总录》定命散。

3. 治紫白癜风，可与熟地、天麻、牛膝、白蒺藜等养血祛风药同用，如《太平圣惠方》治紫白癜酒。

【用法用量】煎服，9~12g。研末，每次2~3g，或入丸剂、酒浸服。外用，适量。

【古籍论述】

1.《本经逢原》："蛇，治诸风顽痹，皮肤不仁，风瘙瘾疹，疥癣热毒。"

2.《开宝本草》："主诸风瘙瘾疹，皮肤不仁，顽痹诸风。"

【主要成分】乌梢蛇中主要含果糖1，6-二磷酸酯酶、蛇肌醛缩酶、骨胶原、蛋白质、脂肪。

【药理作用】本品水煎液和醇提取液有抗炎、镇静、镇痛作用。其血清有对抗五步蛇毒作用。

【现代临床】临床常用于治疗关节肌肉疼痛、多形性红斑、破伤风、荨麻疹等皮肤病。

五、雷公藤

为卫矛科植物雷公藤的根或根的木质部。

【药性】苦、辛，寒。有大毒。归肝、肾经。

【功效】祛风通络，活血，消肿止痛，杀虫解毒。

【应用】主治风湿顽痹，中风半身不遂，麻木拘挛，痉挛抽搐，湿疹，疔疮肿毒，麻风，疥癣。

1. 治风湿顽痹，尤宜于关节红肿热痛、肿胀难消、晨僵、功能受限，甚至关节变形者，可单用内服或外敷，亦常与威灵仙、独活、秦艽、防己、黄柏等祛风湿清热药合用，入煎剂。

2. 治顽癣、皮炎、皮疹皮肤病，可单用煎服，或配伍防风、荆芥、白蒺藜、地肤子等祛风止痒药；治疗疮肿毒常与蟾酥配伍应用。

【用法用量】煎服，10~25g（慎用，带皮根者减量），文火煎1~2小时。研粉，每日1.5~4.5g。外用，适量。

【主要成分】雷公藤含雷公藤定碱、雷公藤精碱、雷公藤春碱等生物碱；雷公藤甲素、雷公藤乙素、雷公藤酮、山海棠素、卫矛醇等成分。

【药理作用】本品有抗炎、镇痛、抗肿瘤、抗生育作用；有降低血液黏滞性、抗凝、纠正纤溶障碍、改善微循环及降低外周血阻力的作用；对多种肾炎模型有预防和保护作用，有促进肾上腺合成皮质激素样作用；对免疫系统主要表现为抑制作用；并可抗菌。

【现代临床】临床常用于治疗各种风湿病，尤其类风湿关节炎、系统性红斑狼疮、白塞病及强直性脊柱炎等自身免疫性疾病，为治疗上述疾病的强力抗风湿药物。并广泛用于肾脏病及呼吸系统疾病。

六、忍冬藤

为忍冬科植物忍冬的茎叶。

【药性】甘，寒。归肺、胃经。

【功效】祛风通络，清热，止痛。

【应用】主治风湿热痹，筋骨疼痛，温病发热。

1. 治风热或热毒痹阻导致的关节肿痛，筋骨疼痛。常配伍青风藤、络石藤、雷公藤、忍冬藤、红藤等。

2. 治四时外感，发热口渴，或兼肢体疼痛者，忍冬藤煎汤代茶频饮。

3. 治热毒血痢，忍冬藤浓煎饮；治一切痈疽，如《外科精要》忍冬酒；治诸般肿痛，金刃伤疮，金银花四两，吸铁石三钱，香油一斤，熬枯去滓，入黄丹八两，如《乾坤生意秘韫》忍冬膏。

【用法用量】煎服，9~30g。

【古籍论述】《医学真传》："银花之藤，乃宣通经脉之药也。"

【主要成分】叶含忍冬苷、木樨草素等黄酮类，茎含鞣质、生物碱。

【药理作用】实验证实忍冬藤有抗炎、抗病毒、抗肿瘤以及免疫调节作用。

【现代临床】临床常用于治疗各种风湿病、类风湿关节炎、急性痛风性关节炎，为治疗上述疾病的常用药物。

七、青风藤

为防己科落叶木质藤本植物青藤及毛青藤的干燥藤茎。

【药性】苦、辛，平。归肝、脾经。

【功效】祛风通络止痛，利小便。

【应用】主治风湿痹痛之关节肿大，肢体疼痛，麻木，水肿，脚气等。

1. 治风湿痹痛或风湿麻木，单用即效；治关节红肿热痛之热痹，用青风藤15g、汉防己9g配伍水煎服，名为清防饮；或用本品配伍其他祛风湿药浸酒或水煎服，或用青风藤碱注射液肌内注射。

2. 治一切诸风，如《濒湖集简方》青藤膏，以青藤入釜内，微火熬成膏，用时量人虚实，以酒服一茶匙毕。

【用法用量】煎服，6~12g。外用，适量。

【古籍论述】

1.《本草汇言》："清（青）风藤，散风寒湿痹之药也，能舒筋活血，正骨利髓，故风病软弱无力，并劲强偏废之证，久服常服，大建奇功。"

2.《本草便读》:"凡藤蔓之属,皆可通经入络,此物善治风疾,故一切历节麻痹皆治之,浸酒尤妙。以风气通于肝,故入肝,风胜湿,湿气又通于脾也。"

【主要成分】青风藤的茎和根含青藤碱、双青藤碱、木兰花碱、β-谷幽醇、豆甾醇。

【药理作用】本品有镇痛、抗炎、降压、抗心律失常、抑制免疫等作用。

【现代临床】临床常用于治疗各种风湿病,其中类风湿关节炎较多,为治疗上述疾病的常用药物。

八、海风藤

为胡椒科植物风藤的干燥藤茎。

【药性】辛、苦,微温。归肝经。

【功效】祛风除湿,通络止痛。

【应用】主治风湿痹痛,筋脉拘挛,跌打损伤。

1. 治风湿痹痛,关节不利,筋脉拘挛及跌打损伤疼痛,常与羌活、桂枝、秦艽、当归、川芎、桑枝等配伍,如《医学心悟》蠲痹汤和松枝酒二方。

2. 治跌打损伤,可与参三七、地鳖虫、红花等配伍,可煎服也可泡药酒服用。

【用法用量】煎服,6~12g。外用,适量。

【古籍论述】《本草再新》:"行经络,和血脉,宽中理气,下湿除风。"

【主要成分】茎叶含细叶青蒌藤素、细叶青蒌藤烯酮、细叶青蒌藤醌醇、β-谷甾醇等。

【药理作用】本品可抑制血小板聚集、抗淀粉样蛋白、脑保护、抑制脑缺血后 PAF 的过量生成,纠正 AA 代谢紊乱等。

【现代临床】临床常用于治疗风湿性关节炎、糖尿病周围神经病变、心绞痛、脑血栓等。

九、络石藤

为夹竹桃科植物络石的干燥带叶茎枝。

【药性】苦,微寒。归心、肝、肾经。

【功效】祛风通络,凉血消肿。

【应用】主治风湿痹痛,筋脉拘挛,跌打损伤,痈肿,喉痹。

1. 治风湿热痹,特别是伴有四肢拘挛、屈伸不便,常配千年健、桂枝、忍冬藤、秦艽、地龙、桑寄生、独活等以清热通络止痛；也有单用本品浸酒服，或与五加皮、牛膝等同浸药酒，如验方络石藤酒。

2. 治喉痹、痈肿，《近效方》单用本品水煎，慢慢含咽，治疗咽喉肿塞，热毒盛者需配山栀、射干等同煎服；治疮疡肿毒，本品配伍皂角刺、瓜蒌、甘草、乳香、没药，方如《外科精要》止痛灵宝散。

【用法用量】煎服，6~12g。外用，适量。

【古籍论述】

1.《本草纲目》："络石，气味平和，其功主筋骨关节风热痈肿，变白耐老，即医家鲜知用者，岂以其近贱而忽之耶。"

2.《要药分剂》："络石之功，专于舒筋活络。凡病人筋脉拘挛，不易伸屈者，服之无不获效，不可忽之也。"

【主要成分】本品主要含木脂素、甾体糖苷、三萜及其乙酸酯、糖、黄酮及糖苷和吲哚物碱等，木脂素类含牛蒡子苷、络石藤苷等。

【药理作用】能抑制金黄色葡萄球菌，具有抗菌作用；牛蒡子苷可刺激冷血和温血动物中枢神经系统，使呼吸加快，血管扩张，血压下降。

【现代临床】临床常用于治疗风湿性关节炎、痛风性关节炎、扁桃体炎、咽炎等。

十、天仙藤

为马兜铃科植物马兜铃或北马兜铃的干燥地上部分。

【药性】苦，温。归肝、脾经。

【功效】祛风通络，理气祛湿，活血止痛。

【应用】主治风湿痹痛，胃痛，产后腹痛，疝气痛，妊娠水肿，癥瘕积聚。

1. 治风湿痹痛，可与祛风湿药物同用以行气活血通络；若痰注臂痛，可配羌活、白芷、姜黄、半夏等同用，如《仁斋直指方》天仙散。

2. 治疗肝胃不和之胃脘痛，可与理气止痛药物同用；治疗疝气痛，可与酒共煮服用，或与疏肝理气药同用。

3. 治疗妊娠水肿，可与香附、陈皮、乌药等同用，如《妇人大全良方》天仙藤散。

4. 治产后腹痛不止及一切血气腹痛，天仙藤五两，炒焦，为细末，每服二钱。腹痛，炒生姜、小便和酒调下，如《普济方》天仙藤散。

【用法用量】煎服，6~12g。外用，适量。

【古籍论述】《本草汇言》："天仙藤，流气活血，治一切诸痛之药也……盖谓其善流行血气故也。"

【主要成分】本品含马兜铃酸 C、马兜铃内酰胺、香草酸等。又含挥发油。含木兰碱、轮环藤酚碱、马兜铃酸。

【药理作用】本品的丙酮提取物对小鼠腹水癌有抑制作用。本品对豚鼠离体气管有抗组胺致痉的作用。

【现代临床】临床常用于治疗水肿等。

第六节　荣养络脉药

荣养络脉药主要以补益药为主，滋荣温养络中气血阴阳不足，主要用于络虚不荣证。络虚包括络中气血阴阳的不足，气虚主要指络气亏虚，主要表现为机体活动功能的减退如气短乏力、身疲懒言，气虚导致阳虚则畏寒肢冷；血虚主要指络血亏虚失其渗灌濡养之功，常见面色㿠白、爪甲无华、眩晕健忘，血虚常兼阴虚而见五心烦热、盗汗口干诸症。络脉为气血通路，荣养络脉之补益药以不壅塞气机为原则，故荣养络脉药常与前述通络药物并用，即叶天士所谓："络虚通补"，临床可根据患者病症随证加减，灵活运用。

参 考 文 献

[1] 袁国强，魏聪，吴以岭.脉络学说历史发展探析 [J].首届中西医血管病学大会论文汇编，11-17.

[2] 魏鹏.络病学在临床中的应用 [J].基层医学论坛，2009（增刊）：110.

[3] 王继明，倪世秋.络病用药规律初探 [J].中国中医基础医学杂志，2001，7（3）：56.

[4] 王殿华，杨晓黎.络病治疗常用八法 [J].辽宁中医药大学学报，2009，11（11）：17-19.

[5] 吴以岭.络病治疗原则与通络药物 [J].疑难病杂志，2005，4（4）：213-215.

[6] 王瑷.络脉病变治疗用药特点浅析 [J].现代中医药，2007，27（2）：50-51.

[7] 王笈，武养星，乔欣.吴鞠通络病治法研究 [J].山西中医，2011，27（4）：1-3.

[8] 张筱军.吴以岭教授治疗络病用药经验 [J].中国中医急症，2005，14（12）：1196.

[9] 张筱军，马文龙.吴以岭治疗络病经验介绍 [J].辽宁中医杂志，2005，32（11）：1116.

[10] 高学敏.中药学 [M].北京：中国中医药出版社，2002.

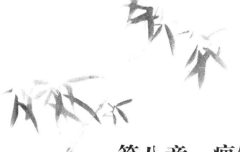

第八章　痹络病的常用方剂

第一节　小活络丹（原名活络丹）

【方源】陈师文《太平惠民和剂局方》

【组成】川乌炮，去皮、脐　草乌炮，去皮、脐　地龙去土　天南星炮各六两（各6g）　乳香研　没药研各二两二钱（各5g）

【用法】上为细末，入研药合匀，酒面糊为丸，如梧桐子大，每服二十丸，空心，日午冷酒送下，荆芥茶下亦得（现代用法：为蜜丸，每丸重3g，每服1丸，每日2次，陈酒或温开水送服；亦可做汤剂，川乌、草乌先煎30分钟）。

【功用】祛风除湿，化痰通络，活血止痛。

【主治】风寒湿痹。肢体筋脉疼痛，麻木拘挛，关节屈伸不利，疼痛游走不定。亦治中风，手足不仁，日久不愈，经络湿痰瘀血，而见腰腿沉重，或腿臂间作痛。

【方论】小活络丹是以通络治疗风湿痹证的名方，《素问·痹论》云："风寒湿三气杂至，合而为痹也，其风气胜者为行痹，寒气胜者为痛痹，湿气胜者为着痹也。"指出痹证成因是"风寒湿三气杂至"，由于三气偏胜而有行痹、痛痹和着痹之分。本方所治风寒湿痹乃风、寒、湿邪侵袭人体，滞留经络，病久不愈，气血不得宣通，营卫失其流畅，津液凝聚为痰，血行痹阻为瘀。风寒湿邪与痰瘀交阻而见肢体筋脉疼痛，麻木拘挛，关节屈伸不利。若中风日久未愈，湿痰瘀血阻滞经络则见手足不仁，腰腿沉重，或腿臂间作痛，其理亦同。

针对风寒湿邪与瘀血痰浊阻滞经络之证，治当遵循《素问·至真要大论》"留者攻之""逸者行之"之旨，以祛风散寒，除湿化痰，活血通络为法。方中川乌、草乌均为大辛大热之品，祛风除湿、温通经络，且止痛作用强，共为君药，《长沙药解》谓乌头："温燥下行，其性疏利迅速，开通关腠，驱逐寒湿之力甚捷，凡历节、脚气、寒疝、冷积、心腹疼痛之类并有良功。"天南星辛温燥烈，祛风燥湿化痰，性走而不守，为常用祛痰通络药，除经络中之风痰湿浊，为臣药；佐以乳香、没药行气活血，化瘀通络，流畅气血，风寒湿邪不复留滞，以化络中之瘀血，近代张锡纯《医学衷中参西录》谓乳香、没药："为宣通脏腑、流通经络之要药，故凡心胃胁腹肢体关节诸疼痛皆能治之。又善治风寒湿痹，周身麻木，四肢不遂。"地龙性善走窜，为入络佳品，功能通经通络，并可引诸药直达经络，为使；以酒送服，取其辛散温通之性以助药势，引诸药直达病所，为使药。本方以大辛大热、峻利开泄之川乌、草乌、南星，配伍走窜通络之品，又制丸为用，寓峻药缓投之意，诸药合用，使风寒湿邪与痰浊、瘀血得以祛除，经络疏通，营卫调和，则肢体肌肤得以温养，诸证自可痊愈。

【临床应用】现代药理学研究发现其有镇痛、抗炎、免疫抑制、改善血液循环等作用，临床常用于治疗类风湿关节炎、强直性脊柱炎、痛风性关节炎、骨关节病、肩周炎、颈腰椎病、坐骨神经痛等疾病。

【使用注意】本方药性温燥，药力峻猛，以体实气壮者为宜。阴虚有热者及孕妇忌服。且川乌、草乌为有毒之品，不宜过量，若入汤剂，须久煎。

第二节　大活络丹

【方源】清代徐灵胎《兰台轨范》引《圣济总录》方

【组成】白花蛇　乌梢蛇　威灵仙　两头尖俱酒浸　草乌　天麻煨　全蝎去毒　首乌黑豆水浸　龟板炙　麻黄　贯众　炙甘草　羌活　官桂　藿香　乌药　黄连　熟地　大黄蒸　木香　沉香各二两（各60g）　细辛　赤芍　没药去油，另研　丁香　乳香去油，另研　僵蚕　天南星姜制　青皮　骨碎补　白蔻　安息香酒蒸　黑附子制　黄芩蒸　茯苓　香附酒浸，焙　玄参　白术各一两（各30g）　防风二两半（75g）　葛根　虎胫骨（已禁用）　当归各一两半（各45g）　血竭另研七钱（21g）地龙炙　犀角（已禁用）　麝香另研　松脂各五钱（各15g）　牛黄另研　片脑另研　各一钱五分（各4.5g）人参三两（90g）

【用法】上共五十味为末，蜜丸如桂圆核大，金箔为衣。每服一丸（5g），陈酒送下，一日2次。

【功用】祛风扶正，活络止痛。

【主治】痿痹痰厥，拘挛疼痛、中风瘫痪，阴疽流注、跌打损伤、妇人停经。

【方论】清代徐灵胎《兰台轨范》："顽痰恶风，热毒瘀血，入于经络，非本方不能透达，凡治肢体大症必备之药也。"本方组成药物达50味，以通络为主导，集辛香、辛温、辛润通络，搜风、化瘀通络为一体，并配伍祛风、散寒、除湿、清热、行气、活血、祛痰、开窍、补气、养血、强筋、壮骨诸药，祛风通络除邪而不伤正，补肝肾而不恋邪。方中草乌、附子、天麻、麻黄、羌活、细辛、肉桂、防风、葛根所以祛风散寒也；白花蛇、乌梢蛇、全蝎、地龙所以搜风剔邪也；藿香、乌药、木香、沉香、丁香、白蔻、青皮、安息香、香附所以行气化湿也；两头尖、赤芍、没药、乳香、血竭所以活血止痛也；僵蚕、南星所以祛痰通络也；麝香、牛黄、冰片所以辛香走窜流气畅络也；黄连、黄芩、贯众、大黄、玄参所以清伏热也，又可防他药燥药之性太甚；人参、白术、茯苓、甘草即四君子所以补气也；熟地、当归所以补血也；首乌、龟甲、骨碎补、威灵仙、松脂所以补肝肾强筋骨也。诸药合用，共奏祛风扶正，活络止痛之功。

【临床应用】现代药理学研究发现其有抗炎、改善微循环、改善血流变学参数等作用，临床可用于风湿性关节炎、类风湿关节炎、骨关节病、中风后遗症、周围神经病变、跌打损伤、痈疽等疾病。

【使用注意】感冒发烧、孕妇忌服。

第三节　活络效灵丹

【方源】张锡纯《医学衷中参西录》

【组成】当归　丹参　明乳香　生明没药各五钱（15g）

【用法】上四味，作汤服。若为散剂，一剂分作4次服，温酒送下。

【功用】活血祛瘀，通络止痛。

【主治】气血凝滞证。腿臂疼痛，跌打瘀肿，心腹疼痛，内外疮疡，以及癥瘕积聚等。

【方论】本方为近代名医张锡纯活血通络的著名方剂，主治"气血凝滞，疝癖癥瘕，心腹疼痛，腰疼臂痛，内外疮疡，一切脏腑积聚，经络湮淤"。因气滞日久，血凝络阻，不通则痛，故见腿臂疼痛诸症。本方所治诸症皆由气滞血凝，络脉瘀阻所致，瘀血因内伤引起者，其证以疼痛拒按、刺痛、部位固定、舌质紫暗、脉弦涩为特征；因外伤引起者，当有跌仆损伤史，或局部青紫瘀肿，均治以理气活血，通络止痛。当归归肝、心、脾经，具有补血调经，活血止痛，润肠通便之功效。味甘而重，能补血，气轻而辛，能行血，补中有动，行中有静，诚血中之气药。丹参入心、心包、肝经，能祛瘀生新而不伤正，以通为补，以下行为顺，善入下焦，调经水。《本草纲目》谓其"能破宿血，补新血。"《妇科明理论》记载有"一味丹参散，功同四物汤"之说。当归、丹参养血活血，祛瘀生新。且当归又宣透气分，使气血各有所归。乳香、没药均属活血化瘀药，乳香辛散走窜，味苦通泄，既入血分，又入气分，能行血中气滞，化瘀止痛；内能宣通脏腑气血，外能透达经络。没药辛香走窜，入心、肝两经，味苦通泄，既能散瘀行气止痛，又能活血消痈，祛腐生肌。乳香、没药相须为用，乳香善透窍以理气，没药善化瘀以理血，二药合用宣通脏腑，流通经络，起到活血止痛、消肿生肌的功用。方中四药皆"善入血分，通经络"，共奏养血活血，舒经活络，行气止痛，消积除癥，排毒生肌，祛瘀生新之功效。诸药合用，使瘀去络通，则疼痛自止。张锡纯认为本方："于流通气血之中，大具融化气血之力""治心腹疼痛，无论因凉、因热、气郁、血郁皆效。"

【临床应用】现代药理学研究发现其可以改善血流变学，抑制高脂，可能在抗炎活血方面具有重要作用，临床广泛用于类风湿关节炎、痛风性关节炎、骨关节炎、伤科病、外科病、血栓性浅静脉炎、糖尿病肾病、糖尿病足、胃炎、消化性溃疡、冠心病、肿瘤、男科病等疾病。

【使用注意】伤科疾病非瘀血者慎用，孕妇忌用。本方性和功峻。个别患者服后有时会感到患处疼痛加剧，或向周围放散，此属活血化瘀的一时性反应，仍可继续服用。方中乳香、没药，香烈辛苦，用量过度，服药往往引起恶心或呕吐，因此，须减其剂量，以6~9g为宜。

第四节　桂枝芍药知母汤

【来源】张仲景《金匮要略》

【组成】桂枝四两（12g）　芍药三两（9g）　甘草二两（6g）　麻黄二两（6g）　生姜五两（15g）　白术五两（15g）　知母四两（12g）防风四两（12g）　附子二枚炮（12g）

【用法】上九味，以水七升，煮取二升，温服七合，日三服。

【功用】祛风散寒，除湿通络。

【主治】风寒湿邪郁滞经脉，气血闭阻，经脉不通所致的周身关节疼痛、筋脉拘挛、体弱尪羸、难于屈伸等病症。

【方论】《金匮要略》云本方可治："诸肢节疼痛，身体尪羸，脚肿如脱，头眩短气，温温欲吐者"。桂枝芍药知母汤方以麻黄、桂枝和防风为君药。方中麻黄善于开腠理，透毛窍，散风寒，"去营中寒邪，疏通气血"；并有缓解骨骼肌的疲劳和抗炎作用。桂枝是治痹证的常用引经药，有横通肢节的特点，能引诸药横行至肩、臂、手指，故为上肢病的引经药，行血活血，温经通脉，宣通闭阻。防风祛风湿而止痛，善治"风行周身，骨节疼痹"，兼有镇痛和抗炎之功。三药合用，祛除肌肉筋骨之风寒湿邪，温经通脉，提高除痹止痛的功用。白芍如《神农本草经》所载："除血痹……止痛。其能补血养血，柔肝缓急以止痛。炙甘草健脾益气，坚筋骨，长肌肉"；而且还可解附子之毒。白芍和炙甘草二药合用，肝脾得调，筋脉得养，挛急得解，疼痛得止。白术健脾燥湿，益气生血，使脾旺则四肢强。制附子味辛甘性大热，通行十二经，无所不至；引发散药，开腠理，以逐在表之风寒；引温暖药达下焦，以祛在里之寒湿；正如《神农本草经》所载："治寒湿踒躄，拘挛，膝痛，不能步行。"白术与制附子合用，一方面补命门火而生脾土，使脾旺而四肢强；另一方面祛寒除湿，温经止痛。生姜"破血调中，去冷除痰"（《本草拾遗》）；知母滋阴润燥，能抑制附子刚烈之性，使邪去而正不伤。诸药合用，温经散寒，祛风除湿，通络止痛。

【临床应用】现代药理学研究发现其可以降低 CIA 大鼠血清中异常增高的 TNF-α、IL-1β 浓度，临床广泛用于类风湿关节炎、痛风性关节炎、强直性脊柱炎、坐骨神经痛、骨关节炎、颈椎病、腰椎间盘突出症、骨质疏松症等疾病。

第五节　乌　头　汤

【来源】张仲景《金匮要略》

【组成】麻黄　芍药　黄芪各三两（9g）　甘草炙三两（9g），川乌五枚以蜜二升，煎取一升，即出乌头（6g）

【用法】上五味，或咀四味，以水三升，煮取一升，去滓，内蜜煎中更煎之，服七合。不知，尽服之。

【功用】温经散寒，通络止痛。

【主治】寒湿痹证。寒湿骨节痹证，关节疼痛，难以屈伸，遇风寒湿则增剧，畏寒喜热，舌苔薄白，脉沉弦者。

【方论】本方用于治疗风、寒、湿三气郁滞经脉，气血闭阻，经脉不通所致的周身关节疼痛，筋脉拘挛，体弱尪羸，难于屈伸等病证。乌头汤方以制川乌、麻黄为君药。方中制川乌味辛苦、性热，善于温经止痛，主治腹内寒邪蕴结或经脉寒湿郁滞，正如《名医别录》所载："消心腹冷疾、脐间痛、肩胛痛不可俯仰……"。麻黄味辛微苦、性平，善于宣痹通阳，散风寒湿，去营中寒邪，疏通气血，利九窍。二药合用，辛温散寒，祛风除湿，既可清除表里、肌肉、筋脉、关节之风寒湿邪，又可温经止痛，舒缓筋脉，使痹痛消除。白芍与炙甘草配伍，白芍味酸、性微寒，功用养血荣筋，行血补血，善治肝血不足，筋脉失养所致的肢体拘急，关节屈伸不利等症。炙甘草味甘性平，功用健脾益气，坚筋骨，长肌肉，既缓急止痛又缓和制川乌之毒性。二药合用，气血得和，肝脾得调，筋脉得养，挛急得解，疼痛得止。黄芪补气血，实腠理，固卫气，助麻黄、制川乌驱散寒邪，温通止痛，还可防止麻黄过于发散，使邪去而不伤正。诸药合用，既可祛除在表之风寒湿邪，助阳固腠理，又可入里温经散寒，通络止痛，使邪去而不伤正。

【临床应用】现代药理学研究发现乌头汤可以通过降低血浆黏度、红细胞聚集指数从而降低全血黏度，对佐剂性关节炎大鼠血清 IL-1β、TNF-α 有一定的抑制作用，有较明显的抗炎镇痛作用，临床广泛用于类风湿关节炎、痛风性关节炎、强直性脊柱炎、肩关节周围炎、坐骨神经痛、骨质增生、三叉神经痛、妇人痛经等疾病。

第六节 黄芪桂枝五物汤

【方源】张仲景《金匮要略》

【组成】黄芪 芍药 桂枝各三两（9g） 生姜六两（18g） 大枣十二枚

【用法】上药，以水六升，煮取二升，温服七合，日三服。

【功用】益气养血，和营通络。

【主治】气血虚痹证。关节疼痛、酸楚，时轻时重，或气候变化、劳倦活动后加重，形体消瘦，神疲乏力，肌肤麻木，短气自汗，面色少华，唇甲淡白，头晕目花，舌淡苔薄，脉细弱。

【方论】本方益气养血、和营通络，适用于痹证气血两虚、营卫失和者。方中黄芪为君，甘温益气，补在表之卫气。桂枝散风寒而温经通痹，与黄芪配伍，益气温阳，和血通经。桂枝得黄芪益气而振奋卫阳；黄芪得桂枝，固表而不致留邪。芍药养血和营而通血痹，与桂枝合用，调营卫而和表里，两药为臣。生姜辛温，疏散风邪，以助桂枝之力；大枣甘温，养血益气，以资黄芪、芍药之功；与生姜为伍，又能和营卫，调诸药，以为佐使。本方固表而不留邪，散邪而不伤正，邪正兼顾，并取"气血流畅，痹痛自已"之意。

【临床应用】现代药理学研究发现本方具有良好的抗炎、镇痛、抗氧化作用，可以改善神经周围组织的氧化应激状态，提高神经生长因子含量等，亦可明显对抗垂体后叶素引起的急性心肌缺血的心电图变化，降低血清 LDH、CK 的活性和 TXB2 的含量，提高 6-Keto-PG F1 含量，并能改善气虚冻伤。临床常用于治疗类风湿关节炎、雷诺病、骨关节病、肩周炎、颈腰椎病、冠心病、糖尿病周围神经病变、糖尿病足、血栓闭塞性脉管炎及儿科、妇科等疾病。

第七节 独活寄生汤

【来源】孙思邈《备急千金要方》

【组成】独活三两 桑寄生 当归酒浸，焙干 白芍 熟地 黄芪酒浸，蒸 牛膝去芦，酒浸 细辛去苗 白茯苓去皮 防风去芦 秦艽去土 人参 桂心不见火 川芎 杜仲制炒断丝 甘草炙 各二两

【用法】每服四大钱，水一盏半，煎七分，去滓，空心服。

【功用】培补肝肾，通络止痛。

【主治】痹证日久，肝肾两虚，气血不足证。腰膝疼痛、痿软，肢节屈伸不利，或麻木不仁，畏寒喜温，心悸气短，舌淡苔白，脉细弱。

【方论】本方为治疗久痹而肝肾两虚，气血不足之常用方。其证乃因感受风寒湿邪而患痹证，日久不愈，累及肝肾，耗伤气血所致。风寒湿邪客于肢体关节，气血运行不畅，故见腰膝疼痛，久则肢节屈伸不利，或麻木不仁，正如《素问·痹论》所言："痹在于骨则重，在于脉则不仁。"肾主骨，肝主筋，邪客筋骨，日久必致损伤肝肾，耗伤气血。又腰为肾之府，膝为筋之府，肝肾不足，则见腰膝痿软；气血耗伤，故心悸气短。《素问·逆调论》云："营气虚则不仁，卫气虚则不用，营卫俱虚则不仁且不用。"其证属正虚邪实，治宜扶正与祛邪兼顾，既应祛散风寒湿邪，又当补益肝肾气血。方中重用独活为君，辛苦微温，善治伏风，除久痹，且性善下行，以祛下焦与筋骨间的风寒湿邪。臣以细辛、防风、秦艽、桂心，细辛入少阴肾经，长于搜剔阴经之风寒湿邪，又除经络留湿；秦艽祛风湿，舒筋络而利关节；桂心温经散寒，通利血脉；防风祛一身之风而胜湿，君臣相伍，共祛风寒湿邪。本证因痹证日久而见肝肾两虚，气血不足，遂佐入桑寄生、杜仲、牛膝以补益肝肾而强壮筋骨，且桑寄生兼可祛风湿，牛膝尚能活血以通利肢节筋脉；当归、川芎、地黄、白芍养血和血，人参、茯苓、甘草健脾益气，以上诸药合用，具有补肝肾、益气血之功。且白芍与甘草相合，尚能柔肝缓急，以助舒筋。当归、川芎、牛膝、桂心活血，寓"治风先治血，血行风自灭"之意。甘草调和诸药，兼使药之用。

【临床应用】现代药理学研究发现本方有抗炎、镇痛作用，临床常用于治疗类风湿关节炎、痛风性关节炎、骨关节病、冠心病、闭塞性动脉硬化症、糖尿病周围神经病变、原发性血小板减少性紫癜、多发性硬化症、慢性乙型肝炎关节痛、颈椎病、肩周炎等疾病。

第八节　双　合　汤

【方源】沈金鳌《杂病源流犀烛》

【组成】当归　川芎　白芍　生地　陈皮　半夏姜汁炒各一钱　白茯苓去皮一钱　桃仁去皮去尖八分　红花三分　白芥子一钱　甘草三分

【用法】上锉一剂。姜十片。水煎熟。入竹沥、姜汁同服。

【功用】化痰行瘀，蠲痹通络。

【主治】痰瘀痹阻证。痹证日久，关节肌肉刺痛，固定不移，或关节肌肤紫暗、肿胀，按之较硬，肢体顽麻或重着，甚则关节僵硬变形，屈伸不利，有硬结、瘀斑，或胸闷痰多，舌质紫暗或有瘀斑，舌苔白腻，脉弦涩。

【方论】本方有活血化瘀、祛痰通络的作用，适用于痰瘀痹阻经脉，关节重着疼痛者。方中桃仁、红花、当归、川芎、白芍活血化瘀，通络止痛；茯苓、半夏、陈皮、白芥子、竹沥、姜汁健脾化痰。

【临床应用】临床常用于治疗类风湿关节炎、痛风性关节炎、骨关节病、糖尿病周围神经病变、脂肪肝、高脂血症等疾病。

第九节　宣　痹　汤

【来源】吴鞠通《温病条辨》

【组成】防己　杏仁　滑石　薏苡仁各五钱（15g）　连翘　山栀　半夏醋炒各三钱（9g）　晚蚕沙　赤小豆皮取五谷中之赤小豆，凉水浸，取皮用三钱（9g）痛甚，加片姜黄二钱（6g）　海桐皮三钱（9g）

【用法】每日1剂，水煎服，重者每日2剂，分4次服。

【功用】清化湿热，宣痹通络。

【主治】湿热痹证。湿聚热蒸，阻于经络，寒战发热，骨节烦疼，面色萎黄，小便短赤，舌苔黄腻或灰滞，面目萎黄。

【方论】宣痹汤是《温病条辨》中的名方，由防己、杏仁、滑石、连翘、山栀、薏苡仁、半夏、晚蚕沙、赤小豆皮（痛甚，加片姜黄、海桐皮）组成。宣痹汤中以防己为主，入经络而祛经络之湿，通痹止痛；配伍杏仁开宣肺气、通调水道，助水湿下行；滑石利湿清热，赤小豆、薏苡仁淡渗利湿，引湿热从小便而解，使湿行热去；半夏、蚕沙和胃化浊，制湿于中，蚕沙尚能祛风除湿、行痹止痛；薏苡仁还有行痹止痛之功；合用片姜黄、海桐皮宣络止痛，助主药除痹之功；更用山栀、连翘泻火、清热解毒，助解骨节热炽烦痛。全方用药，通络、祛湿、清热具备，分消走泄，配伍周密妥当。从组成上分析，宣痹汤应为加减木防己汤和三仁汤的合方。加减木防己汤是吴鞠通所推崇的"治痹"祖方，其中木防己祛风除湿、通络止痛，在方中发挥最重要的作用。在风湿热痹的治疗中，病位的核心在于介于肌表和脏腑之间的经络，单纯采用祛在表之风和利脏腑之湿的治法，均不能有效去除羁留于经络的病邪。因此，本方在运用其利湿化湿的同时，更加突出防己入经络而祛湿的功效，增强除痹之力。至于湿热交织为病，三仁汤就是利湿清热的典范，宣痹汤中宣上、畅中、渗下的配伍思想，与三仁汤一脉相承。

【临床应用】现代药理学研究发现宣痹汤抑制下丘脑和血清中 IL-1β、TNF-α 的产生与释放，从而起到免疫调节作用，临床广泛用于强直性脊柱炎、痛风性关节炎、类风湿关节炎、痛风性肾病、骨关节炎等疾病。

第十节　薏苡仁汤

【来源】林珮琴《类证治裁》

【组成】薏苡仁 30g，当归 10g，川芎 7g，生姜 10g，桂枝 10g，羌活 10g，独活 10g，防风 10g，白术 10g，甘草 6g，川乌 6g，麻黄 6g。

【功用】祛风散寒，除湿通络。

【主治】风寒湿痹证。关节肌肉疼痛、酸楚游走不定，或关节疼痛遇寒加重，得热痛缓，或关节重着，肿胀散漫，肌肤麻木不仁，关节屈伸不利，舌质淡，舌苔薄白或白腻，脉弦紧或濡缓。

【方论】本方功能温经散寒除湿，祛风通络，用于风寒湿痹关节肌肉疼痛、沉重、畏寒者。羌活、独活、威灵仙祛风除湿；桂枝、川乌温经散寒；苍术、薏苡仁健脾燥湿；当归、川芎活血通络。

【临床应用】现代药理学研究发现薏苡仁汤有抗炎、镇痛作用，临床广泛用于类风湿关节炎、痛风性关节炎、强直性脊柱炎、骨关节炎、纤维肌痛综合征、腰椎间盘突出、糖尿病神经病变、慢性肾病、盆腔炎等疾病。

第十一节　白虎加桂枝汤

【方源】张仲景《金匮要略》

【组成】知母六两　石膏碎一斤　甘草炙二两，粳米六合

【用法】上四味，以水一斗，煮米熟，汤成，去滓。温服一升，每日 3 服。

【功用】清热通络止痛。

【主治】关节疼痛，游走不定，关节活动不利，局部灼热红肿，痛不可触，得冷则舒，可有肌肤红斑，常有发热、汗出、口渴、烦躁、溲赤，舌质红，舌苔黄或黄腻，脉滑数或浮数。

【方论】本方石膏为君，取其辛甘大寒，以清阳明气分之热。以知母苦寒质润为臣，一助石膏清肺胃之热，一借苦寒润燥以滋阴。用甘草、粳米，既能益胃护津，又可防止大寒伤中之偏。白虎为西方金神，乃以秋金肃杀之气而退炎热烦暑之意。

【临床应用】现代药理学研究发现本方具有解热、抑菌、抗炎、镇痛、增强免疫、抗痛风、降血糖及降脂作用。临床常用于治疗痛风性关节炎、系统性红斑狼疮、类风湿关节炎、骨关节病、风湿热、银屑病关节炎、静脉曲张、发热等疾病。

第十二节　身痛逐瘀汤

【来源】王清任《医林改错》

【组成】秦艽 3g、川芎 6g、桃仁 9g、红花 9g、甘草 6g、羌活 3g、没药 6g、当归 9g、灵脂炒 6g、香附 3g、牛膝 9g、地龙 6g。

【功用】祛风通络，活血化瘀。

【主治】瘀血夹风湿，经络痹阻，肩痛、臂痛、腰腿痛，或周身疼痛，经久不愈者。

【方论】方中秦艽、羌活祛风除湿，桃仁、红花、当归、川芎活血祛瘀，没药、灵脂、香附行气血、止疼痛，牛膝、地龙疏通经络以利关节，甘草调和诸药。

第十三节　抵　当　汤

【来源】张仲景《伤寒论》

【组成】水蛭熬三十个　虻虫去翅足，熬三十个　桃仁去皮尖二十个　大黄酒洗三两

【功用】破血逐瘀，通络止痛。

【主治】身痛如锥刺，痛有定处，日轻夜重，痛处拒按，舌质紫暗，或有瘀斑，脉涩。

【方论】甘缓结，苦泄热，桃仁、大黄之甘苦，以下结热。苦走血，咸渗血，虻虫、水蛭之苦咸，以除蓄血。

【临床应用】现代药理学研究发现抵当汤具有明显改善血液流变学相关

指标，改善微循环的作用，临床广泛用于结节红斑、雷诺病、冠心病、下肢深静脉血栓形成、栓塞性静脉炎脑血管病变、高脂血症等疾病。

第十四节 补阳还五汤

【来源】王清任《医林改错》

【组成】生黄芪 120g，当归尾 6g，赤芍 5g，地龙、川芎、红花、桃仁各 3g。

【功用】补气，活血，通络。

【主治】中风之气虚血瘀证。半身不遂，口眼㖞斜，语言謇涩，口角流涎，小便频数或遗尿失禁，舌暗淡，苔白，脉缓无力。

【方论】本方证由中风之后，正气亏虚，气虚血滞，脉络瘀阻所致。正气亏虚，不能行血，以致脉络瘀阻，筋脉肌肉失去濡养，故见半身不遂、口眼㖞斜。气虚血瘀，舌本失养，故语言謇涩；气虚失于固摄，故口角流涎、小便频数、遗尿失禁；舌暗淡，苔白，脉缓无力为气虚血瘀之象。本方证以气虚为本，血瘀为标，即王清任所谓"因虚致瘀"。治当以补气为主，活血通络为辅。本方重用生黄芪，补益元气，意在气旺则血行，瘀去络通，为君药。当归尾活血通络而不伤血，用为臣药。赤芍、川芎、桃仁、红花协同当归尾以活血祛瘀；地龙通经活络，力专善走，周行全身，以行药力，亦为佐药。

【临床应用】现代药理学研究发现补阳还五汤有影响 IL-6、IL-1β 和 TNF-α 表达及细胞增殖作用，临床广泛用于雷诺病、冠心病、脑血管病、周围神经病变、中风后遗症等疾病。

当代吴以岭教授提出络病学的"三维立体网络系统"理论框架，从时空与功能统一性上论述络脉系统，研究其发病、病机、诊断与治疗，并开发了系列治络新药，促进了络病理论研究及临床运用的创新发展。然而对治络方药的研究却首推东汉张仲景，他所创制的桂枝芍药知母汤、乌头汤、黄芪桂枝五物汤、白虎加桂枝汤、抵当汤等络病治疗方剂，奠定了络病学临床治疗方药的基础。

参 考 文 献

[1] 李冀. 方剂学 [M]. 北京：中国中医药出版社，2012：203，215-216.

[2] 蒋爱品，王庆军. 小活络丸药理及临床应用研究新进展 [J]. 北京中医药，2009，28（2）：148-150.

[3] 戴大志. 小活络丹加减在中医临床中的应用 [J]. 四川中医，2012，30（10）：

122-123.

[4] 许实波，项辉，卢美，等. 大活络丸的抗炎作用及对血液流变学的影响［J］. 中山大学学报论丛，1994，6：185-190.

[5] 徐央波，柴欣楼. 活络效灵丹组成及临床应用的研究进展［J］. 辽宁中医杂志，2013，40（8）.

[6] 杨付明. 经典方活络效灵丹运用的研究进展［J］. 湖北民族学院学报，2007，24（1）：71-73.

[7] 黎梓旺，马宝兰.《金匮要略》治络方剂浅探［J］. 江西中医学院学报，2011，10（5）：18-20.

[8] 温桂荣. 桂枝芍药知母汤治疗杂病举隅［J］. 环球中医药，2012，4（5）：305-307.

[9] 赵慧，顾立刚，陈小军，等. 桂枝芍药知母汤对Ⅱ型胶原诱导性关节炎大鼠血清肿瘤坏死因子-α、白细胞介素 1β 活性的影响［J］. 中国中医药信息杂志，2005，12（11）：27-29.

[10] 温桂荣. 乌头汤治疗杂病临证心得［J］. 中医杂志，2012，12（6）：1058-1060.

[11] 葛峥，王沛坚，彭秀峰，等. 乌头汤及其配伍对佐剂性关节炎大鼠血液流变性的影响［J］. 中药药理与临床，2007，23（2）：7-8.

[12] 刘伟栋，施旭光，旷永强，等. 乌头汤对 RA 大鼠相关细胞因子影响的研究［J］. 中药材，2009，32（8）：1267-1269.

[13] 吴勉华，王新月. 中医内科学［M］. 北京：中国中医药出版社，2012.

[14] 韩兆莹，田明，刘珍，等. 黄芪桂枝五物汤的药理研究现状［J］. 黑龙江医药，2013，26（5）：777-779.

[15] 张保国，刘庆芳. 黄芪桂枝五物汤现代临床应用［J］. 中成药，2010，32（5）：837-840.

[16] 石楸鸣. 独活寄生汤的药理作用及临床应用［J］. 中国医院用药评价与分析，2010，1（6）：575-576.

[17] 刘成德，王振宇，李淑莲，等. 宣痹汤对佐剂性关节炎大鼠下丘脑和血清中 TNF-α 和 IL-1β 含量影响［J］. 中医药学，2009，37（6）：27-28.

[18] 张学林，王素平. 白虎汤临证应用综述［J］. 中国中医药现代远程教育，2012，10（11）：57-58，62.

第九章　类风湿关节炎

类风湿关节炎（rheumatoid arthritis，RA）是一种以对称性、多关节、小关节病变为主的慢性、全身性、进行性、自身免疫性疾病，主要表现为关节肿痛，晚期可强直和畸形，功能严重受损。除关节外，心、肺、肾、眼部、神经系统等其他器官或组织也可受累。

本病属于中医"痹证""历节病""顽痹""尪痹"范畴，《内经》首设痹论专篇论述痹证，《素问·痹论》说："风寒湿三气杂至合而为痹。"汉代张仲景《金匮要略·中风历节病脉证并治》说"病历节不可屈伸疼痛""诸肢节疼痛，身体尪羸，脚肿如脱"，记载的历节和尪痹则属痹证重证。元代朱丹溪《丹溪心法》说"肥人肢节痛，多是风湿与痰饮流注经络而痛……瘦人肢节痛，是血虚"，已注意到患者的体质问题，并提出了痰阻络脉，血虚失润致病的观点。清代叶天士《临证指南医案》说："风寒湿三气合而为痹，然经年累月，外邪留著，气血皆伤，其化为败瘀凝痰，混处经络，盖有诸矣。"可见本病总属正虚邪袭，络脉痹阻，筋骨、关节、血脉、肌肉受累之疾，这些为应用络病学说治疗本病提供了临床思路和借鉴。

第一节　西医病因病理

本病病因及发病机制尚未阐明，可能与下述因素诱发自身的免疫反应有关：①感染。近年来的研究发现，RA患者对某些微生物的高免疫反应现象，提示和本病的发病有关。主要的致病原如EB病毒、逆转录病毒、结核杆菌、支原体等。②遗传。RA的发病有一定的家族聚集倾向和孪生子共同患病现象，提示遗传因素在RA的发病中起一定作用。③雌激素。绝经前的妇女RA发病率显著高于同龄男性，妊娠、使用避孕药可降低RA的严重程度，或可防止发病，提示雌激素在本病发病中的作用。④其他因素。劳累、受寒受潮、营养不良、外伤、精神刺激均可诱发本病。本病的基本病理改变为滑膜炎，以后滑膜增生，肉芽组织形成，滑膜细胞增生形成肉芽血管翳，最终导致关节腔破坏，相对面融合，发生纤维强直、错位，甚或骨化。RA 关节外的临床表现，多数是局灶性血管炎或血管周围炎的结果。类风湿血管炎不少见，也是本病基础病变之一。随着分子生物学的不断发展，人们发现许多黏附分子在浸润的白细胞、血管内皮细胞以及滑膜细胞中均有不同程度的表达。在黏附分子参与的前提下，各细胞得以活化，导致多种致炎因子、细胞因子以及蛋白水解酶的形成，这一因素与 RA 滑膜发生增生、形成血管翳以及骨关节软骨被破坏均存在着直接或者间接的关系。

第二节　中医病因病机

本病乃风寒湿热之邪相干之病，元代朱丹溪指出痹乃"风湿与痰饮流注经络"，清代叶天士则认为是"败瘀凝痰，混处经络"所致，可见本病发生发展与络脉具有密切关系。细究其因，有以下方面。

1. **体虚感邪** 素体虚弱，气血不足，肝肾亏虚，腠理不密，或产后、病后机体防御能力下降，故外邪易于入侵。既病之后，又无力祛邪外出，以致外邪留恋不去，久羁于筋骨血脉，络脉痹阻不畅而为本病。故体虚是本病的内在因素，正如清代张璐《张氏医通》所谓："多有风寒湿气乘虚袭于经络，气血凝滞所致。"

2. **外邪入侵** 风寒湿热外袭，是本病的重要外在因素。体虚固然易于招致外邪入侵，但体质尚好，却不注意将摄，或工作潮湿，风餐露宿，或水中作业，冒雨涉水，或居处潮湿，睡卧当风，或气候骤变，冷热交替，或劳后汗出当风，或汗后冷水淋浴等，此时卫外相对不足，外邪乘机袭入，日久生变，湿遏络脉，则导致疾病的发生。

3. **痰凝血瘀** 疾病日久，影响气血运行，以致血滞成瘀，津凝为痰，痰瘀互结，阻闭络脉，深入骨骱，或复有外邪不解，内外和邪，羁留胶结于络脉之处，使疾病缠绵难愈。

4. **络息成积** 本病晚期，痰瘀胶结，阻滞络脉，积于关节骨骱或关节周围，则见关节畸形、肿胀、挛缩、活动不利，甚则涉及内脏，引起脏器扩大或纤维化，出现络息成积的病理改变，若影响及心，可见心悸怔忡，呼吸气短；影响及肺，可见胸闷憋气，干咳少痰，气急乏力。

概言之，本病的发生多以素体本虚，气血不足，肝肾亏虚为内因，风寒湿热为外因，以致痰凝血瘀，痹阻络脉，流注筋骨、关节、肌肉、血脉而成。

第三节 西医临床诊断与治疗

一、临床表现

（一）关节表现

1. 晨僵 是关节的第一个症状，常在关节疼痛前出现。关节晨僵早晨明显，午后减轻。

2. 关节肿痛 多呈对称性，常侵及掌指关节、腕关节、肩关节、趾间关节、踝关节及膝关节，关节红、肿、热、痛、活动障碍。

（二）关节外表现

本病的关节病变可以致残，但不会致死，而关节外表现常是本病致死的原因。

1. 类风湿结节 多见于前臂常受压的伸侧面，如尺侧及鹰嘴处，在皮下可摸到软性无定形活动小结或固定于骨膜的橡皮样小结。

2. 类风湿性血管炎 表现为远端血管炎、皮肤溃疡、周围神经病变、心包炎、内脏动脉炎（如心、肺、肠道、脾、胰、肾、淋巴结及睾丸等）、肢端骨溶解症。

3. 类风湿性心脏病 心脏受累，心肌、瓣膜环或主动脉根部类风湿性肉芽肿形成，或者心肌、心内膜及瓣膜环淋巴细胞浸润或纤维化等。

4. 类风湿性肺病 慢性纤维性肺炎较常见，可见发热、呼吸困难、咳嗽及胸痛。X线检查从肺门向两侧肺野有扇形网状浸润，也可导致弥漫性肺间质纤维化和结节性肺病等。

5. 肾脏损害 可发生类风湿性间质性肾炎，或因长期用药而导致肾脏损害。

二、实验室和其他检查

（一）血象

有贫血，淋巴细胞及血小板增多为活动期表现。

（二）高黏滞综合征

高丙种球蛋白血症可增加血浆黏度，以巨球蛋白（如 IgG）最明显。

（三）类风湿因子

类风湿因子多阳性，但类风湿因子阴性并不意味着不存在本病，因为它可被其他血清蛋白所掩蔽，或由于在血清中被有高度亲和力的抗体所结合，而不易检出。

（四）　血沉和 C 反应蛋白

均为 RA 非特异性指标，但可作为判断其活动程度和病情缓解的指标。在活动期，血沉增快，C 反应蛋白升高，经治疗缓解后下降。

（五）　影像学检查

关节 X 线片可见到关节面模糊，有侵蚀性损害。在疾病早期近关节处骨质疏松，软组织肿胀，骨质有侵蚀现象；晚期关节软骨坏死可使关节间隙变狭窄及纤维化。超声及磁共振检查虽然在明确骨质侵蚀方面不如 X 线，但在滑膜肿胀、肌腱病变等软组织损伤方面有着较高的敏感性。MRI、CT 等影像学方法有助于早期诊断类风湿关节炎，MRI 以及 SPECT/CT 的摄取率对评价类风湿关节炎进展、预后都有积极意义。

（六）　抗环瓜氨酸肽（CCP）抗体

抗环瓜氨酸肽抗体对类风湿关节炎诊断的敏感性和特异性分别为 87.0% 和 96.4%，阳性和阴性预测值分别为 97.3% 和 87.6%，而类风湿因子的敏感性和特异性为 75.0% 和 44.3%，阳性和阴性预测值为 45.6% 和 79.2%，抗环瓜氨酸肽抗体对 RA 诊断的敏感性、特异性、阳性和阴性预测值高于类风湿因子；两者联合检测的敏感性为 90.2%，特异性为 95.1%。有研究表明，血清学阳性的 RA 患者起病早，病程长，影像学进展速度更快，关节外表现更多，预后更差。

三、诊断要点

1987 年美国风湿病学会所修订的诊断标准：①晨僵至少 1 小时（≥6 周）；②3 组或 3 组以上关节肿（≥6 周）；③腕、掌指关节或近端指间关节肿（≥6 周）；④对称性关节肿（≥6 周）；⑤类风湿皮下结节；⑥手 X 线片改变（应有骨质破坏或骨质疏松）；⑦类风湿因子阳性（滴度>1∶32）。

以上 7 项中有 4 项阳性即可确诊。

四、治疗

（一）　非甾体抗炎药（NSAIDs）

是最早用于治疗风湿性疾病的药物，现在仍然作为主要药物在使用，药物如萘普生、布洛芬、双氯芬酸钠等。

（二）　慢性用药

包括改变病情抗风湿药和免疫抑制剂，主要有抗疟药（羟氯喹、氯喹）、青霉胺、柳氮磺胺吡啶、金制剂（如金诺芬）、雷公藤、甲氨蝶呤、环磷酰胺、环孢素、来氟米特等。除口服给药外，尚可应用甲氨蝶呤关节腔内注射给药，如出现中枢神经系统受累，亦可行鞘内注射，有研究表明甲氨蝶呤关节腔内注射在改善 VAS 评分、ESR、DAS28 积分、HAQ 积分和关节功能等方面均明显优于对照组（曲安奈德关节腔内注射组），目前认为，一旦确诊 RA 即应马上使用抗风湿药，必要时可联合应用，如有文献表明，羟氯喹联合甲氨蝶呤与两药单独应用比较，可显著降低关节滑液中 IL-1 和 IL-6 的水平。另有文献表明，甲氨蝶呤联合来氟米特对改善患者的晨僵时间、关节疼痛和肿胀指数、类风湿因子滴度、红细胞沉降率、血清 C 反应蛋白水平等方面优于单独应用甲氨蝶呤，且无更多的不良反应。

（三）糖皮质激素

糖皮质激素对 RA 有明显的缓解作用，医生可根据病人的具体情况及病情活动性决定用量。

（四）免疫调节剂

常用者有左旋咪唑（levamisole）、胸腺素（thymosin）、转移因子（transfer factor）等。

（五）生物制剂

主要有 II 型胶原、抗细胞因子单克隆抗体如抗肿瘤坏死因子-α（抗 TNF-α）抗体、抗 IL-1 单克隆抗体、抗 IL-6 单克隆抗体、T 淋巴细胞治疗、抗细胞黏附蛋白单克隆抗体、细胞因子等。

（六）其他疗法

药物疗效不佳时可考虑用滑膜切除，晚期关节畸形、强直、功能严重障碍时可施行关节成形术或人工关节置换术，重症 RA 有严重血管炎等，或药物疗效欠佳，可以行血浆置换术。基因疗法目前尚处于动物实验阶段，临床疗效如何有待进一步观察。自身干细胞移植治疗包括 RA 在内的免疫性疾病正处于试用阶段，从对 RA 患者的生活质量和预期寿命来说，该方法是否有积极的意义尚待证实。

第四节　中医辨证论治

一、辨证要点

（一）分病因之主次

主要从风、寒、湿、热等方面辨别治疗，区别风寒湿热的孰轻孰重，抑或是互相兼夹为患。掌握上述病邪特点，临床才能分清主次，治疗方可突出重点。

（二）辨邪正之虚实

一般而言，病之初期，以邪实为主，如反复发作多为虚实互见，正虚邪实之证，病邪久羁则成正虚邪恋之候，以正虚为主。临床必须明确邪正之虚实，或补虚为主，或祛邪为先，或扶正以祛邪，或祛邪以扶正，或扶正祛邪兼顾。

（三）识痰瘀之特征

一般而言，凡本病日久，必有痰瘀。临床见证，关节肿痛多为痰瘀互结病变。若湿未成痰，多为漫肿，按之柔软，疼痛一般不剧烈；痰瘀互结，则按之较硬，肢体麻木，疼痛剧烈。另外，瘀血之脉细涩，舌有瘀斑瘀点；痰浊舌白厚腻，脉濡滑。

二、治则治法

类风湿关节炎为风寒湿热之邪痹阻络脉，流注关节所致，故通络宣痹为本病的共同治则。新病以祛风、散寒、除湿、清热为主，久病以补益肝肾，益气养血为先，同时兼以化痰、逐瘀。总以气血流通，营卫复常，络脉通利为目的。

三、辨证治疗

（一）寒湿互结，络脉痹阻

证候：关节和肌肉冷痛重着，痛处较固定，晨僵明显，关节疼痛剧烈，甚或关节屈伸不能，遇冷痛剧，得热稍减，舌淡胖，苔白或腻，脉弦或沉紧。

证候分析：寒湿流注关节肌肉，络脉痹阻，气血运行不畅，不通则痛，故见关节肌肉疼痛重着，僵硬而屈伸不利。寒湿为阴邪，同气相求，故遇冷痛剧，得热稍减。舌淡苔白或腻，湿邪留滞之象；脉弦沉紧，寒邪为患之征。

治法：温经散寒，通络止痛。

方药：乌头汤（《金匮要略》）加减。

乌头 12g（先煎）　麻黄 10g　黄芪 15g　白芍 30g　炙甘草 9g　蜂蜜 30g（烊化）　全蝎 2g　蜈蚣 2 条

方解：方用乌头搜风散寒，温经止痛；麻黄发汗宣卫，散寒行痹；黄芪益卫气而固肌表；芍药理血滞而通络痹；全蝎、蜈蚣搜剔通络而止痛；甘草与芍药相伍缓急止痛，且又可调和诸药；煎药时加蜂蜜既可养血润筋，缓急止痛，又可制乌头燥热之毒。诸药相伍，共奏温经散寒，通络止痛之效。

加减：关节肿大、湿盛者加五积散（《太平惠民和剂局方》）；有瘀滞者，酌加乳香、没药、桃仁、红花、穿山甲以活血通络；若有发热、恶寒表证者，可合用防风汤或防己黄芪汤。

（二）湿热蕴结，络脉痹阻

证候：关节红肿热痛，得凉稍舒，关节活动受限，晨僵、口渴或渴不喜饮，尿黄，大便不爽，患者多兼有发热，舌红、苔黄腻，脉滑数。

证候分析：湿热侵袭关节，络脉痹阻不畅，故见关节红肿热痛，得凉热邪稍减故感觉稍舒；湿为阴邪，重浊黏滞，留滞关节故有活动受限，晨僵；影响肠道气机升降，则大便不爽；湿热外袭，故多见有发热；热邪伤津故口渴，湿邪壅滞故不喜饮；尿黄、舌脉皆湿热留滞之象。

治法：清热除湿，宣痹通络。

方药：宣痹汤（《温病条辨》）加减。

防己 12g　蚕砂 10g　薏苡仁 30g　赤小豆 15g　连翘 12g　栀子 12g　滑石 15g（包煎）　半夏 9g　杏仁 9g

方解：方中防己清热利湿，通络止痛；蚕砂、薏苡仁、赤小豆祛湿通络；连翘、栀子、滑石增清热利湿之力；半夏化痰，杏仁宣肺，增利湿通络之效。全方共奏清热化湿，宣痹通络之功。

加减：发热甚者可合用白虎加桂枝汤（《金匮要略》）；热甚加生石膏、生地以清泄热邪；湿盛者加土茯苓、木瓜、木通以通利水湿，兼以清热；痛甚者加全蝎、地龙、露蜂房、白芍以搜剔通络，缓急止痛；屈伸不利加木瓜、伸筋草以舒经和络。

（三）痰瘀互结，络脉痹阻

证候：关节肿痛变形，活动受限，痛处不移，肢体顽麻，关节附近肌肤紫黯，或有肌肉萎缩，面色黧黑，或有皮下结节，舌质黯红或瘀斑瘀点，苔薄白，脉弦涩。

证候分析：痰邪与瘀血互结于关节之处，络脉痹阻，气血瘀滞，故有关节肿痛变形，活动受限，痛处不移，肌肤紫黯；肢体失却气血濡养，故见肢体顽麻，甚则肌肉萎缩；血不养面则面色黧黑，痰凝瘀血结于皮下，则有皮下结节；舌质黯红或瘀斑瘀点，脉弦涩皆瘀血阻滞之表现。

治法：活血祛瘀，化痰通络。

方药：身痛逐瘀汤（《医林改错》）合小活络丹（《太平惠民和剂局方》）加减。

桃仁 12g　红花 9g　当归 9g　五灵脂 12g　地龙 12g　川芎 12g　没药 9g　香附 9g　羌活 12g　秦艽 12g　牛膝 30g　甘草 5g

方解：方中以桃仁、红花、五灵脂、当归活血化瘀；地龙搜剔通络；川芎、没药、香附理气活血止痛；羌活、秦艽祛风湿；牛膝强壮筋骨；甘草调和诸药；小活络丹温散风寒，化痰通络祛瘀。诸药相伍，使痰化瘀祛，络脉通畅，疾病自然可愈。

加减：痛剧加乳香、元胡、土鳖虫以增加活血通络止痛之力；肿胀明显因伴淋巴回流受阻者，加莪术、水蛭、泽兰、蜈蚣以搜剔通络，活血利水；面色黧黑者可合用大黄䗪虫丸（《金匮要略》）。

（四）气血亏虚，络脉失荣

证候：形体消瘦，关节变形，骨节酸痛，时轻时重，以屈伸时为甚，面色少华，心悸短气，体倦乏力，自汗，食少便溏，舌淡、苔薄白，脉细微或濡弱。

证候分析：本证多见于疾病之缓解或稳定期，病之既久，耗伤气血，肌体关节失于滋濡，络脉失于荣养，痰瘀结于关节周围，故见形体消瘦，体倦乏力，关节变形，骨节酸痛，时轻时重；动则耗伤气血，故关节屈伸时为甚；气血不能荣养，故面色少华；不能滋养心脏则心悸气短，气虚表卫不固则自汗；中焦不健则食少，脾气不运，精微下趋则便溏；舌淡、苔白、脉细微或濡弱，乃气血亏虚之反映。

治法：补气养血，通络宣痹。

方药：黄芪桂枝五物汤（《金匮要略》）合十全大补汤（《太平惠民和剂局方》）加减。

黄芪 30g　桂枝 9g　白芍 12g　人参 9g（另煎）　川芎 12g　生地 12g　茯苓 15g　白术 12g　当归 12g　炙甘草 5g　生姜 9g　大枣 12g

方解：方中以人参、黄芪补气，桂枝通络，生地、白芍敛阴，川芎、当归养血活血，白术、茯苓、生姜、大枣健脾和中，甘草调和诸药。诸药相伍，气血充足，肌体得充，络脉得荣，经络通畅，正气存内，邪气自除，共奏补气养血，通络宣痹之效。

加减：偏寒者加制附子以温阳散寒；偏热者加秦艽，桂枝改桑枝以减温热之弊而增加清热通络之力；湿重便溏去地黄，加薏苡仁、苍术以健脾利湿；若见舌红少苔、口眼干燥等阴虚失润之证，加黄精、石斛以润燥荣络，去茯苓，减黄芪量；瘀滞重者加全蝎、蜈蚣、土鳖虫以搜剔通络，活血祛瘀。

（五）肝肾同病，阴阳两虚

证候：关节变形，形体消瘦，肌肉萎缩，骨节疼烦，僵硬及活动受限，筋脉拘急，伴面色淡白少华，腰膝酸软无力，形寒肢冷，心悸，气短，或潮热盗汗，持续低热，舌红苔白，脉沉细或细数。

证候分析：本证多见于疾病的后期，肝肾阴阳两虚，肢体失于濡养，故见形体消瘦，肌肉萎缩，骨节疼烦，面色少华；腰为肾府，膝为筋会，肝肾亏虚不能滋养，故有腰膝酸软无力之症；阳气失于温煦则形寒肢冷，心脏失于充养则心悸、气短；若阴虚为主，阴虚生热，则见潮热盗汗，持续低热；病久络脉阻滞，痰凝血瘀结于关节，故见关节变形，僵硬及活动受限；舌脉皆阴阳两虚之候。

治法：滋补肝肾，通络止痛。

方药：独活寄生汤（《备急千金要方》）加减。

独活 12g　桑寄生 15g　川牛膝 30g　杜仲 15g　熟地 12g　细辛 9g
桂枝 6g　川芎 I2g　当归 12g　白芍 9g　党参 12g　茯苓 15g　秦艽 12g
防风 9g　炙甘草 5g

方解：方中独活、桑寄生祛风通络止痛；川牛膝、杜仲、熟地黄补肝肾、强筋骨；细辛、桂枝温经散寒，通络止痛；川芎、当归、白芍养血活血；党参、茯苓、甘草健脾益气；秦艽、防风祛风除湿。全方共奏滋补肝肾，通络止痛之功。

加减：偏阴虚者，见耳鸣、失眠、盗汗烦热、颧红，加左归丸（《景岳全书》）治之；偏阳虚者，见畏寒肢冷，手足不温，关节冷痛，加右归丸（《景岳全书》）治之。

（六）痰瘀胶结，络息成积

证候：病程日久，反复发作，骨节僵硬变形肿大，关节附近呈黑色，疼痛剧烈，痛处不移，不可屈伸，或见心悸怔忡，呼吸气短，或见胸闷憋气，干咳少痰，气急乏力，舌质紫黯或瘀斑瘀点，脉细涩。

证候分析：疾病日久，痰瘀胶结，停留于关节骨骼，病结根深，络脉闭结不通，涉及内脏，息而成积，故见骨节僵硬变形肿大，疼痛剧烈；痰瘀留滞，故有痛处不移；气血不能周流，故有疼痛麻木；影响及心，可见心悸怔忡，呼吸气短；影响及肺，可见胸闷憋气，干咳少痰，气急乏力；关节附近色黑，舌、脉皆为络脉瘀阻之象。

治法：活血散结，祛痰通络，兼以补肾养肝扶正。

方药：活络效灵丹（《医学衷中参西录》）合益肾蠲痹丸（朱良春方）加减。

丹参 30g　当归 12g　制乳香 9g　制没药 9g　熟地 12g　仙灵脾 15g
鸡血藤 15g　胆南星 12g　全蝎 9g　蜈蚣 2 条　露蜂房 10g　土鳖虫 12g
蜣螂 9g　僵蚕 9g

方解：方中以丹参、当归、鸡血藤养血活血；熟地、仙灵脾补益肝肾，辅助正气；乳香、没药活血止痛；胆南星祛痰通络；全蝎、蜈蚣、露蜂房、土鳖虫、蜣螂、僵蚕等虫类药活血化瘀，消积通络，搜邪外出。共奏活血散结，祛痰通络之效。

加减：若心络络息成积可加人参、黄芪、桂枝、葶苈子、泽泻；若肺络络息成积可加半夏、杏仁、麦冬、五味子。

第五节　预后与调护

本病病情变化较多，约10%的患者能自然缓解，症状自行消退；10%的患者病程呈进行性；大多数患者的病情波动、不稳定，时起时伏，反复发作，经及时治疗，其临床症状也能逐渐减轻，关节功能得到改善。类风湿关节炎患者首先要注意防寒、防潮，关节部位不可用电扇或空调直接吹拂；要房事有节，劳逸结合；有关节畸形或僵硬者要注意关节的锻炼。可视情况积极参加各种体育运动，以增强体质，提高机体对外邪的抗御能力。如有文献表明，关节操锻炼能延缓甚至纠正类风湿关节炎患者的关节畸形，改善其活动能力，提升患者的生活质量，具有重要的临床运用价值。在饮食方面，类风湿关节炎患者由于久病、长期服药、关节疼痛，脾胃功能虚弱，胃纳不佳，首先要进行脾胃功能的调理，进行分段饮食，早期进食山药、粥类、软食等健脾胃之品，后期胃纳改善，根据辨证选择食物偏向。

参 考 文 献

[1] 宋势波，何小乔，黄俊华，等. 彩色多普勒超声与MRI诊断手部类风湿关节炎的对比分析 [J]. 现代医用影像学，2015，24（3）：351-354.

[2] 林慧燕. 关节操在类风湿关节炎患者中的运用价值研究 [J]. 黑龙江医学，2015，39（9）：1084-1085.

[3] 周子朋，孟庆良，郑福增，等. 甲氨蝶呤关节腔注射治疗类风湿关节炎的临床研究 [J]. 中国疼痛医学杂志，2015，21（8）：639-640.

[4] 张晓明，程小彤，张蕊，等. 抗环瓜氨酸肽抗体的检测对类风湿关节炎的临床意义 [J]. 中国现代药物应用，2015，19（9）：31-32.

[5] 王静莲，赵秀兰. 类风湿关节炎患者饮食调护体会 [J]. 光明中医，2015，30（9）：2002-2004.

[6] 刘俊晓，王嘉祺，王志学，等. 黏附分子在类风湿关节炎发病机制中作用的新进展 [J]. 医学综述，2015，21（18）：3277-3279.

[7] 张舸，杨群智，付爽，等. 羟氯喹对类风湿关节炎患者关节滑液IL-10和IL-6表达影响的研究 [J]. 医学研究杂志，2015，44（9）：100-102.

[8] 汤艳华. 小剂量甲氨蝶呤联合来氟米特治疗类风湿关节炎的临床疗效观察 [J]. 中国现代医生，2015，53（28）：85-88.

［9］王丽. 血清学阴性与血清学阳性类风湿关节炎患者的临床特点［J］. 临床合理用药，2015，8（10）：171-172.

［10］刘卫宾，刘海平. 影像学诊断在类风湿关节炎患者中的应用研究［J］. 检验医学与临床，2015，12（18）：2731-2733.

第十章　系统性红斑狼疮

系统性红斑狼疮（systemic lupus erythematosus，SLE）是自身免疫介导的，以免疫性炎症为突出表现的弥漫性结缔组织病。血清中出现以抗核抗体为代表的多种自身抗体和多系统受累是 SLE 的两个主要临床特征。

中国古代没有红斑狼疮这一病名，但从本病的临床特点看，与中医的"阴阳毒""阳毒发斑""蝴蝶斑""日晒疮"以及"周痹""脏腑痹""水肿""虚劳"的描述类似。如《金匮要略·百合狐惑阴阳毒病脉证治》记载："阳毒之为病，面赤斑斑如锦纹，咽喉痛，唾脓血""阴毒之为病，面目青，身痛如被杖，咽喉痛"，此与 SLE 皮疹、关节痛、发热、出血、咽喉痛、溃疡等表现极为相似。《诸病源候论·伤寒阴阳毒候》更进一步指出："夫欲辨阴阳毒病者，始得病时，可看手足指，冷者是阴，不冷者是阳"；"阴阳毒病无常也。或初得病，便有毒，或服汤药，经五六日以上，或十余日后不瘥，变成毒者。其候身重背强，咽喉痛、糜粥不下，毒气攻心，心腹烦痛、短气、四肢厥逆、呕吐，体如被打发斑，此皆其候。重过三日则难治。"形象地描述了病初的手足雷诺现象，皮肤和肌肉关节病变逐渐累及全身多个脏器，直至发生循环衰竭的病变演化过程。《时气阴阳毒候》还对阴毒和阳毒的症状特点做了区别，认为"若病身重腰脊痛，烦闷，面赤斑出、咽喉痛，或下利狂走，此为阳毒"；"若身痛背强，短气呕逆，唇青面黑，四肢逆冷，为阴毒"。《温病发斑候》中对其病机做了阐述："表证未罢，毒气不散，故发斑疮……至夏遇热，温毒始发于肌肤，斑烂隐疹如锦纹也。"至明清时期，对本病的认识更为深入，并认识到不论阴毒阳毒总有体质素虚的内在基础。如《医宗金鉴》注云："异气者……此气适中人之阳，则为阳毒，适中人之阴，则为阴毒。"近些年来在辨证论治的基础上，结合从络病论治，使中医对该病病因病机探讨和治疗效果上取得了一些突破性进展。络脉瘀阻是本病的基本病理变化。不论初期热毒伤络，还是中晚期阴液亏虚、络脉失荣、痰凝阻络，均可导致络脉病变。病位在经络血脉，以三焦为主，与心脾肾密切相关。病性为本虚标实，阴血亏虚、气血失和、经络阻隔为本，毒热痰饮为标。

第一节　西医病因病理

本病确切病因不明，有研究证实，本病是以各种免疫反应异常为特征的疾病，其造成免疫障碍的因素是多方面的。①遗传。本病的患病率在不同种族中有明显差异，家系调查显示 SLE 患者的一、二级亲属中 10%~20% 可有同类疾病的发生。例如，C1q 基因缺陷，是一种罕见的常染色体基因缺陷，目前只有 67 例 Clq 基因缺陷患者病例报道，其中约 95% 患者被诊断患有 SLE，且病情往往较重，目前越来越多的研究发现 SLE 患者中存在细胞死亡过多、清除障碍等特点，并且患者血清中存在低 Clq、高抗 Clq 抗体，且抗 Clq 抗体与 SLE 病情、是否合并狼疮肾炎等密切相关。②药物。有报道在 1193 例 SLE 中，发病与药物有关者占 3%~12%。药物致病可分成两类：第一类是诱发 SLE 症状的药物。第二类是能引起狼疮综合征的药物。其致病机制不太清楚。这类药物性红斑狼疮样综合征在停药后症状能自行消退，或残留少数症状不退。③感染。有人认为 SLE 的发病与某些病毒感染有关。从患者肾小球内皮细胞浆、血管内皮细胞、皮损中都可发现类似包涵体的物质。同时，患者血清对病毒的抗体滴度增高；另外，患者血清内有 ds-RNA、ds-DNA 和 RNA-DNA 抗体存在，前者通常只有病毒感染的组织中才能找到，但在皮肌炎、硬皮病、急性硬化性全脑炎中也可见到。也有人认为 SLE 的发病与结核或链球菌感染有关。④物理因素。紫外线能诱发皮损或使原有皮损加剧，少数病例且可诱发或加重系统性病变，约 1/3 的 SLE 患者对日光过敏，寒冷、强烈电光照射亦可诱发或加重本病。有些局限性盘状红斑狼疮曝晒后可演变为系统性，由慢性型转变为急性型。⑤内分泌因素。鉴于本病女性明显多于男性，且多在生育期发病，故认为雌激素与本病发生有关。近期发现 SLE 患者血清中有较高的泌乳素，导致性激素的继发性变化，有待进一步研究。此外，睾酮为雌二醇的前体物质，在男性与女性体内均可存在，通常作为免疫抑制剂使用。在合并有克兰费尔特综合征（患者性染色体组为 XXY 型，表现为小睾丸，精子缺乏与不育，尿中促性腺激素排泄增加，患者身高体长）的 SLE 患者在接受睾酮治疗后，SLE 的临床症状得到缓解，提示该病可能与睾酮缺乏有关。⑥免疫异常。一个具有 SLE 遗传素质的人，在上述各种诱因的作用下，使机体的免疫稳定机能紊乱。

第二节　中医病因病机

本病的基本病因病机为素体禀赋不足，肝肾亏虚，复感六淫外感之邪，或因劳累、情志所伤、阳光、生产等，以致真阴不足，瘀热内盛，痹阻脉络，外侵肌肤，内损脏腑。病位在经络血脉，以三焦为主，与心、脾、肾密切相关，可及心、肝、肺、脑、皮肤、肌肉、关节、营血，遍及全身多个部位和脏腑。

1. 素体不足、真阴本亏　本病多属先天素体禀赋不足，阴阳失调，肾阴本亏。

2. 外感六淫　外感六淫之邪，常引发或加重狼疮。内有真阴不足，外有六淫化火，外火引动内火，则狼疮发作，或壮热，或虚热，外能伤肤损络，内传损及营血、脏腑、三焦，病情渐深渐重。

3. 瘀血阻络　血热则瘀，血寒则凝。不论真阴不足，水亏火旺，还是外感六淫郁而化热，血与热结而成瘀热。故本病瘀热为多，瘀寒为少。急性发作期、慢性活动期患者大多有火旺内热之象，其瘀亦必为血热，约有90%。至后期脾肾两虚者可有瘀寒的表现。

4. 经络痹阻　经脉痹阻，气血运行不畅而血脉瘀滞，阴阳失调，脏腑痹阻而成五脏之痹、六腑之痹，久则五脏虚损，六腑为患。

第三节　西医临床诊断与治疗

一、临床表现

（一）全身症状

有80%~100%的患者早期有乏力症状，可出现在皮损及关节疼痛之前；60%的患者有体重下降或可伴有其他全身症状。80%的患者有高热，12%的患者有低热，高热者多为稽留热，长期发热者，多呈不规则型，也有低热与高热交替出现。发热前有畏寒或不畏寒，极少有寒战。激素能迅速退热，治疗时须鉴别是否感染引起的发热，如不能排除感染则应尽量避免使用激素，并予以相应的抗感染治疗。

（二）局部表现

80%以上患者有皮肤损害，仅次于关节病变，而且皮损表现多种多样，约有25%的患者皮肤病变为首发症状。

1. 光敏感　约40%的患者患有光敏感，患者多为受日光或其他来源的紫外线照射后出现皮损，通常引起光敏感的为 B 型紫外线。严重程度与光照的强度、时间均成正比。

2. 面部红斑　有 30%~61% 的 SLE 患者有面部红斑，40% 的患者以面部红斑为首发症状。最早位于颊部，多为小片状水肿性红色斑块，或深或淡，后逐渐增多扩大至鼻梁，典型的皮损为双侧皮疹在鼻梁处连接，呈现蝴蝶样皮损斑块，称蝶形红斑。

3. 脱发　50%~71% 的 SLE 患者在疾病过程中出现脱发。一般为弥漫性脱发，部分患者病情稳定后可以重新长出头发（DLE 引起的脱发常为永久性斑片状脱发）。也有一些患者则表现为头发脆性增加，无光泽、干枯、易折断，常见参差不齐的短发，尤以前额部位多见，称"狼疮发"。

4. 血管性皮肤改变　约有 50% 的 SLE 患者出现血管性皮肤改变，常见的有血管炎性皮损、雷诺现象、甲周红斑、网状青斑、狼疮性冻疮、毛细血管扩张、多形红斑等。

5. 关节病变　SLE 患者约 90% 以关节病变为首发症状，而且也常常是疾病活动征象之一。以近端指间关节、膝关节、腕关节最易受累，常有对称性、游走性的特点，可有压痛及晨僵，一般不引起关节畸形。但也有少部分患者为非对称性的。

如患者长期接受激素治疗，还必须注意排除感染引起的炎症、坏死性或化脓性关节炎，及时对症治疗。

6. 内脏损害

（1）心脏：约有 50%~55% 的患者合并心脏病变。心包炎是 SLE 最为多见的心脏病变，临床可出现胸骨后或心前区钝痛，尖锐性胸痛，呼吸、咳嗽、吞咽时加重，身体前倾时减轻。常伴有心包积液而出现相关症状。SLE 心肌病变者临床症状较轻，常见心动过速、心律不齐、少数患者有早搏、房颤等。

（2）肺部病变：约有 45%~70% 的 SLE 患者有胸膜病变。可伴有少量或中等量的胸腔积液，并由此引发相关症状。狼疮性肺炎并不多见，有急、慢性之分。急性病变的临床症状为严重呼吸困难、发热、低氧血症，常伴咳嗽、痰少，两肺底可闻及湿啰音。可合并出血及发展为成人呼吸窘迫综合征（adult respiratory distress syndorme，ARDS），危及生命。ARDS 预后极差，病死率 50%，即使存活，也都出现严重的限制性通气功能障碍和肺弥散功能降低，提示转为肺间质性改变。慢性病变则以肺间质浸润性病变为主，X 线片可表现为弥漫性网状结节样改变，预后亦不良。

（3）肺动脉高压：临床常见活动时呼吸困难、胸痛、慢性干咳等，症状隐匿，发展缓慢。可有肺动脉瓣区第二心音亢进和收缩期杂音。伴有肺动脉高压的 SLE 患者，雷诺现象的发生比率明显高于其他患者。有研究表明，雷诺现象、疾病活动、心包积液、肺间质纤维化是 SLE 患者易并发 PAH 的高危因素，与自身抗体无关。

（4）肺出血：肺出血是 SLE 患者较为少见的临床表现。但肺出血患者的死亡率高达 91.6%。如患者突然出现发热、咳嗽、痰中带血或大量咯血，伴低氧血症、心动过速，红细胞压积下降，X 线片示双侧肺野有浸润影，应考虑本病。部分患者经激素、血液置换、细胞毒治疗能好转，但预后不良。

（5）消化道病变：约有 1/4～1/2 的患者出现消化道症状，既可以出现在 SLE 病程的各阶段，也可以表现为 SLE 的首发症状。其在临床上的表现并无特异性，临床上以食欲不振最为多见，其次为恶心、呕吐、腹泻。

（6）血液系统病变：50% 的患者出现贫血，其贫血原因有免疫性及非免疫性之分。

非免疫性贫血大多由于 SLE 本身疾病引起的造血抑制或生成障碍所致，也有因治疗 SLE 的药物毒副作用抑制骨髓、胃肠道出血、月经过多等所致。

SLE 患者约有 10%～40% 患者出现溶血性贫血（免疫性），也可为首发症状。此外，还可伴网织红细胞增多、血结合珠蛋白降低、Coomb's 试验阳性。激素治疗有效，脾切除很少能获得长期疗效。

白细胞减少临床也较多见，仅次于贫血，但严重的较少见。一般与疾病的活动、药物的副作用、自身抗体、骨髓功能降低有关。

血小板减少是 SLE 病情活动的一种表现，约有 25%～50% 患者有轻度减少，5%～10% 的患者有重度减少。可出现明显的皮肤黏膜瘀点、紫癜、鼻衄、牙龈出血，甚至发生胃肠道、泌尿生殖道、中枢神经系统出血。血小板减少的主要原因是抗血小板抗体所致。此外，还与治疗药物的毒性导致的骨髓抑制、造血功能低下有关。

此外，SLE 尚可伴发血栓性血小板减少性紫癜，多为 SLE 首发或并发，同时伴狼疮活动；关注患者临床症状及监测血清血管病性血友病因子裂解酶水平可能为早期诊断提供依据，激素及血浆置换治疗仍为其首选方案，尽管积极治疗，病死率仍高，感染可能为其危险因素。

10%～20% 的患者有脾肿大，疾病活动期时更多见，尸检发现率更有 67%。5% 的患者脾脏萎缩，脾功能低下。

（7）神经系统病变：SLE 患者出现精神神经系统损害，又称"狼疮性脑病"或"狼疮性周围神经病"。

SLE 患者发病后 1 年内出现精神症状者为 40.0%～53.5%，以精神障碍为首发症状者为 1.3%～3.6%。精神障碍的出现与疾病本身、身体的一般状况、环境、药物均有一定的关联。

癫痫在 SLE 患者神经系统损害中最为常见，约占 5% ~ 57%。大多由于血管炎、血管破裂，或由于 SLE 并发高血压、尿毒症、脑水肿引起。一般癫痫为 SLE 患者的终末期表现，既可先于 SLE 发作，也可出现在疾病过程中，但大多数患者在癫痫发作后数天至一个月内死亡，是 SLE 死亡的主要原因之一。实验室检查可发现脑脊液及颅脑 CT 和/或 MRI 异常。

（8）肾脏病变：肾脏受损是 SLE 最常见的临床表现之一。与病程的长短显著相关。据统计，SLE 确诊时有肾损证据者为 24.24%，半年后为 42.42%，1 年后为 61.29%，2 年后为 72.4%，4 年时高达 92.3%。患者多表现为蛋白尿、镜下血尿、白细胞尿、管型尿、水肿、高血压、肾功能不全。与肾病综合征的区别为，狼疮性肾炎的 IgG 不降或升高，蛋白电泳则提示 γ 球蛋白不降或升高。有文献报道，30 岁以下抗 ds-DNA 抗体阳性的 SLE 患者更容易发生狼疮肾炎（LN），并提示肾脏功能预后较差；狼疮性肾炎患者 C3 降低较原发性肾小球肾炎更为明显，肾功能损害程度也明显高于原发性肾小球肾炎患者。

二、实验室和其他检查

（一）血液常规检查

1. 由于抗体的破坏，可见白细胞减少、血小板减少，并可找到相应的抗体。

2. 血红蛋白降低，可测得网织红细胞增高。

3. 活动期血沉可增快、C 反应蛋白阳性。有文献表明，血清铁蛋白水平亦可反映该病的病情活动情况。

（二）尿液常规检查

肾脏损害可见蛋白尿，红细胞、白细胞、脓细胞等，作为诊断依据，尿蛋白>+++，24 小时蛋白尿必须>0.5g。

（三）生化检查

1. 部分患者肝功能异常，ALT、AST、γ-GT 等升高，与疾病相关。

2. 蛋白电泳异常。

（四）免疫功能检查

1. 免疫球蛋白增高、补体降低、免疫复合物阳性。

2. 自身抗体阳性，其中抗 ds-DNA 抗体及抗 Sm 抗体阳性被认为是 SLE 的标志性抗体。其中抗核抗体（ANA）滴度与疾病的严重程度不成平行关系。

3. 淋巴细胞亚群异常，淋巴细胞计数减少。

（五）功能检查

1. 心电图、心脏超声波　可了解心脏损害及肺动脉高压情况。

2. X 线片　了解是否出现肺间质改变。

（六）其他

肾穿、骨穿主要了解相关的损伤情况。

三、诊断要点

美国风湿病学会 1997 年推荐的系统性红斑狼疮诊断标准。

1. 颊部红斑　扁平或高起，在两颧突出部位固定红斑。

2. 盘状红斑　片状高超皮肤的红斑，黏附有角质脱屑和毛囊栓；陈旧性病变可发生萎缩性瘢痕。

3. 光过敏　对日光有明显的反应，引起皮疹，从病史中得知或医生观察到。

4. 口腔溃疡　经医生观察到的口腔或鼻咽部溃疡，一般为无痛性。

5. 关节炎　非侵蚀性关节炎，累及 2 个或更多的外周关节，有压痛、肿胀或积液。

6. 浆膜炎　胸膜炎或心包炎。

7. 肾脏病变　尿蛋白≥0.5g/24h 或+++，或管型（红细胞、血红蛋白、颗粒管型或混合管型）。

8. 神经病变　癫痫发作或精神病，除外药物或已知的代谢紊乱。

9. 血液学疾病　溶血性贫血或白细胞减少，或淋巴细胞减少，或血小板减少。

10. 免疫学异常　抗 ds-DNA 抗体阳性，或抗 Sm 抗体阳性。或抗磷脂抗体阳性（包括抗心磷脂抗体，或狼疮抗凝物，或至少持续 6 个月的梅毒血清试验假阳性三者中具备一项阳性）。

11. 抗核抗体　在任何时间和未用药物诱发药物性狼疮的情况下，抗核抗体异常。

该诊断标准的 11 项中，符合 4 项或 4 项以上者，在除外感染、肿瘤和其他结缔组织病后，可诊断为系统性红斑狼疮，同时具备第 7 条肾脏病变即可诊断为狼疮性肾炎。

四、治疗

（一）非甾体抗炎药（NSAIDs）

通过抑制 COX，减少花生四烯酸代谢为前列腺素、前列环素、血栓烷等炎性介质，从而抑制关节滑膜充血、渗出等炎症现象。

常用药物有吲哚美辛、萘普生、布洛芬、美洛昔康、双氯芬酸及昔布类等。

主要用于患者关节炎、发热、浆膜炎、头痛及软组织疼痛。

副作用主要有消化道反应、皮肤反应、肝肾毒性。偶可见引起无菌性脑膜炎。

（二）抗疟药

目前确切的作用机制尚不清楚，虽然起效时间长，但一般少有继发感染，提示其作用并非单纯免疫抑制。

常用药物有氯喹、羟氯喹。

主要用于皮损、多关节炎、胸膜炎、心包炎，可减少撤减激素后疾病的反跳和减少激素的用量。此外，该药相对安全，可尝试应用于妊娠患者，有研究表明，在妊娠患者中应用该药联合激素，比单独应用激素可降低病情活动率。但对肾脏、血液、中枢神经等系统损害的疗效欠佳。

副作用有消化道反应、皮疹。较少见的有肝损、心脏传导阻滞。少数患者可因药物在角膜沉积，出现虹视现象。最严重的毒副作用是视网膜毒性，严重者可失明。

（三）激素

激素具有强大的抗炎、免疫抑制作用，在炎症早期可改善红、肿、热、痛等症状。

主要用于发热、关节痛、面部红斑、口腔溃疡、狼疮性肾炎、心包炎、心肌炎、肺动脉高压、狼疮性脑病和血液系统累及。

副作用有诱发加重感染、类肾上腺皮质亢进综合征、消化系统溃疡、骨质疏松、股骨头无菌性坏死、精神症状、心血管系统如冠状动脉粥样硬化、糖和脂肪代谢异常等。

（四）免疫抑制剂

1. 烷化剂　常用药物是环磷酰胺。通过改变巨噬细胞功能，增加前列腺素 E2 生成，改变基因转录及影响淋巴细胞功能，可直接作用于 DNA 导致细胞死亡。

主要用于狼疮性肾炎、胃肠道血管炎、间质性肺炎、肺动脉高压、神经系统狼疮等。

副作用有消化道反应、肝损害、骨髓抑制、出血性膀胱炎、卵巢毒性、感染，可能引发肿瘤。

2. 硫唑嘌呤　通过干扰嘌呤代谢，抑制 DNA、RNA 及蛋白质合成，从而抑制淋巴细胞的增殖。

其常用性仅次于环磷酰胺，主要用于狼疮性肾炎、皮疹、肺间质病变等。

副作用有消化道反应、肝脏损害、骨髓抑制等。

3. 环孢素 通过抑制白细胞介素-2 和其他细胞因子，从而降低淋巴细胞增殖。主要用于器官移植的抗排异反应，在 SLE 治疗领域的应用仍然不成熟。但有研究表明该药对 SLE 的活动、降低抗体滴度、提高补体、改善蛋白尿有不同程度疗效。

主要用于狼疮性肾炎，尤其对于膜型肾炎（Ⅴ型）有比较明确的疗效。

副作用有肾毒性、高血压、肝损害、胃肠功能紊乱、电解质紊乱、神经系统毒性等，但没有骨髓抑制。

4. 甲氨蝶呤 通过干扰胸腺嘧啶脱氧核苷酸的合成，抑制细胞增殖。以多重抗炎作用为主，如中性粒细胞功能抑制、干扰白介素-1 功能、抑制脂氧合酶形成等。

主要用于肌炎、滑膜炎、皮疹、胸膜炎等，一般用于激素疗效不佳而无严重肾脏和神经系统累及。

副作用有消化道反应、肝肾损害、骨髓抑制等。

5. 霉酚酸酯 该药可降低 DNA 合成，减少淋巴细胞增殖，减少抗体产生，但无骨髓抑制毒性。

主要用于狼疮性肾炎。

副作用有消化道反应，极少出现白细胞减少、淋巴细胞减少、转氨酶升高等，可能增加感染。

6. 来氟米特 来氟米特主要作用机制是直接作用于二氢乳酸脱氢酶，进而抑制嘧啶合成、酪氨酸磷酸化和白细胞介素-2 基因转录，从而减少抗体生成；同时，来氟米特还可抑制 TNF 介导的细胞免疫反应，从而达到减少肾损害和尿蛋白的效果。国内针对狼疮肾炎诱导缓解治疗的前瞻研究发现，来氟米特的近期疗效与 CTX 相仿，但研究尚未明确来氟米特药物的最佳治疗剂量，目前常用剂量为 20mg/d，但也有文献报道采用 30~40mg/d 的治疗效果更好，40mg/d 的不良反应尚无报道。有文献报道，该药联合激素治疗比单独应用激素在改善血红蛋白、血清白蛋白、ANA、C4 和 24h 尿蛋白定量方面有着更好的疗效。

（五）造血干细胞移植

用于多系统损害而治疗无效者；狼疮性肾炎多种治疗无效者；全血细胞减少、反复感染或输血依赖，治疗无效者。

干细胞移植尚存在的问题是：复发、移植相关性死亡、异体造血干细胞移植 HLA 相合的造血干细胞来源困难、疗效考核标准尚未统一及费用昂贵等。

第四节　中医辨证论治

一、辨证要点

（一）辨寒热虚实证

疾病初期以邪实壅络为主，外邪以湿热毒邪多见，中后期往往以正亏络虚多见，或寒热虚实夹杂，表现为上实下虚，上热下寒，水火不济，阴阳失调的复杂证候。但本病以热毒伤阴证多见，症见面部及体肤斑疹，疹色鲜红，或斑疹时隐时现，关节疼痛红肿，高热烦躁，面赤口渴，小便黄赤，大便秘结，午后夜间潮热，腰膝酸痛，头晕耳鸣，五心烦热，口干咽燥，盗汗脱发，舌红少苔，或苔薄或薄黄，脉细数等。

（二）脏腑辨证

系统性红斑狼疮可以累及心、肾、肺、肝、脾等多个脏器，而且随着病情的发展，往往成为疾病的主要矛盾，成为治疗的重点。外邪不解，沿经内传，病及肺络，出现咳嗽、咳痰、气短、胸闷等症，相当于狼疮肺炎、狼疮性胸膜炎；病及心络，出现心悸、胸痛、胸闷等，相当于狼疮性心肌炎、狼疮性心包炎；病及脾脉，出现食欲不振，乏力倦怠，血细胞减少的病症，相当于狼疮性胃肠损害及血液系统损害；病及肝络，出现胁痛、黄疸、头痛、头晕、癫痫等症状，相当于狼疮肝炎、狼疮神经系统损害；病及肾络，出现水肿、尿少、尿浊、头晕等症状，相当于狼疮肾炎。

（三）络病辨证

SLE 病变中，络脉病变为贯穿疾病始终的病机主线。络脉病变又分络气郁滞、络脉瘀阻、络脉绌急、络脉瘀塞、络虚不荣、络脉损伤以及热毒滞络等证型。络气郁滞是络脉病变由功能性向器质性病变发展的早期阶段，气为血之帅，络气郁滞则络脉瘀阻，络脉瘀阻症见：皮肤紫斑、网状青斑、色素沉着或异色、肌肤甲错、疼痛、月经不调，闭经，舌质紫红，舌下瘀筋明显等；络脉绌急症见：手指或趾端青紫、苍白或白紫青交替出现（雷诺征）以及头痛、头晕等症；络脉瘀阻和络脉绌急可导致络脉损伤，症见于 SLE 患者病及肺络、脑络、胃络出现咯血、神昏谵语、痉厥抽搐、呕血、便血等症；络虚不荣证表现于气血阴阳诸不足症状当中；热毒滞络症见：斑疹鲜红或紫红以及发热、痈疽等症。

二、治则治法

因本病的病位在络，故调节络脉功能为主要治则之一。络脉病变虽有寒热、虚实之区别，但其共同的病机为脉络的气血或津液痹阻不通，所以通络是总的治疗原则，具体又有祛邪通络和扶正通络两大类，包括宣络、透络、通络、活络、清络、柔络、搜络、补络等方法。在通络的基础上结合脏腑辨证治疗，益气养阴，调补肝肾，清热解毒，扶正与祛邪兼顾，标本兼治，借以恢复皮肤和脏腑的正常功能。

三、辨证治疗

（一）热毒炽盛，络脉蕴毒

证候：皮肤斑疹，疹色鲜红，高热烦躁，面赤口渴，甚或狂躁谵语、神昏惊厥或兼尿血，皮肤紫斑，小便黄赤，大便秘结。舌质红绛，苔黄，脉弦细数或滑数。

证候分析：本证多见于 SLE 的急性进展期，里热炽盛、热毒充斥，故见高热、烦躁口渴。热毒侵袭，伤及肌肤之络，故见皮肤斑疹、疹色鲜红。热盛动血，络脉损伤，可见出血症状。狂躁谵语、神昏惊厥为热扰心神、脑络受伤所致。舌质红绛，苔黄，脉弦细数或滑数为热毒炽盛之证。

治法：凉血解毒，清络通络。

方药：犀角地黄汤合五味消毒饮加减。

生地 30g　赤芍 20g　丹皮 20g　金银花 30g　连翘 20g　公英 20g
地丁 20g　野菊花 10g　紫草 20g　忍冬藤 30g　青风藤 15g　鬼箭羽 15g
元参 10g　僵蚕 12g　桑枝 15g

方解：方中金银花、连翘、公英、地丁、野菊花清热解毒，生地、赤芍、丹皮、紫草、元参凉血活血，忍冬藤、青风藤、鬼箭羽、僵蚕、桑枝宣络通络，诸药合用共奏凉血解毒、清络通络之功。

加减：神昏谵语者，加安宫牛黄丸或紫血丹；惊厥狂乱者，加钩藤、羚羊角；出血见症者加地榆、三七等。

（二）阴虚内热，邪稽络脉

证候：低热不退或午后夜间潮热，面部或四肢斑疹时隐时现，腰膝酸痛，头晕耳鸣，五心烦热，口干咽燥，盗汗脱发，月经后期、量少或经闭，小便黄，大便干。舌红少苔，或苔薄或薄黄，脉细数。

证候分析：本证多见于疾病稳定期或缓解期，热毒伤阴，邪毒渐退，或见于发病时毒邪不盛，起病即呈阴虚内热证。由于邪毒已减而络中余毒未清，故可见低热反复、潮热口干、五心烦热、盗汗，又可见斑疹时隐时现，肾阴虚则腰膝酸痛、头晕耳鸣、脱发、月经不调或闭经。肾主二阴，津枯肠燥则便干，小便黄，舌红少苔或苔薄或薄黄，脉细数，均为阴虚内热之象。

治法：滋阴透络，清热和营。

方药：青蒿鳖甲汤合二至丸加减。

青蒿 15g　鳖甲 15g　生地 30g　知母 12g　丹皮 20g　旱莲草 20g 女贞子 15g　玄参 20g　白薇 15g　地骨皮 15g　忍冬藤 30g　秦艽 15g

方解：方中鳖甲滋阴退热，入络搜邪；青蒿伍白薇、地骨皮、忍冬藤、秦艽，芳香清热透络，引邪外出；生地合知母、丹皮、旱莲草、女贞子滋阴清热。

加减：腰膝酸痛，加山萸肉、牛膝、狗脊等；关节疼痛，加秦艽、石斛；盗汗、五心烦热，加黄柏、牡蛎；夜寐不安，加枣仁、夜交藤、合欢皮等。

（三）气阴两虚，络脉瘀滞

证候：身热不扬，全身乏力，纳呆，精神萎靡，心悸，气短，活动后加重，腰脊酸痛、脱发、口干，红斑色淡，经常恶风怕冷，自汗盗汗，大便燥结。舌淡或舌质红，苔薄白，脉细弱或细数。

证候分析：邪热郁久，耗气伤阴，元气亏虚，脏腑功能降低，故全身乏力、精神萎靡；阳络气虚卫外不固则恶风自汗；气虚无力鼓动血脉，劳则气耗，心络失养，故心悸气短，活动后加重；热盛伤津，阴液不足，故见口干，盗汗，便结。舌脉均为气阴两虚之象。

治法：益气养阴，通络解毒。

方药：西洋参 10g　麦冬 20g　五味子 10g　黄芪 30g　陈皮 12g　当归 12g　玄参 20g　生地 15g　何首乌 20g　枸杞子 15g　山萸肉 12g　山药 15g　白术 12g　乌梢蛇 12g　鸡血藤 30g　僵蚕 10g

方解：络气虚馁，推动无力，或气虚不能生血，或热毒伤阴耗气，而致络中津血虚滞。所以方中应用西洋参、麦冬、五味子、黄芪、当归、生地、何首乌、枸杞子、山萸肉、山药、白术等药益气养阴，补络中之虚，在补益的基础上，用乌梢蛇、鸡血藤、僵蚕、陈皮等药活血理气通络。方中诸药合用，体现了叶天士"大凡络虚，通补最宜"以及"当以通补入络"的络病治法。

加减：恶风怕冷、自汗盗汗者，加牡蛎、浮小麦、麻黄根；腰脊酸痛、脱发者，加川牛膝、菟丝子、狗脊；心慌气短、脉细弱者，可合用炙甘草汤。

（四）风湿热邪，痹阻经络

证候：四肢肌肉关节游走性疼痛不适，或多个关节红肿热痛，痛不可触，屈伸不利，可伴有发热，皮疹鲜红或瘀紫。舌红苔薄白或黄燥，脉滑数。

证候分析：本证多为脏腑气血不足，感受风湿热邪或风寒湿郁久化热而成。风湿热邪，与素体阴虚内热相搏，酿成热毒，外至肌腠脉络。故见红斑，鲜红为热毒炽盛，瘀紫为瘀热阻络。外邪痹阻机体经络、骨节，则见四肢肌肉关节疼痛、肿胀。舌红，苔黄燥，脉滑数，均为热盛之象。

治法：祛风化湿，清热和营，活血通络。

方药：独活 20g　防风 15g　苍术 12g　黄柏 12g　薏苡仁 30g　川牛膝 20g　生石膏 30g　知母 12g　桂枝 10g　秦艽 12g　土茯苓 30g　川芎 12g　全蝎 6g　白花蛇 10g　忍冬藤 20g

方解：方中石膏、知母、黄柏清热坚阴、养胃生津；桂枝疏风通络；独活、防风、苍术、薏苡仁、川牛膝、秦艽、土茯苓、川芎祛风胜湿、活血通络；全蝎、白花蛇、忍冬藤清络搜络、息风止痛。

加减：关节肿胀明显者，加车前草、猪苓、泽泻；发热者，加金银花、公英、板蓝根；皮疹鲜红者，加生地、丹皮、水牛角粉；皮疹紫暗或伴肢端凉紫者，加丹参、鸡血藤、泽兰等。

（五）脾虚肝郁，经络阻隔

证候：面部或手足红斑、色暗，胁肋胀痛或刺痛，胸膈痞满，腹胀纳差，或胁下有癥块，黄疸，或伴泛恶、嗳气、头晕失眠，女性月经不调甚至闭经。舌质紫暗或有瘀点，脉弦细或沉细而涩。

证候分析：本证为热毒传肝，肝郁不达而致气滞血瘀络阻。胁为肝经运行部位，肝郁气滞，故胁肋疼痛，气滞以胀痛为主，血瘀以刺痛为主，瘀血积于胁下，络息成积，故见癥块。热毒夹湿，则生黄疸，肝郁气滞，胃失和降，则泛恶嗳气、纳差；冲任不调，则月经紊乱。舌质紫暗或有瘀点，脉弦细或沉细而涩，均为瘀血阻络之象。

治法：疏肝健脾，化瘀通络。

方药：逍遥散加减。

柴胡 24g　枳壳 10g　白芍 12g　香附 10g　当归 12g　茯苓 30g　白术 15g　丹皮 12g　延胡索 15g　郁金 12g　三七粉 3g（冲）　甘草 10g　莪术 6g　炮山甲 15g（先煎）　地龙 10g

方解：逍遥散健脾和营、疏肝解郁，枳壳、香附、延胡索、郁金疏肝理气活血通络，丹皮清营络之虚热，莪术、炮山甲、地龙通络搜络。

加减：胁下癥积者，加大黄䗪虫丸以活血化瘀、通络软坚；黄疸者，加茵陈、半枝莲、大黄等；腹胀泛恶者，加半夏、陈皮、厚朴；红斑隐现或伴肌肤发斑者，加茜草、白茅根、生地榆。

（六）脾肾阳虚，湿浊阻络

证候：颜面及四肢水肿，尤以双下肢为甚，腰膝酸软，形寒肢冷，面色萎黄，神疲倦怠，腹胀食少，尿少，严重者可出现悬饮，尿闭，胸憋气促，不能平卧，喘咳痰鸣或腹大如鼓，心悸气促。舌体胖嫩质淡，苔薄白，脉沉细弱。

证候分析：本证多由肝肾阴虚或气阴两虚发展而来，由于阴损及阳，故见面黄形寒、神疲倦怠；肾不主水，脾不制水，阳虚水泛、湿浊阻络，故见全身浮肿，严重者可致胸水、腹水；水气凌心犯肺，故见喘咳痰鸣、心悸气促，最终发展致癃闭无尿。腰膝酸软、腹胀食少，舌体胖嫩质淡，苔薄白，脉沉细弱，均为脾肾阳虚之象。

治法：温阳利水行气，健脾化湿通络。

方药：济生肾气丸合附子理中汤加减。

熟附子 12g 肉桂 6g 党参 20g 黄芪 30g 白术 12g 熟地黄 20g
山萸肉 12g 山药 30g 茯苓 15g 泽泻 15g 牛膝 20g 王不留行 12g
泽兰 12g 枳壳 12g 陈皮 10g 丝瓜络 12g

方解：济生肾气丸温补肾阳、利水消肿，党参、黄芪、白术、山药、茯苓、泽泻益气健脾化湿，牛膝、王不留行、泽兰、枳壳、陈皮、丝瓜络活血理气通络。

加减：全身肿胀明显者，加猪苓、赤小豆；悬饮咳喘者，加麻黄、葶苈子、白芥子；腹胀、腹大如鼓者，加大腹皮、汉防己；尿少、尿闭者，加肉桂、白茅根等。

第五节　预后与调护

SLE 的预后与受累脏器的范围、轻重、病理类型和治疗的正确与否，以及有无并发症等密切相关。仅有皮肤和关节损害，而无心、肝、肾、中枢神经系统等重要脏器损害，或内脏损害较轻者，预后良好；大多数患者经过早期诊断和及时治疗，均能恢复正常的生活自理和劳动能力。如狼疮肾炎临床类型属隐匿型以及病理类型属单纯系膜型和局灶节段型者，很少会发生肾衰竭，预后良好；但是对伴发严重内脏损害者，如出现致命的心律失常、顽固性心力衰竭、肝肾衰竭、狼疮脑病或合并严重的感染、出血、贫血，以及多脏器功能减退者，预后不良。SLE 患者的死因通常包括病情活动，长期大量应用激素和免疫抑制剂而继发感染、冠状动脉粥样硬化以及肾衰竭。因此，制定合理的治疗方案，尽量减少激素用量，采用中西医结合的治疗方法，是提高生存率和改善生活质量的关键。

生活要有规律，劳逸结合，适当休息和运动。注意消除可能引起本病的诱因，避免使用可诱发 SLE 的药物，防止受凉、感冒和其他感染。尽量避免日光曝晒，其他如强烈电灯光、X 线也能引起本病的加剧。精神因素对本病的病情有很大影响，故应正确认识本病，树立乐观的人生观和与疾病做斗争的信心，尽量避免情绪过度激动。

参 考 文 献

［1］陈泽娜，古洁若. Clq、抗 Clq 抗体与系统性红斑狼疮［J］. 实用医院临床杂志，2015，12（5）：13-16.

［2］冯伟. 来氟米特治疗狼疮肾炎 46 例临床效果［J］. 青岛医药卫生，2015，47（5）：354-356.

［3］郑创史，邱钊禹. 羟氯喹辅助治疗妊娠合并系统性红斑狼疮的可行性研究［J］. 海峡药学，2015，27（8）：129-130.

［4］张亚清，周衡，张星虎. 系统性红斑狼疮伴中枢神经系统损害的诊断及治疗分析［J］. 中国全科医学，2015，18（27）：3352-3354，3359.

［5］燕丽君. 系统性红斑狼疮发病机制的研究进展［J］. 健康导报医学版，2015，20（8）：62.

［6］张亚兵. 系统性红斑狼疮合并肺动脉高压的相关高危因素分析［J］. 当代医学，2015，21（27）：58-59.

［7］袁红，曾雪曦. 系统性红斑狼疮患者发生狼疮性肾炎与年龄和自身抗体谱的相关性分析［J］. 国外医学医学地理分册，2015，36（3）：218-221.

［8］覃文，忻霞菲，周丽. 系统性红斑狼疮相关性血小板减少性紫癜的临床分析［J］. 现代实用医学，2015，27（8）：993-995.

［9］周碧芸. 血清铁蛋白与系统性红斑狼疮疾病活动度间的相关性探讨［J］. 医学检验与临床，2015，26（4）：95-96.

［10］沈思钰，傅晓东，王文健. 中枢神经系统狼疮的临床研究进展［J］. 研究生学报，2015，28（9）：973-977.

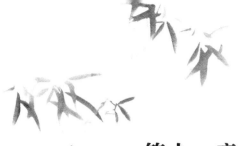

第十一章 硬 皮 病

硬皮病（scleroderma）是一种以皮肤及各系统胶原纤维化为特征的结缔组织疾病，临床包括局限性硬皮病和系统性硬皮病两大类型。本病任何年龄均可发病，局限性硬皮病以儿童及中年发病较多，系统性硬皮病以20~50岁间好发，男女发病之比为1：3，育龄妇女为发病高峰人群。

硬皮病归为中医痹证，尤其是皮痹范畴。痹证辨证治疗中涉及络病的论述，于历代中均有文献记载。《素问·皮部论》曰："邪客于皮腠理开，开则邪入客于络脉，络脉满则注入经脉，经脉满则入舍府藏也。"此处经脉、络脉之"满"，实则不通之意，乃系邪客阻络之病机。明代李中梓《医宗必读》载"脉痹即热痹也，复感外邪，客搏经络，留而不行，故病痹，肌肉热极，唇口反裂，皮肤变色"，此段描述符合硬皮病湿热阻络的表现。明代林珮琴《类证治裁》更进一步说"诸痹，风寒湿三气杂合，而犯经络之阴也"，指出痹证日久可深入脏腑之阴络。清代汪文绮在《杂症会心录》中曰："况痹者闭也，乃络脉涩而少宣通之机，气血凝而少流动之势。治法非投壮水益阴，则宜补气升阳"，这对于明确硬皮病病因病机及治则治法有重要的指导意义。可见，有关痹证论治涉及络病的理论经历了一个逐渐完善丰富的过程，而近来从络病论治硬皮病成为研究热点，也成为取得疗效突破的切入点。

第一节　西医病因病理

硬皮病病因未明，其发病可能涉及感染、性激素、遗传、环境、药物等多方面因素。

系统性硬皮病患者的血清中可测出多种自身抗体，如：抗核抗体、抗线粒体抗体、Sc1-70抗体、抗着丝点抗体等，患者血中可查见免疫复合物，这些提示本病与体液免疫有关，免疫异常是近年来最受重视的发病机理之一。血管的损伤发生于纤维化之前，开始为内皮细胞损伤，既而内膜增厚，管腔狭窄，甚至闭塞。皮肤部位毛细血管周围不仅成纤维细胞数量增多，而且有活跃的胶原合成。患者显示有广泛的结缔组织病变及代谢异常。另外，部分患者有家族史。

局限性硬皮病是一种以局部皮肤及皮下组织纤维化为特征的疾病。病因不明，发病机制可能涉及小血管的损伤、T细胞的活化以及结缔组织生成增加等多个过程。T细胞活化释放各种细胞因子、趋化因子，主要包括肿瘤坏死因子、转化生长因子B、可溶性白细胞介素受体2和可溶性白细胞介素受体6等。血管内皮细胞的损伤也可介导纤维化相关的细胞因子释放。

近年来，有证据表明，氧化应激可能在系统性硬皮病的发生发展过程中起重要作用。一些学者提出，在系统性硬皮病发生的初始阶段，患者体内激活的成纤维细胞能产生大量的活性氧，使机体处于一种过度的氧化应激状态，在这一状态下，大量产生胶原蛋白I，促使组织纤维化。

总之，硬皮病的发生是多种因素相互作用的结果，究竟以何种为主，相互间存在的关系均有待进一步研究。目前多数认为本病可能是在一定的遗传背景基础上再加持久的慢性感染而导致的一种自身免疫性疾病。

第二节 中医病因病机

硬皮病的病因主要是正气亏虚，外邪侵袭。先天不足，脾肾阳虚，或内有沉寒痼冷，或卫外不固，外感风寒湿邪，邪阻阳络，络气郁滞，而导致营卫不和，气血不通，进则外邪沿经内侵脏腑之络，脏腑功能失调，阳气虚衰。在疾病发生发展过程中，又可产生痰凝水聚、气滞血瘀等病机变化。

局限性硬皮病病变仅限于皮肤，而系统性硬皮病病变比较广泛，主要包括皮肤病变和内脏病变两大部分。皮肤和内脏正是络脉循行部位，系统性硬皮病病变初起，伤及阳络，而随着疾病的发展，由阳络（皮肤）而及经脉，再由经脉传变至阴络（内脏）。阴络近经布于里，阳络浮浅散于外，络脉就像网络一样遍布全身，外络肌表，内联脏腑，无处不至。系统性硬皮病不仅起病于络，其发展又有由表入里，沿经传变的特征。宋代陈无择《三因极一病证方论》中说："三气袭人经络，入于筋脉、皮肉、肌肤，久而不已，则入五脏。"而又有部分系统性硬皮病患者长时间观察并无内脏受累或内脏病变轻微，皮肤病变亦逐渐好转，皮肤代谢改善，功能恢复，盖因脏实而不受邪，或由于治疗及时得当，邪犯阳络即逐邪外出，正如清代吴谦《医宗金鉴》云："其人脏实而不受邪，复还于外，则易治多生。假如久病皮痹，复感于邪，当内传肺而为肺痹。若无胸满而喘咳之证，则是脏实不受邪，余脏仿此。"

硬皮病的皮肤病变分肿胀期、硬化期、萎缩期，而且三期逐渐演变。肿胀期病机为外感寒湿之邪，阻于肌肤之络（孙络），致络气郁滞、络脉瘀阻，而"血不利则为水"，此即"由血及水"的道理。络脉具有使布散于肌腠中的津液还于脉中的作用，当外邪犯络，络脉瘀阻时，津液不能入于络中而渗于络外，于是出现皮肤水肿、皱纹消失等症。络脉瘀阻，气血失和，久则络中津血不足，络虚不荣，肌肤失养而致皮肤硬化萎缩。

总之，硬皮病的病位在于络脉，络脉病变的形成包括初病入络和久病入络两个方面。初病入络的病因为外感六淫，主要为风、寒、湿邪。外感六淫，邪客肌表，入舍阳络，留而不去，传入经脉，正邪相争，气血失和，迁延不愈，从而形成气滞、血瘀、痰凝等病理变化，而这些病理变化正是形成"久病入络"以及硬皮病病及脏腑阴络的病理基础。同时外邪久稽，耗伤正气，或先天禀赋不足，形成络虚不荣证候，而六淫外邪、情志等因素又可导致络脉绌急的病机状态。各种病理机制之间往往又相互影响，互为因果，同时存在。应用络病理论探讨硬皮病的病因病机，可概括为以下几个方面：

（一）脾肾阳虚，寒凝血瘀

风寒外袭，或先天禀赋不足，脾肾阳虚，或劳伤过度，气虚阳衰，寒从内生，寒则收引。寒邪凝滞，血流不通，收引则经脉气血不畅，故可导致络气郁滞、血瘀阻络、络脉绌急。络脉受阻，则四末发凉，皮肤遇冷变白变紫，皮硬不仁，甚则肌肉及皮肤失养，而肌瘦皮硬而薄，毛发脱落，色素沉着。

（二）风寒阻络

禀赋不足，卫气不固，风寒外袭，伤于肺卫，阻于脉络，营卫不和，脉络不通，则身痛、肢肿、皮硬、咳嗽、咯痰等。

（三）痰浊阻络

寒邪伤肺，肺卫受损，肺气不宣，津液难输，聚而为痰；或脾肾阳虚，水不化津而痰浊内蕴。若此痰浊阻于皮肤脉络，筋脉皮肤失养，则可发生本病。

（四）气滞血瘀

郁怒日久，情志不舒，可导致气滞血瘀，血瘀阻络使气血不能养肤润皮熏毛，故皮肤失荣而变硬变薄，而皮变硬则张口困难，气郁不能运血达于四末则肢冷、身痛，甚则筋脉挛急。

（五）湿热阻络

外感湿热，或寒湿痹阻，脾阳不振，运化失司，湿郁化热，阻于肌肤关节，致脉络不通，经气不畅，肌肤关节红肿疼痛，火热燔炎，病情进展，皮肤病变扩大，多见于硬皮病肿胀期。

本病初起病邪在表，但邪留日久，阻碍气机，血流不畅，渐使肺、脾、肾受累，开始以阳虚寒凝为主，进则阳损及阴，可成劳损。

第三节　西医临床诊断与治疗

一、临床表现

1. 局限性硬皮病

（1）斑状损害：皮损初期为圆形、长圆形或不规则形、淡红或紫红色水肿性发硬片状损坏，数周或数月后渐扩大，损坏可单个或多个，数年后硬度减轻，渐出现白色或淡褐色萎缩性瘢痕，以躯干较多见。

（2）带状损害：皮损常沿肢体或肋间呈带状分布，多见于儿童。

（3）点滴状损害：皮损多发生于颈、胸、肩、背等处，损坏为绿豆至黄豆大集簇性或线状排列的发硬小斑点，此型比较少见。

2. 系统性硬皮病　肢端型和弥漫型的主要不同点在于肢端型开始于手、足、面部等处，受累范围相对局限，进展速度较缓，预后较好。

（1）皮肤可分为水肿、硬化和萎缩三期

1）水肿期：皮肤紧张变厚，皱纹消失，肤色苍白或淡黄，皮温偏低，呈非凹陷性水肿。肢端型水肿常先从手、足、面部开始，向上肢、颈、肩等处蔓延。

2）硬化期：皮肤变硬，表面有蜡样光泽，不能用手指捏起。根据皮肤受累部位不同，可产生手指伸屈受限、面部表情固定、张口及闭眼困难、胸部紧束感等症状。

3）萎缩期：皮肤萎缩变薄如羊皮纸样，甚至皮下组织及肌肉亦发生萎缩及硬化，紧贴于骨骼，形成木板样硬化。

（2）肌肉：受累并不少见，症状包括肌肉无力、肌萎缩、弥漫性疼痛。

（3）骨和关节：可有关节红肿疼痛、活动受限、关节强直以致挛缩畸形，手的改变最为常见。

（4）内脏

1）消化系统：食管受累最为常见，表现为吞咽困难，多伴有呕吐、胸骨后或上腹部饱胀或灼痛感。

2）心血管系统：心肌炎、心包炎或心内膜炎均可发生。此外，尚可合并肺动脉高压，其起病隐匿，部分患者疗效较差，需早期诊治。有研究表明，在血流动力学参数相同的情况下，系统性硬化症（SSc）相关肺动脉高压（PAH）者的限制性通气障碍和弥散障碍较特发性肺动脉高压（IPAH）者更为多见。

3）呼吸系统：肺部受累时可发生广泛性肺间质纤维化，肺活量减少，临床表现为咳嗽和进行性呼吸困难。

4）泌尿系统：肾脏受累约占75%，可发生硬化性肾小球炎，严重时可造成急性肾衰竭。

5）神经系统：少数病例有多发神经炎、三叉神经痛、面神经麻痹等。

（5）其他尚可有雷诺现象（多发生于肢端），在手指或其他关节周围或肢体伸侧的软组织内可有钙质沉积，部分病例在本病活动期有间歇性不规则发热、乏力和体重减轻等全身症状。

二、实验室和其他检查

1. 实验室检查

（1）一般检查：血沉可加快，全血比黏度、全血还原黏度、血浆比黏度增高，血浆内皮素增高，血常规可见轻中度贫血，肾脏损害者可出现蛋白尿或管型尿，消化道吸收障碍时，粪便脂肪染色为阳性。

（2）免疫学检查：本病特异性实验室检查主要是自身抗体，系统性硬皮病血清中，可以出现多种自身抗体，如类风湿因子、抗核抗体及其亚型等。自身抗体中仅抗 Scl-70 抗体和抗着丝点抗体对系统性硬皮病有很强的特异性。

2. 其他检查

（1）毛细血管镜检查：系统性硬皮病患者甲皱微循环检查视野所见多数模糊，有水肿，血管袢数目明显减少，而异常管袢数增多，血管支明显扩张和弯曲，袢顶增宽，血流速度迟缓，系统性硬皮病的甲皱微循环的变化较准确地反映出内脏受累的严重程度。

（2）皮肤感觉时值测定：不论局限性还是系统性硬皮病，其皮肤感觉时值测定均较正常明显延长，可达 5～12 倍。

3. X 线检查

（1）胸部拍片检查：25%～82%的患者，肺部 X 线显示不同程度的肺间质病变，表现为肺弥漫性线条状、网状结节状阴影，以两中下肺为著，晚期呈蜂窝状肺，还可表现为肺动脉高压、肺动脉扩张和右心扩大。有时出现胸膜增厚，少量渗出。

（2）消化道钡餐透视检查：食管、胃肠道蠕动减弱或消失，下段狭窄，近段增宽，小肠蠕动减少，近侧小肠扩张，结肠袋呈球形改变。

（3）骨骼拍片检查：早期手指骨显示骨质稀疏，尤以指趾端和临近指趾关节为著。随着疾病的发展，指趾骨末端变得尖细，有不规则骨质缺损，关节间隙变窄，软组织显示有大小不等的钙质沉着斑点。

4. 肺功能测定　残气量增加，气体弥散功能下降，晚期可发现限制性肺功能障碍。

5. 心电图检查　心电图可发现房室传导阻滞等各种心律失常，其中房室传导阻滞主要见于硬皮病原发性心肌病变。

6. 病理检查　早期损坏，胶原纤维束肿胀和均一化，胶原纤维间和血管周围有以淋巴细胞为主的浸润；晚期损坏，真皮明显增厚，胶原纤维束肥厚、硬化，血管壁增厚，管腔变窄，甚至闭塞。皮脂腺萎缩，汗腺减少。内脏损坏主要为间质及血管壁胶原纤维增生及硬化。

三、诊断要点

1. 局限性硬皮病　局限性硬皮病根据局限性典型的皮肤硬化症状及皮肤活检即可做出诊断。

2. 系统性硬皮病　系统性硬皮病的诊断多采用美国风湿病学会（1988年）推荐的标准。

（1）主要标准：近端硬皮病，手指和掌指关节以上皮肤对称性增厚、绷紧和硬化。这类变化可累及整个肢体、面部、颈及躯干（胸和腹部）。

（2）次要标准：①手指硬皮病，上述皮肤改变仅限于手指；②手指有凹陷性瘢痕或指垫消失，缺血所致的指尖凹陷或指垫组织消失；③双侧肺基底纤维化，标准显示双侧呈线形网状或线形结节状阴影，以肺底部最明显，可呈弥漫性斑点或"蜂窝肺"外观。这些改变并非其他原发性肺部疾病所致。

凡具有 1 项主要或 2 项以上次要标准者，可诊断为系统性硬皮病。

此外，系统性硬皮病出现雷诺现象，多发性关节炎或关节痛，食道蠕动障碍，伸侧皮肤组织病理检查示胶原纤维肿胀和纤维化，血清中有抗 Scl-70 抗体，抗着丝点抗体、抗核仁抗体阳性等皆有助于诊断。

四、治疗

本病目前尚无特效疗法，部分病例治疗后可停止发展或缓解。两型在治疗上无大的差别。

1. 一般治疗　去除感染灶，加强营养，注意保暖和避免剧烈精神刺激。

2. 血管活性剂　主要用以扩张血管，降低血黏稠度，改善微循环。如钙离子拮抗剂、前列腺素衍生物、血管紧张素受体拮抗剂、血管紧张素转化酶抑制剂、内皮素受体阻滞剂等，其中以钙离子拮抗剂较为常用。此外，低分子右旋糖酐、丹参注射液、硝苯吡啶、胍乙啶、甲基多巴等药可选择应用。

3. 免疫调节剂

（1）糖皮质激素对系统性硬皮病早期的炎症、水肿、关节等症状有一定疗效。

（2）免疫抑制剂：常用的有苯丁酸氮芥、环磷酰胺、硫唑嘌呤等，报道对皮肤、关节和肾脏病变有效，与糖皮质激素合并应用，常可提高疗效和减少激素的用量，也有人对其疗效持怀疑态度。此外，尚有应用霉酚酸酯、甲氨蝶呤、抗 TGF-β 抗体、抗 TNF-α 抗体、抗 CD-20 抗体及造血干细胞移植（HSCT）治疗该病的报道。

4. 结缔组织形成抑制剂

（1）青霉胺（D-penicillamine）对皮肤增厚、硬化和营养性改变有一定疗效，对微循环和肺功能的改善亦有作用，能减少器官受累的发生率和提高存活率。

（2）秋水仙碱（colchicine）对改善雷诺现象、皮肤硬化及食道改变均有一定效果。

（3）积雪苷（asiaticoside）能抑制成纤维细胞的增殖，改善皮肤肿胀硬化、关节疼痛以及溃疡等症状。

（4）依地酸钙钠（calcium disodium edetate）具有减轻皮下钙质沉积和抑制胶原合成的作用。

5. 其他治疗及进展　近年来，系统性硬化病抗纤维化的靶向治疗备受关注，包括：①免疫调节方面，阻断白细胞介素（IL）-6 或去除 B 细胞的作用抑制炎症信号转导，如抗 CD-20 抗体和抗 IL-6 抗体；②抑制促纤维化因子的作用，如甲磺酸伊马替尼；③调节表观遗传信号转导，使用组蛋白去乙酰化酶抑制剂及甲基化转移酶抑制剂，如曲古菌素 A；④干扰形态形成途径导致的纤维化，抑制 Wnt、Hedgehog 及 Notch 途径的信号转导。

此外，尚有血浆置换、基因重组人 γ-干扰素治疗、体外光化学治疗（ECP）等方法，个别取得令人鼓舞的效果，但均有待循证医学的检验。

第四节　中医辨证治疗

一、辨证要点

1. 皮肤病变三期辨证　硬皮病典型的皮肤病变分水肿期、硬化期和萎缩期，水肿期以邪实为主，外邪犯络，络脉瘀阻，津液不能渗于脉中而渗于脉外，故见皮肤肿胀，此时为皮肤变性阶段，是硬皮病治疗的最为关键时期，往往决定疾病的发展和预后；硬化期虚实夹杂，治以活血通络、软坚散结为主；萎缩期以正虚为主，治以益气血、通经络、养荣生肌。

2. 辨寒热虚实　疾病初期以邪实壅络为主，中后期往往以正亏络虚多见，或寒热虚实间杂。本病以虚寒证多见，而湿热瘀阻证型多见于水肿期，或湿热外侵，或寒湿入里化热，或脾肾阳虚，水湿不化，郁而化热。

3. 脏腑辨证　系统性硬皮病可以累及肺、食管、胃、肠道、心、肾等多个脏器，外邪不解，沿经内传，病及肺络，可见咳嗽和进行性呼吸困难；病及食道表现为吞咽困难，或伴有呕吐、胸骨后或上腹部饱胀或灼痛感；胃肠道受累可有食欲不振、腹痛、腹胀、腹泻与便秘交替等症状；病及心络，可见心慌、气短、胸闷、脉结代等症；病及肾络，可见浮肿、尿浊、眩晕等症状。根据累及脏腑不同而五脏分治，总以理气和血通络、维护脏腑功能为治疗思路。

二、治则治法

因本病的病位在络脉，故调节络脉功能为主要治则之一，其中包括虫蚁通络、祛湿逐痰通络、辛温通络、温阳通络、解痉通络、滋阴息风柔络等治法。在通络的基础上结合皮肤三期辨证和脏腑辨证治疗，扶正祛邪，藉以恢复皮肤和脏腑的正常功能。药物中以补虚药、活血化瘀药和解表药出现频次最高，如黄芪、当归、丹参等。方药常用阳和汤加减。常用药对为桂枝—黄芪、红花—黄芪；常用药组为首乌、鸡血藤—丹参，首乌、桂枝—丹参，首乌、黄芪—丹参，熟地、党参—红花，熟地、党参—桂枝，党参、赤芍—桂枝。

三、辨证治疗

本病以寒凝、血瘀、痰阻、脉络阻滞为标，以肺、脾、肾之阳虚、气虚为本，临床上以本虚标实证候为主要表现。

（一）寒邪阻络，肺卫不宣

证候：四肢逆冷，手足遇寒变白变紫，颜面或皮肤肿胀但无热感，而渐渐变硬，或有咳嗽身痛，或发热恶寒，或胸闷气短。舌苔白薄，脉浮无力或涩。

证候分析：寒邪外侵，阻滞皮肤肌腠之络，致卫阳被遏，营卫失调，络脉绌急，甚则络脉瘀塞，而见四肢逆冷，手足遇寒变白变紫；寒郁肌肤，气血闭阻，故颜面皮肤肿胀，渐渐变硬；寒邪外袭，首先犯肺，肺卫不宣，出现咳嗽身痛，或发热恶寒，或胸闷气短等症；舌苔白薄，脉浮无力或涩为寒犯肺卫之征。

治法：补气宣肺，通脉散寒。

方药：黄芪桂枝五物汤（《金匮要略》）合麻黄附子细辛汤（《伤寒论》）加减。

黄芪 25g　白芍 25g　桂枝 15g　炙麻黄 6g　炮附子 9g（先煎）　细辛 5g　王不留行 15g　穿山甲 15g　生姜 15g　大枣 10 枚

方解：方中黄芪、炮附子补气温经，以助卫阳；麻黄、桂枝、白芍、生姜、大枣调和营卫，宣肺散寒；细辛、王不留行、穿山甲散寒通络。全方共奏补气宣肺，温经散寒，调和营卫，通络达邪之功。

加减：皮肤水肿时，加白芥子、土茯苓、浙贝母；皮肤变硬时加皂角刺、土鳖虫、僵蚕、刺猬皮。

硬皮病初期往往伴有雷诺现象，所以用黄芪桂枝五物汤合麻黄附子细辛汤，温通脉络，改善血流，以防止皮肤变硬变薄。如果病程较长宜加丹参、赤芍、鸡血藤等养血活血之品。

（二）寒凝腠理，脾肾阳虚

证候：四肢逆冷，手足遇寒变白变紫，颜面或肢端皮肤变硬、变薄，伴有身倦乏力、头晕腰酸等症。舌淡苔白，脉沉细或沉迟。

证候分析：素体脾肾阳虚，卫外不固，寒凝腠理，气血痹阻，肌肤失养，故见四肢逆冷，手足遇寒变白变紫，颜面或肢端皮肤变硬、变薄等症状。身倦乏力、头晕腰酸、畏寒肢冷以及舌淡苔白，脉沉细或沉迟等均为脾肾阳虚之征。

治法：温肾散寒，健脾化浊，活血通络。

方药：阳和汤（《外科全生集》）加味。

熟地 25g　白芥子 15g　鹿角胶 15g（烊化）　肉桂 15g　炮姜炭 15g　炙麻黄 10g　甘草 10g　穿山甲 15g　王不留行 15g　皂角刺 15g　云苓 30g　白术 15g

方解：阳和汤为温阳散寒通络之代表方剂，方中熟地、鹿角胶温补营血、填精补髓；寒凝痰滞，非温通经络不足以解散寒凝，故以炮姜炭、肉桂温中有通；麻黄开腠理以达表；芥子祛痰通络；穿山甲、王不留行、皂角刺活血软坚通络；云苓、白术、甘草健脾化湿。全方包含了辛味通络、化痰通络、温阳通络、虫类通络等络病治法，共奏温肾散寒、健脾化浊、活血通络之功。

加减：皮肤变硬者除重用穿山甲、王不留行、皂角刺外，尚可加水蛭、土鳖虫；皮肤肌肉萎缩者加黄芪、桂枝、刺猬皮、水蛭。

本方多用于硬皮病的中晚期，即皮肤硬化、萎缩期，能标本兼治，若能灵活加减，知常达变，其效可期。

（三）痰浊血瘀阻络

证候：身痛皮硬，肌肤顽厚，麻木不仁，头晕头重，肢酸而沉，面部表情固定，吞咽不利，或胸闷咳嗽，或肌肤甲错，指甲凹陷，指端溃疡。舌黯苔腻，脉沉涩或沉滑。

证候分析：痰湿困脾，上蒙清窍，故见头晕、头重，肢酸而沉；痰湿痹阻肌肤阳络，气血瘀滞，肌肤失养，故见身痛皮硬、肌肤顽厚、麻木不仁、指端溃疡；面部皮肤硬化，可见面部表情固定；痰浊血瘀阻络，胸阳失展，故胸闷而咳，病久及脾胃，脾失健运，胃失和降，食管亦失却宽展蠕动之职，故见吞咽不利症状；肌肤甲错为瘀血阻络之征，舌黯苔腻，脉沉涩或沉滑为痰浊血瘀阻络之象。

治法：祛痰活血通络。

方药：导痰汤（《济生方》）加减。

制半夏15g　陈皮15g　茯苓15g　甘草15g　胆南星15g　枳实15g　防风15g　白术15g　姜汁15ml　竹沥15g　鸡血藤25g　穿山甲15g　王不留行15g　皂角刺10g

方解：半夏、陈皮、茯苓、白术、甘草燥湿健脾化痰，合用胆南星、枳实、防风、姜汁、竹沥理气化痰通络，鸡血藤、穿山甲、王不留行、皂角刺等活血化瘀、通络软坚。

加减：痰浊盛者加白芥子、水蛭、僵蚕；气虚者加黄芪、党参、桂枝；血瘀甚者加桃仁、红花、三棱、莪术。

本病中晚期多属正虚邪实，气虚血瘀痰阻。除用上方治疗外，本着病久入络，非虫蛇之类不能达于病所之理，加蜈蚣、土鳖虫、白花蛇、乌梢蛇、水蛭之类。如果正虚甚者，需加鹿角胶、龟板胶、鳖甲、刺猬皮等。

（四）气血两虚，脉络失荣

证候：身痛肌瘦，皮硬变薄，面部表情丧失，肌肤甲错，毛发脱落，唇薄鼻尖，气短心悸，咳嗽乏力，食少腹胀，神疲肢酸。舌瘦苔少，脉沉细或沉涩。

证候分析：疾病后期，外邪久稽，入络伤正，气血不足，肌肤失养，脉络失荣，故见肌瘦、皮硬变薄、面部表情丧失、毛发脱落、唇薄鼻尖等症，络脉瘀阻、不通则痛故见肌肤甲错、身痛症；气血两虚，心脉失养，故为气短心悸；肺脾亏虚，肺失宣降，脾失健运，故咳嗽乏力，食少腹胀，神疲肢酸；舌瘦苔少，脉沉细或沉涩为气血两虚之征。

治法：补气养血通络。

方药：十全大补汤（《太平惠民和剂局方》）加减。

人参 15g（另煎）　茯苓 15g　白术 15g　炙甘草 15g　熟地 20g　川芎 15g　当归 15g　白芍 20g　黄芪 25g　肉桂 15g　穿山甲 15g　王不留行 15g　土鳖虫 15g

方解：人参、茯苓、白术、炙甘草、熟地、川芎、当归、白芍、黄芪、肉桂补气养血，穿山甲、王不留行、土鳖虫活血通络，诸药合用，补中有通，寓通于补，更好地维护络脉的生理功能，符合"大凡络虚，通补最宜"的络虚通补治法。十全大补汤调理气血，亦有调节免疫功能之用，中医认为正复邪自除，如气血旺盛，则经络得充，筋肉得养，皮毛得荣，其临床症状可慢慢缓解，再加通络软坚之药，可以标本双调。

加减：伴气短心悸者加太子参、麦冬、五味子；伴见咳嗽加杏仁、桑叶、地龙；食少腹胀，神疲肢倦加焦三仙、苍术、木香、山药。

（五）湿热阻络

证候：皮肤肥厚紧张，呈实质性水肿，皮纹消失，呈淡黄色或黄褐色，或伴有发热，关节疼痛红肿。舌质红，苔黄腻，脉滑数。

证候分析：湿热痛阻脉络，脉络不通，阻于肌肤关节，则见肌肤关节肿胀、疼痛；热瘀日久，导致络脉损伤和络脉瘀塞，易生红肿以至坏死；甚或指端发生湿性或干性坏死，舌质红，苔黄腻，脉滑数为湿热之象。

治法：清热解毒，化瘀通络。

方药：四妙勇安汤（《神医秘传》）加减。

金银花 20g　玄参 15g　蒲公英 15g　当归 15g　薏苡仁 15g　川牛膝 15g　赤芍 15g　皂角刺 20g　海桐皮 30g　防己 10g　全蝎 2g

方解：方中金银花、玄参、蒲公英清热解毒；薏苡仁、海桐皮、防己健脾化湿；当归、牛膝、赤芍、皂角刺、全蝎活血软坚、通络止痛。诸药合用共奏清热解毒，化瘀通络功效。

加减：热毒盛者加土茯苓、白花蛇舌草、紫草；水肿甚加车前子；溃疡疼痛明显者加延胡索、乳香、没药等。

本型多见于肿胀期，病情进展，皮肤病变面积扩大，此期是硬皮病治疗的关键时期，若治疗得当，往往可以阻止病情发展，减轻皮肤损伤程度，取得较好预后。在清热解毒、化瘀通络的基础上，可适当加入健脾化湿、清热利湿之品，如山药、竹叶、木通、滑石、海桐皮等药。

第五节　预后与调护

本病若皮肤顽厚局限，且内脏功能正常，经及时治疗可获临床痊愈，若药所不及，累及脏腑，预后较差。局限性硬皮病预后较好，而系统性硬皮病预后较差。男性较女性的临床过程进展快，预后差。患者日常生活中应避免精神紧张、过度劳累、寒冷刺激，注意保暖和保持乐观的生活态度，定期随查，配合医生积极治疗。

参 考 文 献

[1] 王洪彬，崔建美，赵舒，等. 基于数据挖掘的中药防治硬皮病规律研究 [J]. 世界科学技术，2014，16（9）：1922-1925.

[2] 鲁佳莹，吴文育. 局限性硬皮病发病机制的研究进展 [J]. 国际皮肤性病学杂志，2015，42（2）：100-102.

[3] 刘邦民，坚哲，高天文. 浅谈"寒邪"与硬皮病 [J]. 中国中西医结合皮肤性病学杂志，2015，14（1）：30-32.

[4] 辛崇美，崔祥祥，李明. 系统性硬化病抗纤维化的靶向治疗进展 [J]. 国际皮肤性病学杂志，2014，40（6）：349-351.

[5] 王辉，田庄，刘永太，等. 系统性硬化病相关肺动脉高压的临床特点 [J]. 中华内科杂志，2014，53（5）：390-393.

[6] 洪文，汤依群. 系统性硬化症研究现状及治疗进展 [J]. 中国现代药物应用，2014，8（18）：232-233.

[7] 古萍，段西凌. 系统性硬皮病治疗的研究进展 [J]. 临床合理用药，2015，8（1A）：174-175.

[8] 陈卫，杨蓉娅. 硬皮病的治疗现状与展望 [J]. 实用皮肤病学杂志，2015，8（5）：367-370.

[9] 张晓. 早期诊断和优化治疗是改善结缔组织病相关肺间质病变预后的关键 [J]. 中华风湿病学杂志，2012，16（3）：145-146.

[10] 汤倩倩，徐晶，黄安，等. 中药治疗硬皮病效果的系统评价 [J]. 中医研究，2015，7，28（7）：68-72.

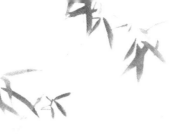

第十二章 皮 肌 炎

皮肌炎（dermatomyositis，DM）又称皮肤异色性皮肌炎，属自身免疫性结缔组织病之一，是一种主要累及到横纹肌，并以淋巴细胞浸润为主的非化脓性炎性肌病，可伴有多种皮肤损害，其主要症状为特征性皮疹、肌疼痛、肌无力，可以累及多种脏器，伴发肿瘤或其他结缔组织疾病。多发性肌炎（polymyositis，PM）是无皮肤损害者，由于 DM 与 PM 有许多共同表现，故又称为皮肌炎-多发性肌炎综合征（DM-PM sydrome）。

DM 和 PM 在中医学文献中无明确记载，但根据其临床主要表现，一般将其归属为"痹证""实证"范畴，也有人认为其临床表现与《金匮要略》中"阴阳毒"相似；但该病以肌肉痿软无力为其代表性症状，且对人体危害最为严重，而肌肉酸痛、皮疹可视为伴发症状，故归为"痿证"辨证治疗较为恰当。

早在《内经》中，对"肌痹""脾痹""痿证"就有了较为详尽的论述。结合现代临床来看，这些论述与皮肌炎的症状、病因病机和疾病的发展、转归极为相似。肌痹的形成，外因责之于风寒湿邪，《素问·痹论》云："风寒湿三气杂至合而为痹……以至阴遇此为肌痹。"内因责之于荣卫虚弱，如《素问·逆调论》云："人之肉苛者，虽近衣絮，犹尚苛也，是谓何疾？岐伯曰：荣气虚，卫气实也，荣气虚则不仁，卫气虚则不用，荣卫俱虚则不仁且不用，肉如故也。"《素问·长刺节论》中说："病在肌肤，肌肤尽痛，名曰肌痹。"肌肉酸痛为皮肌炎的常见症状。《素问·痹论》对肌痹的发展趋势有较深刻的认识，文中曰："肌痹不已，复感于邪，内舍于脾。""脾痹者，四肢懈堕，发咳呕汁，上为大塞。"这些描述包括了皮肌炎的肌肉无力、肌肉萎缩，以及病变累及呼吸肌、吞咽肌而出现呼吸困难、吞咽困难等症状。

《内经》中对痿证形成的病因病机及证候表现、治疗原则已有较明确的认识，《素问·痿论》其主旨：①五脏皆可致痿。"肝气热，则胆泄口苦筋膜干，筋膜干则筋急而挛，发为筋痿；肾气热，则腰脊不举，骨枯而髓减，发为骨痿；心气热则下脉厥而上，上则下脉虚，虚则生脉痿，枢折挛，胫纵而不任地也；脾气热，则胃干而渴，肌肉不仁，发为肉痿；肺主一身之皮毛……故肺热叶焦，则皮毛虚弱急薄者，则生痿躄也。"②在五脏病变中特别强调肺热致痿，心、肝、脾、肾均可受热而引起痿证，虽功能不同，症状各异，但强调了肺热的主要作用。故《素问·痿论》中指出"五脏因肺热叶焦，发为痿躄也。"③论痿证治法，虽然肺热为主要病象，但不言治肺，而独取阳明，《内经》曰"论言治痿者独取阳明何也……曰：阳明者，五脏六腑之海，主润宗筋，宗筋主束骨而利机关也。冲脉者，经脉之海也，主渗灌溪谷，与阳明合于宗筋，阴阳总宗筋之会，会于气街，而阳明为之长，皆属于带脉，而络于督脉。故阳明虚则宗筋纵，带脉不行，故足痿不用也……治之奈何……曰：各补其荥而通其俞，调其虚实，和其顺逆，筋脉骨肉多以其时受月，则病已矣。"

近年来，随着络病学说整理和研究的不断完善和深化，从络病角度论治痿痹证成为热点，使痿证的中医治疗更具特色，疗效显著。皮肌炎发病之初，外邪侵袭，伤肌肤之络（阳络），故见肌肉酸痛、皮肤发斑，随着疾病的发展，邪毒内侵，正气耗损，气血津液不足，肌肉失养，故而肌肉萎弱不用，内传脏腑，阴络受病，脏腑功能失调，所以络脉病变也是皮肌炎病情复杂、变证繁多、难以治愈的主要原因之一。

第一节　西医病因病理

皮肌炎确切病因尚不够清楚，可能为病毒感染、机体免疫异常对自我的异常识别以及血管病变，三者也可能有相互联系。例如，横纹肌纤维的慢性病毒感染可导致肌纤维抗原性的改变，被免疫系统误以为"异己"，从而产生血管炎而发生本病。①免疫学研究。鉴于患者免疫球蛋白增高，肌肉活检标本示微小血管内有 IgG、IgM 和 C_3 以及补体膜攻击复合物 C_{56}-C_9 沉积，沉着的程度似与疾病活动性相关。②感染学说。近年来有学者将患者的肌肉和皮损做电镜观察，发现肌细胞核内、血管内皮细胞、血管周围的组织细胞和成纤维细胞浆及核膜内，有类似黏病毒或副黏病毒的颗粒。在小儿皮肌炎患者发病前常有上呼吸道感染史，抗链球菌"O"值增高，以抗生素合并皮质类固醇治疗可获良效，提出感染变态反应学说。③血管病变学说。血管病变特别在儿童型 DM 曾被描述。任何弥漫性血管病变可以产生横纹肌的缺血，从而引起单个纤维的坏死和肌肉的梗死区。在 DM/PM 特别是儿童患者中有毛细血管的内皮损伤和血栓的证据，且有免疫复合物沉积在肌肉内血管中，以及毛细血管基底膜增厚，毛细血管减少，特别在肌束周区。④遗传因素。已有的研究大多局限于 HLA 等位基因的研究，试图找到本病免疫异常的遗传基础，但结果不满意。最早发现成人 PM 患者 HLA-B$_8$ 出现率较高，以后研究表明儿童型 DM 中 HLA-B$_8$ 也多见，另外 HLA-B$_{14}$ 在成人伴发胶原血管炎的患者多见。

第二节　中医病因病机

本病的病因主要为脾肾亏虚，气血生化无源，正虚不能御邪，风寒湿热之邪蕴阻肌肤之络，进而影响肝脾肾三脏，致脏腑经络瘀滞，气血失和，肢体肌肤筋脉失养。笔者认为，本病外邪以湿为主，湿性黏滞，易阻遏气机，湿滞气郁，肌肉皮肤经络闭阻不通，其表现形式可有不同，湿或兼热，或湿热蕴毒，或寒湿入里化热；内虚首责于脾肾，以阴虚多见，或为先天禀赋不足，阴液素亏，或劳欲过度，阴耗精损，或外感湿热，耗气伤阴。病程日久，阴损及阳，又可见到脾肾阳虚证候；无论外邪内侵，还是营阴虚涩，无论病初邪热湿毒犯络，还是久病入络，络脉为病都是皮肌炎的一个基本病理机制，也是造成本病反复发作、迁延难愈的主要因素。

（一）湿热阻滞

素体阳盛，内有蕴热，或阴虚阳亢之体，感受寒湿，入里化热，湿热痹阻经络。或水湿外侵，积渐不去，郁而生热，浸湿筋脉，均可导致筋脉肌肉失养、弛缓不用。湿热致痿是 DM 常见类型。

（二）毒热炽盛

湿热毒邪，从外而入，内伏脾肺二经，外阻肌肉皮毛之络，或邪热内陷，毒热扰于气血，气血受热毒燔灼，致营阴灼耗，络虚不荣。或肺受热灼，津液受伤，无以转输于四肢百节，肌肉经脉失于濡润而见肢体痿弱不用。

（三）脾虚湿困

脾为后天之本，主四肢肌肉，脾气素虚，或湿邪困脾，脾失健运，气血生化不足，肌肤失养，久则肢体痿弱不用，脾虚失运，水湿易停滞肌表，至脉络阻滞，经脉不利，发为肌痛。

（四）肝肾阴虚

湿热、热毒等实邪久不消减，正气日耗，阴液渐伤，则可导致肝肾阴虚。肝主筋，筋伤则四肢不用，筋脉拘挛；肾藏精，精血相生，精虚则不能灌溉四末，血虚则不能荣养筋骨，阴精亏虚，络脉瘀滞，气血运行不畅，筋骨经脉失于濡养则发为本病。阴虚湿阻是本病最为难治的一个证型。

（五）脾肾阳虚

疾病后期，损及脾肾，或先天不足，肾气素虚，肾阳亏虚不能温煦脾土则脾肾两虚，阳气亏乏，肌肤失于温煦，筋骨失于濡养而见肌痛萎软，筋脉挛缩不用等症。

（六）络脉为病

外邪郁闭，湿浊停滞，气机不利，或湿热、邪热、虚热等热灼营血，皆可影响络脉正常功能，而出现络脉瘀阻证候，或病久多瘀，邪气常深入肌肉之营分，入肌肉之络脉，留而不行，塞而不通，故古人云："瘀血，治在络"。络脉为病又包括络气郁滞、络脉瘀阻、络脉绌急和络虚不荣等病理机制。

总之，皮肌炎发病初起以邪实阻络为主，后期多脏受损，气阴两虚，以正虚为主，亦有初起即见正虚者。其病位在于肌肤内脏之络脉。其病机转化特点是由表入里，由实转虚，由肌肤阳络沿经脉内传而至脏腑阴络，最后诸湿、热、瘀、虚交结为患而变出百端，使病情日趋复杂、缠绵难愈，而成顽疾。

第三节　西医临床诊断与治疗

一、临床表现

多数患者呈缓慢起病，少数呈急性和亚急性起病，有些病例发作前有前驱症状，如不规则发热、雷诺现象、关节痛、头痛、倦怠和乏力等。皮肤和肌肉是本病的主要受累部位。

（一）肌肉症状

通常累及横纹肌，有时平滑肌和心肌亦可受累。任何部位肌肉皆可侵犯，但往往以四肢肌肉首遭累及，肢体近端肌肉又比远端更易受损。肩胛带和骨盆带肌肉通常最早受累，上臂和股部肌群次之，其他部位肌群更次之。病变肌肉常呈对称性，少数病例可局限在一个肢体肌肉群，或单一肌肉或许多肌肉连续发作，此起彼伏；通常患者感乏力，随后有肌肉疼痛、按痛和运动痛，进而由于肌力下降，呈现多种运动功能障碍和特殊姿态。由于累及肌肉部位、数量的不同，症状各异，一般通常有抬臂、头部运动或下蹲后站起困难，步态拙劣，重者全身不能活动。当咽、食管上部、腭部肌肉受累时可出现声音嘶哑、吞咽困难；当膈肌和肋间肌累及可发生气急和呼吸困难；心肌受累可发生心力衰竭。随着病程的延长，多数患者会出现不同程度的肌肉萎缩。病变肌肉质地可正常，有时触之有柔韧感，纤维变性后常变硬、坚实。肌纤维化可促使关节挛缩，影响功能。

（二）皮肤症状

本病的皮肤损害多种多样，有的为首发症状，有的具有特异性，对诊断有很大帮助，有的可提示引发内脏恶性肿瘤，有的与预后有关。皮损病变与肌肉累及程度常不平行，有时皮损可以较为广泛而仅有轻度肌炎；相反，也有存在严重肌肉病变而仅有轻度皮损者。通常在面部特别是上眼睑处出现紫红色斑疹，逐渐弥漫地向前额、颧颊、耳前、颈和上胸部 V 字区等部位扩展，头皮和耳后部皮肤也可受累。闭眼时近眼缘处可见明显扩张的树枝状毛细血管，偶见弯曲的顶端有针头大小瘀点的毛细血管；以眼睑为中心出现眶周不等程度浮肿性紫红色斑片，具有一定特征性。四肢关节尤其掌指关节和指间关节伸面出现紫红色丘疹，有毛细血管扩张、色素减退，上覆细小鳞屑，偶可见溃破，愈后可形成萎缩性瘢痕，称为 Gottron 征，也具有特征性。在甲皱可见僵直毛细血管扩张和瘀点，有助于诊断。有些病例躯干部也可出现皮疹，呈弥漫性或局限性暗红色斑或丘疹，通常无瘙痒、疼痛、感觉异常；但少数患者可有剧痒，损害呈暂时性，反复发作，其后相互融合，持续不退，上有细小鳞屑，口腔黏膜也可出现红斑。

在慢性病例中有时尚可出现多发角化性小丘疹、斑点状色素沉着、毛细血管扩张、轻度皮肤萎缩和色素脱失，称血管萎缩性异色病性皮肌炎。偶尔皮疹呈现大红色、棕红色，损害广泛，尤以头面部为著，像酒醉后外观，伴较多深褐色、灰褐色针头大色素斑，并可见大量蟠曲树枝状成堆成团扩张的毛细血管，称之恶性红斑，常提示伴发恶性肿瘤。

此外可有皮下结节，钙质沉积排出皮肤形成瘘管，有时在非典型病例中仅在上眼睑（一侧或两侧）或鼻根部出现紫红色斑疹，或头皮部出现弥漫性红斑、糠秕样脱屑、脱发或为荨麻疹、多形红斑、网状红斑、雷诺现象等，部分病例对日光过敏。

近年来文献报道约有 8% 病例只有皮疹，经长期随访也未见肌肉病变，称皮肤型皮肌炎。

小儿患者除上述症状外，其特点是发病前常有上呼吸道感染史，无雷诺现象和硬皮病样变化，在皮肤、肌肉、筋膜中有弥漫或局限性钙质沉着，较成人常见，有血管病变、胃肠道出现溃疡和出血，与成人不同。

二、实验室和其他检查

（一）一般检查

部分患者有不同程度的贫血、白细胞增多、嗜酸粒细胞增高，血沉增快，蛋白电泳 α_2 及 γ 球蛋白增高，血清蛋白总量不变或降低，白球蛋白比值下降，白蛋白减少等，但这些改变对诊断无特异性。

（二）尿肌酸测定

肌酸在肝脏中合成，大部分由肌肉摄取，以含高能磷酸键的磷酸的形式存在，肌酸在肌肉代谢脱水形成肌酐后从尿中排出。其24小时排出总量不超过每千克体重4mg。本病患者由于肌肉的病变，肌酸摄取减少，参加肌肉代谢活动的肌酸量也减少，肌酸形成也随之减少。这样血中肌酸量增高而肌酐量降低，肌酸从尿中大量排出而肌酐排出量却降低。皮肌炎患者24小时尿肌酸排出量高达2g，肌酸/（肌酸+肌酐）比单纯尿肌酸的测定更可靠。在疾病早期肌酶谱尚未改变之前就可出现尿肌酸的增加，但是无论原发或继发病变均可有此表现，故特异性较差。

（三）肌红蛋白测定

正常人血清或尿中只有少量肌红蛋白，严重肌损伤时肌红蛋白大量释放入血，有些肌红蛋白可出现于尿中，使尿带黑色。虽然70%~80%未经治疗的急性肌炎患者肌红蛋白的含量增加，但肌红蛋白尿还是少见，如持续出现的肌红蛋白尿常提示有肾功能的损害。血清肌红蛋白高低可衡量疾病的急性活动程度，常在病情加重时增加，缓解时下降，其改变也较肌酶谱改变早。由于血清肌红蛋白水平随昼夜节律波动，每次应在同一固定时间取血，这样才更具可比性。

（四）肌酶谱测定

由于肌纤维损伤，肌细胞膜通透性改变，使某些肌浆酶活性增高。这些酶主要包括肌酸激酶（CK）、天冬氨酸氨基转移酶（AST）、丙氨酸氨基转移酶（ALT）、谷草转氨酶（GOT）、醛缩酶（ALD）、乳酸脱氢酶（LDH）等，这些酶活性的高低常与病情的消长平行。

CK在活性肌炎最为敏感。CK的改变常出现于病情改变前的数周，可预示病情的变化，在一定程度还能反映治疗的情况。CK持续升高表明病情无缓解或加重，缓解后减药过快也可导致CK升高，出现病情反复或恶化。CK改变也可见于其他肌损伤及肌肉病变，运动后其活性也可升高。糖皮质激素本身可使肌酸激酶水平降低，而不一定同时出现肌力改善。

CK有三种同工酶：CK-MM、CK-MB和CK-BB，其中CK-MM活性占肌酸激酶总活性的95%~98%。本病患者基本上以CK-MM变化为主。

醛缩酶还存在肝脏，乳酸脱氢酶和转氨酶分布更广，因此这些酶对PM和DM诊断帮助不大，碳酸酐酶作为一种惟一存在于骨骼肌的同工酶，在包括PM和DM在内的大部分骨骼肌病变中都升高。

（五）自身抗体测定

本病血清中存在多种抗肌肉组分的抗体，包括肌红蛋白、肌球蛋白、肌钙蛋白、原肌球蛋白等的抗体，但这些抗体不具备特异性；而部分抗核抗体及抗细胞浆抗体对本病的诊断具有特异性。

15%~60%的 PM 和 DM 患者 ANA 阳性，在重叠综合征中阳性率更高。血清免疫细胞最常见的核型是细斑点型（约 61%），其次是胞浆型、核仁型及着丝点型，偶尔有其他核型。

抗 Jo-1 抗体有高度的肌炎特异性，非肌炎患者未见此抗体。多见于 PM，检出率为 25%~45%，在 DM 中小于 5%，在儿童型 DM 中罕见。此抗体与间质性肺病呈强相关，与 HLA-DR 抗原相关，可见于重叠综合征尤其是合并干燥综合征的患者，罕见于伴发恶性肿瘤的患者。

另外还有一些其他抗 t-RNA 合成酶抗体，如抗苏氨酰 t-RNA 合成酶抗体（Pl-7）、抗丙氨酰 t-RNA 合成酶抗体（Pl-12）、抗异硫氨酰 t-RNA 合成酶抗体（Jo）、抗甘氨酰 t-RNA 合成酶抗体（EJ）也可见于 PM，阳性率分别为 4%、3%、1%、1%，均罕见于非肌炎患者。其中，Pl-7 及 Pl-12 阳性的患者多有间质性肺病。这些抗体与抗 Jo-1 抗体均为抗胞浆抗体。

抗 Mi-2 抗体系抗核抗体，为 DM 特异性抗体，最常见于成人 DM，阳性率为 20%；罕见于非 PM 和非 DM 患者。抗 PM-SCL 抗体系抗核仁抗体，见于 10% 的皮肌炎患者，其中一半合并有硬皮病，在无皮肌炎表现的硬皮病患者中也常见。

抗 U_1RNP 抗体是一种抗核抗体，在 PM 和 DM 中阳性率为 4%~15%，无特异性。抗 SSA/RO 抗体有时伴抗 SSB/LA 抗体，阳性率为 7%~8%，常见于合并干燥综合征或系统性红斑狼疮的患者。

（六）肌电图改变

几乎所有多发性肌炎、皮肌炎患者肌电图均有异常表现，如肌肉松弛出现纤颤波、正锐波、插入激惹或高频放电；肌肉轻度收缩时，出现短时限低电压多相运动电位，最大收缩时，出现干扰相等。但仅有一次或仅据某一组肌电图表现正常，不应立即否认 PM/DM 诊断，因为肌肉病变可呈区域性分布，应多选几组有症状或有压痛的肌肉进行检测，必要时加做椎旁肌组织肌电图检查。

（七）组织学改变

1. 肌肉改变　肌肉广泛或部分受累，肌纤维初期呈肿胀，横纹消失，肌浆透明化，肌纤维膜细胞核增加，肌纤维分离、断裂。在进行性病变中肌纤维可呈玻璃样、颗粒状、空泡状等变化，有时出现坏死，或肌肉结构完全消失代之以结缔组织；有时可见钙质沉着，间质样炎症性改变、血管扩张、内膜增厚、管腔狭窄，甚至栓塞，血管周围有淋巴细胞伴同浆细胞和组织细胞浸润，主要发生在横纹肌中；有些病例平滑肌和心肌也可发生相同病变。

也有学者认为 DM 最具特征的病理改变是束周萎缩，即肌纤维的萎缩和损伤常集中于肌束周围，横断面上往往见肌束边缘的肌纤维直径明显缩小，产生原因有人认为是 DM 的病变多局限于肌外衣，肌外衣的纤维性增厚造成环绕肌束边缘的肌纤维萎缩，也有人解释束周萎缩是血管损伤处外周肌束血管中断造成慢性缺血的结果。

2. 皮肤病变　在初期水肿性红斑阶段，可见表皮角化、棘层萎缩、钉突消失、基底细胞液化变性，真皮全层黏液性水肿，血管扩张，周围为淋巴细胞浸润，间有少许组织细胞，有色素失禁；在进行性病变中，胶原纤维肿胀，均质化或硬化，血管壁增厚，皮下脂肪组织黏液性变性，钙质沉着，表皮进一步萎缩，皮肤附件也萎缩。

（八）其他检查

半数以上有心电图改变，约30%的患者有限制性通气功能障碍，少数 X 线检查可见肺间质纤维化，上消化道造影常见造影剂通过缓慢。

三、诊断要点

根据患者对称性近端肌肉乏力、疼痛和触痛，伴有特征性皮肤损害，如以眶周为中心的紫红色浮肿性斑疹，结合肌酶谱升高，24h 尿肌酸排出量增高以及肌电图和肌活检的改变，诊断并不困难，但需除外其他肌肉病变。

文献中对 PM/DM 所提出的诊断标准很多，其中 Maddin 等于 1982 年提出的诊断标准较为简明，其标准如下：①肢带肌（肩胛带肌、骨盆带肌以及上肢近端肌肉）和颈前屈肌呈现对称性软弱无力，有时伴有吞咽困难或呼吸肌无力。②肌肉活检显示病变的横纹肌肌纤维变性、坏死，被吞噬、再生，以及单个核细胞浸润等。③血清肌酶谱（如 CK、AST、LDH、ALD等）增高。④肌电图呈肌原性损害。⑤皮肤特征性皮疹，包括上眼睑紫红斑和以眶周为中心的浮肿性紫红色斑疹；掌指关节和指间关节伸面的Gottron 征；甲皱毛细血管扩张性斑疹；肘膝关节伸面、上胸"V"字区鳞屑性红斑皮疹和面部皮肤异色样改变。

判定标准：①确诊皮肌炎，符合前 4 项标准中任 3 项以及第 5 项标准。②确诊多发性肌炎，符合前 4 项标准，但无第 5 项表现。③可能为皮肤炎，符合前 4 项标准中的 2 项标准及第 5 项标准。④可能为多发性肌炎，符合前 4 项中的 3 项标准但无第 5 项表现。

四、治疗

（一）药物治疗

1. 糖皮质激素　此药为本病治疗的首选药物，常用泼尼松和泼尼松龙，含氟激素地塞米松易引起激素肌病，应尽量避免使用。成人剂量如泼尼松 50～100mg/d（或为 1mg·kg^{-1}·d^{-1}）。此剂量维持 1～3 个月或血清肌酶下降至正常，肌力明显恢复或接近正常时开始减量。减量宜慢，一般 2～3 周调药 1 次，减量过快，常可出现病情复发，此时须重新加大剂量以控制病情。减至维持量 0.1mg·kg^{-1}·d^{-1}，需维持数月或数年，一般疗程不应少于 2 年。常规用量无效时可以采用甲基泼尼松龙冲击治疗（即静脉滴注 1g，连用 3 天，以后改为泼尼松 60mg/d），有时可获满意疗效。

应用糖皮质激素应注意其临床毒副作用并加以预防。约 1/3 患者对糖皮质激素治疗效应不佳。

2. 免疫抑制剂 多用于糖皮质激素治疗效果不理想或出现并发症的患者，一般认为糖皮质激素治疗 2～4 个月后，症状无改善，或血清肌酶无下降者方能认为效果不佳。加用免疫抑制剂，除可改善症状，降低血清肌酶，还能减少激素用量，减少并发症。最常用的免疫抑制剂为甲氨蝶呤和硫唑嘌呤，甲氨蝶呤可口服或静脉给药，成人每周 10～15mg，儿童每 2 周给 2～3mg/kg，一般不予肌注；硫唑嘌呤一般为口服，每日 2mg/kg。两者均须观察血象和肝功能等情况。症状控制后减量。

环磷酰胺，一般每次 200mg 静脉滴注，每周 2 次，总量为 8～10g。应注意毒性反应。有报道该药对儿童型 DM 效果较好。环孢素 A 及苯丁酸氮芥对 PM/DM 也有一定效果。

3. 其他药物

（1）抗疟药：硫酸羟氯喹（200～400mg/d）和磷酸氯喹（250～500mg/d）对皮肤症状改善有一定疗效。某些病例合用盐酸可的平（100mg/d）效果更佳。抗疟药对肌无力无效。

（2）氢氧化铝、二磷酸盐类和羟苯磺胺结合低钙饮食可以治疗钙质沉着。

（二）血浆置换疗法

血浆置换疗法（plasma exchange）用于药物治疗无效患者，常同时给予免疫抑制剂治疗，可使肌力得到改善。

（三）手术和放疗

有些患者在恶性肿瘤切除以后，症状明显改善。影响功能活动的钙质沉着可以通过手术切除。胸腺切除对一些患者可能有效。

全身放疗短期内可有效，因其会造成骨髓抑制及白血病、淋巴瘤等严重并发症，故仅用于难治的、有生命危险的患者。

第四节 中医辨证论治

一、辨证要点

(一) 辨急性期和缓解期

本病急性期多在发病初期或病情稳定后复发，此时病情进展较快，心肌酶居高不下，皮疹颜色鲜红或紫红，肌肉酸痛，肌力下降，严重者出现吞咽困难、气促、喘憋等症，此期以邪实阻络为主，多为热毒炽盛、伤津灼营、瘀阻脉络。缓解期多在疾病中后期，此时病情相对稳定，疾病本身有向愈趋势，此期以正虚络滞为主，内虚首责于脾肾，以阴虚多见，或气阴两虚，或兼湿困、血瘀、肝旺等。

(二) 脏腑辨证

本病为系统性疾病，若正虚邪进，首先影响脾胃，继则累及肝肾。脾病则身倦乏力，肌肉萎缩，气短神疲，腹胀纳呆；肝肾受累，则头晕神疲，腰酸乏力，四肢酸软，步履蹒跚，筋脉挛急；脾肾双亏，水谷不化或痰湿内蕴，则顽疾怪病常出，如伴见肿瘤等。

二、治则治法

皮肤和肌肉症状是本病的两大主要见症，随累及肌肉范围和部位不同而又可出现相应的脏腑病变症状。但无论哪一种见证，络脉为病是其基本病理机制，故调节络脉功能为主要治则之一。络脉病变虽有寒热、虚实之区别，但其共同的病机为络脉的气血或津液痹阻不通，所以通络是总的治疗原则，具体又有祛邪通络和扶正通络两大类。在通络的基础上结合脏腑辨证治疗，扶正与祛邪兼顾，标本兼治。同时，对应用激素治疗的患者，可用中药对抗激素毒副作用或帮助减停激素。激素用量较大时，配合中药益气养阴、清热解毒；激素减量时，可能会出现脾肾阳虚症状，此时应以温肾补阳为主要治则。

三、辨证治疗

(一) 毒热蕴结，血瘀络阻

证候：高热，烦躁，肌肉关节红肿疼痛无力，口干渴，胸闷心悸，甚则神昏谵语，皮损呈紫红色水肿性斑疹，或颜色艳红，舌质红绛，苔黄厚，脉数。

证候分析：此型多见于急性发作期。风热毒邪从外而入，或外邪入里化热，致热毒充斥于内，热毒滞络，故见高热、烦躁、口干渴；热扰心神，心失所养，神智昏蒙，故神昏谵语；热毒蕴结，经络阻滞，故关节、肌肉疼痛无力；热伤血络，营血瘀滞，肌肤络脉受邪，故见皮损紫红水肿。舌质红绛，苔黄厚，脉数，均为热盛之征。

治法：清热解毒，凉血通络。

方药：清瘟败毒饮加减。

生石膏 30g　生地 30g　羚羊粉 0.6g（冲服）　丹皮 12g　赤芍 15g 玄参 15g　栀子 10g　紫草 12g　白花蛇舌草 30g　鸡血藤 30g　秦艽 12g 地龙 10g

方解：方中石膏、白花蛇舌草清热解毒；羚羊粉、玄参、丹皮、生地、赤芍五药合用，共入营分清营阴之热，通血络之滞；用紫草凉血消斑；栀子凉血清热利尿；鸡血藤、秦艽、地龙活血通络。

加减：热毒盛者，加牛黄以增强清热解毒之功；关节皮肤肿胀明显者加茯苓、木瓜、泽泻、海桐皮；口干渴者加麦冬、花粉以增养阴生津之力。

（二）湿热困脾，气郁络阻

证候：肢倦乏力，肌肤肿胀，下肢尤甚，头重头昏，肢节烦痛，皮疹紫红，身热不退，纳呆呕恶，吞咽不利。舌质红，苔黄厚腻，脉滑数或濡数。

证候分析：湿热困脾，脾阳不振，运化失司，故肢倦乏力、纳呆呕恶、吞咽不利；脾不化湿，湿热痹阻肌肤之络，故见肌肤肿胀，肢节烦痛，下肢尤甚；湿热上蒙清窍，故头重头晕；湿热蕴结肌肤，故见皮疹紫红，身热不退。舌质红，苔黄厚腻，脉滑数或濡数均为湿热之征。

治法：健脾化湿，清热解毒，理气通络。

方药：茯苓 30g　白术 15g　黄柏 12g　牛膝 15g　薏苡仁 30g　黄连 10g　草果 10g　厚朴 10g　茵陈 30g　泽兰 30g　桔梗 15g　红花 10g

方解：茯苓、白术、薏苡仁健脾化湿；黄柏、黄连清热燥湿，泻火解毒；牛膝、泽兰活血化瘀，通络行水；湿热为病，易阻遏气机，从而使气机升降失常，经络阻滞不畅，故用草果、厚朴理气通络，使气机通畅，则湿热得化；茵陈清热利湿；桔梗、红花活血理气通络。

加减：纳呆呕恶者，可酌加清半夏、生姜、藿香、砂仁等以降逆化浊，醒脾开胃；吞咽不利者，可加急性子、旋覆花、九香虫、全蝎；关节肌肉酸痛重者，可加白花蛇、威灵仙、防己；肿甚者，酌加猪苓、泽泻、海桐皮。

（三）寒湿阻络，气隔血聚

证候：皮肤肿胀，斑疹暗红，周身肌肉疼痛，软弱无力，形寒肢冷，身重疲乏，病程迁延。舌淡，苔白，脉沉缓或沉细。

证候分析：寒湿之邪从肌表而入，卫气被遏，经络闭阻不通，故见肌肉疼痛；寒盛则肿，又兼湿邪，故皮肤肿胀；寒性凝滞，血脉不畅，故见斑色暗红；阳气虚弱，不能温煦，故形寒肢冷、身重疲乏；舌淡，苔白，脉沉缓或沉细为阳虚寒盛之象。

治法：温阳散寒，活血通络。

方药：麻黄 6g　黄芪 30g　细辛 5g　山药 30g　川乌 3g（先煎）　草乌 3g（先煎）　白芥子 12g　山甲珠 10g　鸡血藤 30g　鬼箭羽 30g　桂枝 10g　乌梢蛇 15g

方解：麻黄、细辛、川乌、草乌、桂枝味辛通阳活络、散寒除湿；黄芪、山药益气固表、健脾化湿；白芥子、山甲珠、鸡血藤、鬼箭羽、乌梢蛇通络搜邪。

加减：雷诺现象明显者，加红花、土鳖虫、地龙、僵蚕以活血通络；肌肉关节疼痛明显者，加蜈蚣、延胡索、全蝎。

（四）肝肾阴亏，营络虚滞

证候：起病缓慢，病程久延，斑色浮红，肌痛隐隐，肉痿乏力，可伴消瘦，头晕目眩，腰膝酸软，咽干口渴。舌红少苔，脉细数。

证候分析：热毒稽留，伤阴耗液，或素体肝肾阴虚，筋肉失养，故见肉痿乏力、消瘦、头晕目眩、腰膝酸软、咽干口渴等症状。阴虚络阻，可见肌痛隐隐；虚热熏蒸肌肤，肌肤之络受伤，故见斑疹浮红；舌红少苔，脉细数均为肝肾阴虚、津伤火旺之象。

治法：补益肝肾，滋阴通络。

方药：青蒿鳖甲汤加减。

生熟地各 30g　龟板 30g（先煎）　鳖甲 15g（先煎）　旱莲草 15g　女贞子 12g　青蒿 10g　山萸肉 12g　寄生 20g　枸杞 15g　牡丹皮 10g　地龙 10g　白僵蚕 10g

方解：方中生熟地、旱莲草、女贞子、山萸肉、枸杞滋阴补肾，润络通络；鳖甲伍龟板滋阴潜阳退热，入络搜邪；青蒿芳香清热透络，引邪外出；僵蚕、地龙、丹皮清热通络。

加减：气阴两虚者，加太子参、黄芪；虚热明显者，加知母、牛膝、黄柏；伴足跟痛者，加狗脊、狗骨；腰膝酸软明显者，加杜仲、川断。

（五）脾肾阳虚，寒湿阻络

证候：病情日久深入，四肢极度疲乏无力，局部肌肉萎缩较重，关节疼痛重着，肢端发绀发凉，斑疹淡暗不红，纳少腹胀，胃寒便溏。舌质淡，舌体胖大，苔白润，脉沉细无力。

证候分析：病程日久深入，寒湿之邪不去，损及脾肾之阳，脾肾阳虚，不能温养肌肉、筋脉、关节，故见肌肉萎缩明显，肢体软弱无力；寒湿闭阻关节，经络气血不畅，关节疼痛重着；脾肾阳虚，不能温达四肢，则见肢端发凉；清阳不升，水谷精气生化无助，故见纳少腹胀，胃寒便溏；寒湿闭阻肌肤络脉，可见斑疹淡暗不红；舌质淡，舌体胖大，苔白润，脉沉细无力为脾肾阳虚、寒湿阻络之征。

治法：温阳补肾，健脾化湿，散寒通络。

方药：仙茅 15g　仙灵脾 20g　桂枝 10g　黄芪 30g　白术 15g　茯苓 30g　麻黄 6g　川乌 3g（先煎）　草乌 3g（先煎）　全蝎 6g　当归 20g　甘草 10g　羌活 15g　独活 15g

方解：仙茅、仙灵脾温肾补阳，祛寒除湿；黄芪、白术、茯苓、甘草健脾化湿；羌活、独活祛风除湿散寒；麻黄、川乌、草乌、桂枝味辛通阳活络、散寒除湿；全蝎、当归活血通络。诸药合用，共奏温阳补肾、健脾化湿、散寒通络之功。

加减：纳少腹胀、胃寒便溏，加炮姜、吴茱萸；肌肉痿软重者，加狗脊、木瓜、寄生以强壮筋骨；伴有恶性肿瘤者，加白花蛇舌草、山慈菇以软坚解毒。

（六）邪滞络脉，络虚不荣

证候：肌痛如刺，夜间为重，斑色晦暗，或遗留色素沉着斑，肌肤甲错，关节挛缩僵硬，肢端发绀，肌肉萎缩，触之有柔韧者，或肢体麻木。舌暗或见瘀点瘀斑，脉沉细涩。

证候分析：邪滞络脉，脉络瘀滞，气血不畅，闭阻肌肤关节，故斑色晦暗，或遗留色素沉着斑，关节挛缩僵硬；瘀血阻络，故见肌痛如刺，夜间为重，肌肤甲错；外邪久稽伤正，气血亏虚，肌肉失养，故见肌肉萎缩；络虚不荣、经脉不畅，可见肢体麻木，肢端发绀；舌暗或见瘀点瘀斑，脉沉细涩为邪滞络脉、络虚不荣之象。

治法：和营补虚，祛邪通络。

方药：生地黄 30g　鳖甲 15g（先煎）　白芥子 12g　当归尾 12g　黄芪 30g　全蝎 6g　鸡血藤 30g　蝉衣 6g

方解：生地补血润络、养阴增液以通血痹；黄芪合当归尾益气通络，气充则血运；鳖甲、全蝎、蝉衣合用搜络逐邪；白芥子祛痰通络；鸡血藤活血养血通络。诸药合用，共奏和营补虚，祛邪通络之功，使气血充，营络畅，邪得逐。

加减：肌肉萎缩、触之有柔韧感者，加牡蛎、穿山甲、蜈蚣；肢端发绀或雷诺现象明显者，加僵蚕、桂枝、细辛、附子；肢体痿软属气虚络阻者，加人参、山药、白术；关节痛甚者，加络石藤、海风藤、川乌、草乌。

第五节 预后与调护

本病的病程及病变严重程度与预后有关。一般来讲，病变累及呼吸肌、吞咽肌以及心肌的患者预后较差，往往因为呼吸肌无力合并肺部感染或吞咽不利引起吸入性肺炎、严重的心肌损害等，最终导致心肺功能不全死亡。多数患者呈慢性渐进性病程，预后较好，2~3年后逐渐趋向恢复。部分患者常因感冒、劳累以及激素减量不当而引起病情反复加重，而使病情更难以控制。对激素治疗不敏感者，部分患者合用免疫抑制剂有效。一般认为病程超过7年者，很少死于本病。

本病部分患者可伴发恶性肿瘤，发病年龄越大，伴发肿瘤的机会越大，常因恶病质或肿瘤转移重要脏器而导致死亡。有人发现肌酸激酶不升高的患者合并恶性肿瘤和肺纤维化的机会大，预后差。

儿童较成人预后佳，多数儿童病程在2~4年，至少50%的儿童患者可完全缓解。但伴发泛发性血管炎的患儿可导致胃肠穿孔和出血而致死。钙质沉积经皮肤流出常形成瘘管并可继发脓疡，肌肉纤维化可造成肌挛缩及关节畸形而致残。

饮食以稀软易消化食物为主，保证充分的维生素和蛋白质摄入，忌食肥甘厚味、生冷、辛辣食品以及暴饮暴食，体质偏于阴虚者，可适当多食乳汁、梨汁、甘蔗汁、牡蛎、木耳等食品。保持情绪稳定很重要，树立战胜疾病的信心，积极配合治疗，不能盲目用药及停药，应在有经验的医生指导下用药。注意随天气变化增减衣物，尽量预防感冒，防止病情复发。在疾病活动期间绝对卧床休息，一般在肌炎症状逐渐缓解后才能逐渐增加活动和锻炼，切忌在疾病早期进行力量训练，但在疾病活动期可以在他人帮助下适当活动，其目的是防止关节僵硬、挛缩，以保证关节活动度。在疾病恢复期，或血清肌酶降至正常后可适当增加活动量，活动量的大小因人而异，以活动锻炼后不感明显肌肉酸痛乏力为度。主动运动与抗阻力运动是增强肌力的主要措施。对下肢活动不利，肌力明显降低，不能站立者，应使下肢保持功能位置，即小腿与足呈90°，防止足内翻下垂，足跟不能踏地者可穿矫正鞋。肌肉萎缩初期，可行推拿等康复手法。对肌肉疼痛、压痛者可采用温热疗法与超声波疗法：小范围的疼痛给予红外线照射或温水浴，均能缓解因缺血或痉挛所致疼痛，超声波疗法可使深部肌肉得到温热，对肌痛疗效显著，对肌肉萎缩也有一定程度的预防作用。

参 考 文 献

[1] 杨晔颖, 苏励. 中医药治疗皮肌炎近况概述 [J]. 世界中医药, 2015, 10 (8): 1284-1285.

[2] 王连祥. 从络病学说新视角论治皮肌炎 [J]. 实用皮肤病学杂志, 2014, 7 (4): 296-298.

[3] 张加辉, 姜胜东, 缪锦芬. MRI 对皮肌炎的诊断价值和临床意义 [J]. 医学影像学杂志, 2014, 24 (2): 283-285.

[4] 赵千子, 张寅丽, 张铁, 等. 炎症体在皮肌炎与多发性肌炎肌肉组织中的表达 [J]. 中日友好医院学报, 2014, 28 (1): 3-6.

[5] 李满意, 娄玉钤. 肌痹的源流及相关历史文献复习 [J]. 风湿病与关节炎, 2014, 3 (9): 57-60.

[6] 杨会军, 李兆福, 彭江云. 中医药治疗肌痹的研究进展 [J]. 风湿病与关节炎, 2013, 2 (3): 67-69.

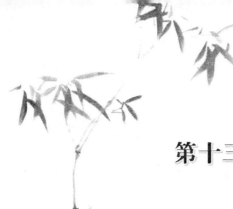

第十三章　痛　风

痛风（Gout）是一组嘌呤代谢紊乱所致的慢性疾病。主要临床特点是体内尿酸产生过多或肾脏排泄尿酸减少，引起血中尿酸升高，形成高尿酸血症（hyperuricemia）以及反复发作的痛风性急性关节炎、尿酸盐结晶沉积（痛风石）、痛风性慢性关节炎和关节畸形等。痛风常累及肾脏而引起慢性间质性肾炎和尿酸性肾结石。痛风分为原发性痛风和继发性痛风两大类。原发性痛风是由于先天性嘌呤代谢紊乱所致，常伴有肥胖、高脂血症、高血压、冠心病、动脉硬化、糖尿病及甲状腺功能亢进等。继发性痛风是由于其他疾病、药物等引起尿酸生成增多或排出减少，形成高尿酸血症而致。本病以中年人为最多见，40～50岁是发病的高峰。男性发病率多于女性，男女之比例约为20：1。

中医古籍也有关于痛风的病名，如金元时期《东垣十书》《丹溪心法》等将痹证中的痛痹或痛痹与行痹并列称之为痛风或白虎历节风。其后《医学准绳六要·痛风》云："痛风，即《内经》痛痹。"可能包含了现代医学所讲的与血尿酸过高有关的痛风一病。本节所讨论的痛风，根据其以关节红、肿、热、痛反复发作，伴活动不利为主要临床表现，当属于中医学痹证的范畴。

第一节　西医病因病理

痛风的病因清楚，是一种核酸代谢障碍引起的疾病。当体内嘌呤分解代谢过旺、尿酸的生成过多或排泄受阻时，可致血尿酸水平升高，进一步引起组织损伤时就产生了痛风。痛风最重要的生化基础是高尿酸血症。正常成人每日约产生尿酸750mg，其中80%为内源性，20%为外源性，这些尿酸进入尿酸代谢池（约为1200mg），每日代谢池中的尿酸约60%进行代谢，其中1/3约200mg经肠道分解代谢，2/3约400mg经肾脏排泄，从而可维持体内尿酸水平的稳定，其中任何环节出现问题均可导致高尿酸血症。

1. 原发性痛风　多有遗传性，但临床有痛风家族史者仅占10%～20%。

尿酸生成过多在原发性高尿酸血症的病因中占 10%。其原因主要是嘌呤代谢酶缺陷，次黄嘌呤鸟嘌呤磷酸核糖转移酶（HGPRT）缺乏和磷酸核糖焦磷酸盐（PRPP）合成酶活性亢进。原发性肾脏尿酸排泄减少约占原发性高尿酸血症的 90%，具体发病机制不清，可能为多基因遗传性疾病，但应排除肾脏器质性疾病。

2. 继发性痛风　指继发于其他疾病过程中的一种临床表现，也可因某些药物所致。骨髓增生性疾病如白血病、淋巴瘤、多发性骨髓瘤、红细胞计数增多症、溶血性贫血和癌症等可导致细胞的增殖加速，使核酸转换增加，造成尿酸产生增多。恶性肿瘤在肿瘤的放化疗后引起细胞大量破坏，核酸转换也增加，导致尿酸产生增多。肾脏疾病包括慢性肾小球肾炎、肾盂肾炎、多囊肾、铅中毒和高血压晚期等引起的肾小球滤过功能减退，可使尿酸排泄减少，导致血尿酸浓度升高。药物如噻嗪类利尿药、呋塞米、乙胺丁醇、吡嗪酰胺、小剂量阿司匹林和烟酸等，可竞争性抑制肾小管排泄尿酸而引起高尿酸血症。另外，肾移植患者长期服用免疫抑制剂也可发生高尿酸血症，可能与免疫抑制剂抑制肾小管排泄尿酸有关。

痛风急性发作期，尿酸盐结晶沉积于关节组织内，趋化白细胞，使之释放多种炎性介质，导致痛风的急性炎症发作。

慢性关节炎期，尿酸盐结晶沉积于组织内引起异物样反应，其周围被单核细胞、上皮细胞所包围，形成痛风石。痛风石沿着软骨面、滑膜囊、耳轮、腱鞘、关节周围组织、皮下结缔组织等处沉积，导致滑膜囊增厚，软骨退行性变，血管翳形成，骨质侵蚀缺损，关节周围组织纤维化，加之痛风石不断增大，导致关节畸形，功能障碍。尿酸盐沉积于肾小管处，使肾间质、肾小管发生慢性炎症反应，引起肾小管上皮变性、坏死，肾小管变形萎缩、管腔狭窄、间质纤维化，也可累及肾小球，导致不同程度的肾功能损害。高尿酸血症患者尿路结石的发生率明显高于正常人，与尿酸水平及尿酸排出量成正比。

第二节　中医病因病机

痛风的病因病机主要在于人体正气不足、阴阳失调、湿热痰瘀等病理产物聚于体内，留滞经络；复因饮食劳倦，房室不节，感受外邪，气血凝滞不通，故发为痛风。

（一）湿热

居处潮湿，淋雨涉水，感受外湿，积热既久，郁而发热，或脾运不健，水湿内聚，酿生湿热。湿热是导致本病的重要因素。

（二）痰浊

饮食不节，嗜食膏粱厚味，积热既久，熏灼津液为痰，痰浊流滞经络，一旦为外邪触动，气血愈加凝滞不通，则发为痛风。

（三）瘀血

湿热、痰浊久滞体内，必影响气血运行，不唯血瘀气滞，而且瘀血气滞之处又可为湿热痰浊胶结之处、凝聚之所而成为痛风。为实证最常见的病理因素。

（四）正虚

"邪之所凑，其气必虚"。痛风虽以湿热、痰浊、瘀血为常见病理因素，但诸邪之能久羁人体，实缘于正气之不足，或因房事不节、肝肾亏虚、精血不足，或因脾虚失运而水湿停聚，或因气郁伤肝，肝失疏泄，亦临床所常见。

如上所述，痛风的病因病机可以归结为一点，即正虚邪实。临床上痛风多呈发作性，多由疲劳、房事不节、厚味多餐或感受风寒湿热等外邪诱发。发作时表现为某一局部剧烈疼痛，甚则背不能动，或手不能举，或足不能履地，并且有日轻夜重和转移性疼痛的特点，经休息和治疗后虽可获得好转，但时息时发，日久可致受损部位出现肿胀、畸形，恢复较为困难。

第三节 西医临床诊断与治疗

一、临床表现

痛风通常可分为无症状期、急性期、间歇期和慢性期。痛风在首次关节炎发作后，经过数周以至更久的无症状间歇期，出现第二次发作。其后，多数患者急性发作逐渐频繁。若不及时治疗，势必出现关节和肾脏等组织、器官的慢性病变。

（一）无症状性高尿酸血症

患者无临床症状，只是血清尿酸水平增高，甚至可以持续终生不出现症状。也有几年甚至十年以上才出现症状者。

（二）关节病变

1. 急性期 突然关节剧烈疼痛，一般发生在夜间，常犯下肢关节，以第一跖趾关节、趾间关节受累较多，其他依次是足背、踝、足跟、腕、手指等处的关节。局部红肿灼热，肤色黯红或粉红，压痛明显，关节活动受限，有的还不能站立或行走。疼痛于 24~48 小时达到高峰，轻者几小时内缓解，或持续 1~2 天。重者发作可持续几天到数周，急性症状消退时关节上皮肤可反复脱屑。

2. 间歇期　为反复急性发作之间的缓解状态，多无任何不适或仅有轻微的关节症状，此期诊断必须依赖过去的急性关节炎发作病史及高尿酸血症。急性痛风性关节炎缓解后，常在一年内复发，复发频率和程度个体差异较大。

3. 慢性期　由急性发展而来，随着急性发作次数的增多和病程的演进，尿酸盐在关节内外和其他组织中的沉积逐渐加重，受累关节逐渐增多，关节炎症也逐渐演变成为慢性，以致形成关节畸形。耳郭、关节等处可见痛风石。

（三）痛风石

痛风石由尿酸钠沉积于组织所致。除中枢神经系统外，几乎在所有组织中均可形成痛风石，但以关节软骨周围的组织中多见。痛风石是病程进入慢性的标志，通常发病 10 年左右可出现体表痛风石，好发部位以耳郭多见，其次为尺骨鹰嘴、膝关节囊和肌腱。少数见于指、掌、脚、眼睑、鼻软骨等。

（四）肾脏病变

约 20%~40%痛风患者伴有肾脏病变。常见有：①尿酸盐肾病：最初表现为夜尿增多、尿比重降低。累及肾小球后可有轻至中度蛋白尿，或镜下血尿及白细胞增多。病程迁延、缓慢进展，若不予以治疗，则在 10~20 年后出现氮质血症。②尿酸性尿路结石：发生率为 20%~25%，且与血尿酸水平呈正相关。出现结石的平均年龄为 44 岁左右，40%患者尿路结石先于痛风性关节炎出现。

二、实验室和其他检查

（一）血尿酸测定

一般多采用尿酸酶法测定。我国男性正常值为 210~416μmol/L（35~70mg/L），女性正常值为 150~357μmol/L（25~60mg/L）。血尿酸高于 416μmol/L（70mg/L）为高尿酸血症。未经治疗的患者急性发作期多数血清尿酸含量升高。

（二）急性发作期关节液检查

急性痛风性关节炎发作时，肿胀关节腔内可有积液，以注射针抽取滑液检查，具有极其重要的诊断意义。即使在无症状期，亦可在许多关节找到尿酸钠结晶。约 95%以上的急性痛风性关节炎的关节滑液中可发现尿酸盐结晶。在光学及偏振光显微镜下滑液或白细胞内可见针状双折光尿酸盐结晶。急性痛风性关节炎滑液的白细胞数增高达到 20 000~100 000 个/mm^3，以中性白细胞为主，外观混浊。

（三）痛风结石的活检

痛风结石是围绕尿酸钠结晶的慢性异物肉芽肿，必须注意用无水乙醇固定，以免尿酸钠溶解。穿刺或活检痛风石内容物，对其含有的尿酸盐予以鉴定，对本病的确诊有意义，可视为诊断的"金标准"。

（四）X线摄片检查

早期急性痛风关节炎期仅关节周围软组织肿胀，反复发作可见关节面或骨端皮质有透光性缺损阴影，呈穿凿样、虫蚀样、蜂窝状或囊状，病变周边骨质密度正常或增生，界限清晰，有利于与其他关节病变鉴别。严重者出现脱位、骨折。

有研究表明，对于痛风的早期诊断，MRI 优于 CT 和平片。但 MRI 与 CT 间无明显差异。双能 CT 可清楚显示痛风石。

三、诊断要点

目前多采用美国风湿病协会（ACR）关于急性痛风性关节炎的分类标准（1977）：

1. 滑囊液中查见特异性尿酸盐结晶；
2. 痛风石经化学方法或偏振光显微镜检查，证实含有尿酸钠结晶；
3. 具备下列临床、实验室和 X 线征象等 12 项中 6 项者：

（1）1 次以上的急性关节炎发作；
（2）炎症表现在 1 天内达到高峰；
（3）单关节炎发作；
（4）患病关节皮肤呈黯红色；
（5）第一跖趾关节疼痛或肿胀；
（6）单侧发作累及第一跖趾关节；
（7）单侧发作累及跗骨关节；
（8）有可疑的痛风石；
（9）高尿酸血症；
（10）X 线检查显示关节非对称性肿胀；
（11）X 线片显示骨皮质下囊肿不伴有骨质侵蚀；
（12）关节炎症发作期间关节液微生物培养阴性。

诊断也可采用 1985 年 Holmes 标准：

具备下列 1 条者：①滑液中的白细胞有吞噬尿酸盐结晶的现象；②关节腔积液穿刺或结节活检有大量尿酸盐结晶；③有反复发作的急性单关节炎和无症状间歇期、高尿酸血症及对秋水仙碱治疗有特效。

然而，急性痛风性关节炎的临床表现可以很不典型，如有的患者首次发作即为多关节炎，上肢关节也可以受累，急性发作期血尿酸水平可以正常等，因此单纯通过临床表现很难与其他急性关节炎鉴别。诊断的金标准是抽取受累关节的滑液进行革兰染色、细菌培养、偏振光显微镜检查等，偏振光显微镜观察到双折光阳性的针状晶体即可确诊。

四、治疗

（一）药物治疗

1. 急性痛风性关节炎的治疗 卧床休息，抬高患肢，避免负重。暂缓使用降尿酸药物，以免引起血尿酸波动，延长发作时间或引起转移性痛风。

（1）秋水仙碱：可抑制炎性细胞趋化，对制止炎症、止痛有特效。

（2）非甾体抗炎药（NSAIDs）：比秋水仙碱更多用于急性发作，通常开始使用足量，症状缓解后减量。最常见的副作用是胃肠道症状，也可能加重肾功能不全，影响血小板功能等。有活动性消化性溃疡者禁用。

（3）糖皮质激素：通常用于秋水仙碱和非甾体抗炎药无效或不能耐受者。

（4）锝亚甲基二磷酸盐注射液：既往认为该药有抑制破骨细胞、保护骨质的作用，近年研究表明该药还具有抑制白介素等炎症介质释放的作用，从而起到抗炎止痛的功效。有文献报道应用该药治疗痛风性关节炎急性期疗效显著，且副作用较小。

2. 间歇期和慢性期的治疗 旨在控制血尿酸在正常水平。降尿酸药物分为两类，一类是促尿酸排泄药，另一类是抑制尿酸生成药，二者均有肯定的疗效。

（1）促尿酸排泄药：主要有丙磺舒、苯吡酮、苯溴马隆。此类药抑制近端肾小管对尿酸的重吸收，以利尿酸排泄。由于大多数痛风患者属于尿酸排泄减少型，因此可首选下列药物之一，适用于肾功能正常或轻度异常（内生肌酐清除率<30ml/min 时无效）、无尿路结石及尿酸盐肾病患者。用药期间服用碱性药物，如碳酸氢钠 1～2g，每天 3 次；或碱性合剂，每次 10ml，每天 3 次，使尿液 pH 值保持在 6.5 左右（但不可过碱，以防钙质结石形成），并嘱大量饮水，保持尿量。

（2）抑制尿酸生成药：常用者为别嘌醇，可抑制黄嘌呤氧化酶，阻断黄嘌呤转化为尿酸，减少尿酸生成。用于尿酸产生过多型的高尿酸血症，或不适于使用促尿酸排泄药者，也可用于继发性痛风。该药副作用相对较大，近年来研制的新药非布司他降尿酸效果明确，副作用相对较小，但价格较高，有条件者可考虑应用。

3. 肾脏病变的治疗 除积极控制血尿酸水平外，碱化尿液，多饮多尿，十分重要。对于痛风性肾病，在使用利尿剂时应避免影响尿酸排泄的噻嗪类利尿剂、呋塞米、利尿酸等，可选择螺内酯等。碳酸酐酶抑制剂乙酰唑胺兼有利尿和碱化尿液作用，亦可选用。降压可用血管紧张素转化酶抑制剂，避免使用减少肾脏血流量的 β 受体阻断药和钙拮抗剂。

（二）手术治疗

手术对象主要是指关节及附近的结石：①凡结石直径超过 2cm 或出现多个结石，使体内尿酸池明显增大，影响降尿酸治疗者；②已有溃疡、窦道或骨髓炎形成，使破口长期不愈合者；③结石影响关节功能，活动明显受限的患者。

第四节　中医辨证治疗

一、辨证要点

痛风的辨证要点，主要是辨兼夹、辨虚实。本病主要病因为湿热。兼夹之邪，一是外邪，二是痰浊瘀血。故在辨证方面需掌握其不同特征，以便了解何者为主、何者为次，而相应地在用药上有所侧重。如瘀滞甚者，局部皮色紫黯，疼痛夜重；痰浊甚者，局部皮色不变，但却有肿胀表现；湿热也能引起肿胀，但局部有灼热感等。虚证以气血亏虚证多见，重者则见肝肾亏虚。气虚者倦怠乏力，面色苍白，食少，便溏，短气，自汗，舌淡，脉弱。血虚者面色少华，头晕，心悸，多梦，失眠，爪甲色淡，疼痛呈游走性，舌淡，脉弱。肝肾不足者则多头晕、心悸，腰痛，耳鸣，舌淡（阴虚火旺则舌质红），脉细弱。本病在早期以实证为主，中晚期则多虚实兼见，甚至以虚证为主。

二、治则治法

痛风属于中医"痹证"范畴，其病因病机为过食膏粱厚味，湿热内蕴，气血凝滞，运行不畅，闭阻不通而成。在痛风急性期应以清热利湿、消肿止痛为根本，可佐以活血通络之法。亦有医生从阳明经论治急性痛风性关节炎，其认为一是痛风发作时其证似阳明证，二是痛风的发病部位在阳明经。而伤寒论中的阳明证，其特点为阳气亢盛，邪从热化最盛，属里实热，与痛风急性发作之时郁热内盛的病理相同，故以栀子豉汤、白虎汤、承气汤加减治疗本病。此外，尚有针刺、中药外敷等外治法，亦有良好疗效，且副作用小。

三、辨证治疗

本病以寒凝、血瘀、痰阻、脉络阻滞为标，以肺、脾、肾之阳虚、气虚为本，临床上以本虚标实证候为主要表现。

（一）下焦湿热证

证候：下肢膝以下关节及其周围组织突发性疼痛，初发时其痛有昼轻夜重的特点，疼痛剧烈，足不能履地，行走极其困难，痛点常呈游走性，局部肿胀灼热。舌质红，苔黄腻，脉滑数。

治法：清热、燥湿、利湿。

方药：四妙散加味。

苍术 12g　黄柏 10g　薏苡仁 12g　牛膝 10g　独活 10g　防己 10g　威灵仙 10g　土茯苓 30g　蚕砂 10g（包煎）　豨莶草 15g

方解：湿为阴邪，其为病多发于下肢；湿与热合，黏滞缠绵，流聚无常，故痛点常不固定，而局部肿胀灼热；湿热为有形之邪，阻遏经遂，气血不得流通。故疼痛剧烈，活动严重受限。方用苍术燥湿、黄柏清热，为主药，薏苡仁、土茯苓、蚕砂、防己淡渗利湿，牛膝、独活、威灵仙、豨莶草通络止痛，湿热分清，气血流通，则肿痛自愈。

加减：痛剧者加炙没药 3~5g；肿甚加大腹皮、槟榔、泽泻、穿山龙；痰多加制南星、法半夏、炒白芥子、竹沥。

（二）瘀血阻络证

证候：手足关节疼痛剧烈，如针刺刀割，甚至手不能触，夜重昼轻，局部皮色发黯。舌有瘀斑、瘀点，脉涩。

治法：活血化瘀，宣痹止痛。

方药：桃红四物汤加减。

生地黄 12g　当归 110g　赤芍 10g　川芎 10g　威灵仙 10g　秦艽 10g　鸡血藤 10g　防风 10g　徐长卿 12g　桑枝 10g

方解：湿热久羁，气血不得宣通，留而为瘀。瘀血与湿热痰浊相合，经遂阻塞更甚，故疼痛剧烈，甚则如刀割针刺，活动严重受限，局部皮色发黯，舌有瘀斑，以及疼痛昼轻夜甚，也都是瘀血致病的特征。方用四物汤养血活血，桃仁、红花活血化瘀，威灵仙、桑枝、防风、徐长卿等宣通经络，合奏活血、宣痹之功。

加减：无热象者可加桑枝；痛甚加姜黄、海桐皮；夹痰加制南星、白芥子；瘀滞日久，其痛日轻夜重，局部黯黑者，可配服活络效灵丹（当归、丹参、乳香、没药），以增强活血化瘀的作用。

（三）痰热夹风证

证候：手足关节突发性疼痛、肿胀，疼痛夜甚于昼，胸闷痰多。舌苔黏腻，脉弦滑。兼见恶风、自汗等表现。

治法：清热燥湿，化痰祛风。

方药：上中下痛风方。

黄柏 10g　苍术 10g　防风 10g　威灵仙 10g　白芷 10g　桃仁 10g
川芎 10g　桂枝 10g　羌活 10g　龙胆 6g　炮南星 10g　红花 6g

方解：痰热瘀滞日久，复感外邪，新感引动宿邪，故其痛突然发作。胸闷、痰多、苔黏腻、脉滑等，为痰热素盛之象。恶风、自汗为风邪袭于表的见证。方用黄柏、龙胆清热，苍术、南星燥湿，羌活、防风、白芷祛风，桃仁、川芎、红花活血，桂枝一味有温经络之长，丹溪谓其能"横行手臂，领苍术、南星等药至痛处"。

加减：痰多加半夏、白术、茯苓、陈皮。

（四）气血两虚证

证候：倦怠乏力，短气自汗，食少便溏，多痰或饭后腹胀，面色苍白，指甲、目眦色淡，头昏心悸。舌淡，舌苔根部黄腻，脉细弱。

治法：行气养血为主。

方药：圣愈汤加减。

黄芪 30g　党参 15g　熟地黄 12g　当归 10g　山药 15g　白术 10g
川芎 10g　白芍 12g

方解：痛风反复发作，日久气血两虚，故见上述脾肺气虚，肝血不足见证。脾主运化，其职不行，则酝湿酿痰，食后腹胀，甚则胸闷短气。舌根部主下焦，黄腻之苔见于此处，乃下焦湿热之征。方用党参、黄芪补气，熟地黄、当归、川芎、白芍养血活血，山药、白术健脾。气壮血活，经脉调畅，酸软疼痛自已。

加减：夹风湿者，可酌加羌活、防风、豨莶草、桑枝之类，但不可纯作风治，否则反燥其血，终不能愈；夹湿热者，加酒炒黄柏；夹痰浊者加制南星、姜汁；病久肾阴不足加龟甲、肉苁蓉、怀牛膝。

第五节　预后与调护

采用低热能膳食，节制饮食，防止过胖，避免高嘌呤食物（如动物内脏、豆类、浓肉汤、海鲜等），严格戒酒，每日饮水量 2000ml 以上，以保证足够尿量。防止和治疗尿酸钠盐结晶在关节、肾脏或其他部位沉积引起的合并症。防止尿酸结石形成。防止或治疗能使痛风恶化的疾病，如高甘油三酯血症、高血压、肥胖等。避免诱因，如暴食酗酒、受凉受潮、过度疲劳、精神紧张，防止关节损伤，慎用影响尿酸排泄的药物等。

近年来有许多关于痛风饮食方面的研究，产生了许多新的观点，例如含糖饮料和果汁引起痛风发病的风险与啤酒相当；高嘌呤食物中动物嘌呤与植物嘌呤对痛风的影响不同；肉类中红肉与白肉对痛风的影响不同。红肉指猪肉、牛肉、羊肉等哺乳动物的肉，在传统饮食结构中占重要的位置。但红肉不仅富含嘌呤，导致痛风的发病风险增加；还有丰富的饱和脂肪酸和胆固醇，增加心血管疾病的风险，因此 2012 年 ACR 痛风指南指出应限制猪肉、牛肉、羊肉等红肉的摄入。白肉指的是家禽类的肉。每日摄入适量家禽肉对血尿酸水平影响不大。相对于海鲜及红肉，家禽蛋白对血尿酸的影响最少，因此推荐患者优先选择家禽肉作为动物蛋白的主要来源。需要注意的是，家禽类的皮中嘌呤含量高，皮下组织中脂肪含量丰富，因此食用禽类食品时应去皮；注意选择摄入果糖含量较低的新鲜水果；饮食控制不仅包括食物种类的选择，还应注意量和热量的控制等。

参 考 文 献

［1］胡丹，张莉芸. 99Tc 亚甲基二磷酸盐注射液治疗急性痛风性关节炎临床观察［J］. 医学信息，2015，28（2）：74.

［2］邵苗，张学武. 2015 年欧洲抗风湿病联盟/美国风湿病学会痛风分类新标准［J］. 中华风湿病学杂志，2015，19（12）：854-855.

［3］李谦华，戴冽. 更新痛风饮食治疗的新观点［J］. 中华风湿病学杂志，2015，19（7）：433-434.

［4］吴东海. 关于痛风和高尿酸血症的新思维［J］. 中华风湿病学杂志，2015，9（1）：1-3.

［5］胡亚彬，杨青，段峰，等. 痛风性关节炎的 X 线平片、CT 和 MR 的对比研究［J］. 中华内分泌代谢杂志，2015，31（7）：587-591.

［6］周卫国，李龙，叶钊婷，等. 栀子金花散外敷配合小剂量秋水仙碱治疗急性痛风性关节炎临床观察［J］. 中国中医急症，2015，7（24）：1286-1288.

［7］吴霜霜，戚益铭，沈敏鹤，等. 中药有效成分防治痛风性关节炎的研究进展［J］. 中国中医急症，2015，24（7）：1215-1217.

［8］覃志周，高名杨，唐宇俊，等. 中医药治疗急性痛风性关节炎的研究进展［J］. 中国中医急症，2015，24（11）：1989-1992.

［9］张冰清，张昀，曾学军. 痛风和高尿酸血症的遗传学背景［J］. 中华风湿病学杂志，2015，19（1）：61-63.

［10］华敏慧，谈文峰，张缪佳. 东亚原发性高尿酸血症及痛风分子遗传学研究进展［J］. 中华风湿病学杂志，2015，19（3）：199-203.

第十四章　雷诺病和雷诺征

雷诺病（Raynaud's disease，RD）和雷诺征（Raynaud's syndrome）是一种外周血管舒缩功能紊乱性疾病，前者为原发性，后者为继发性。1862 年，Raynaud 首先描述了本病的症状及病因，认为本病是在受到寒冷刺激、情绪激动或其他因素的影响下，末梢动脉痉挛而导致手足皮色阵发性的变化，并把这种有规律的变化称为雷诺现象。自此以后，一直将此类疾病称为雷诺病。直到 1901 年 Hutchineson 才明确提出，许多疾病所共有的肢端皮色呈阵发性的变化是一种雷诺现象，而不是雷诺病。1932 年，Allen 和 Brown 认为雷诺所描述的病症有两种类型：一是没有原发性疾病者，病情稳定，称为雷诺病；二是伴随其他系统疾病的称为雷诺现象（Raynaud's phenomenon）或雷诺征，多半病情较重，可以发生手指坏疽。据统计，雷诺病占雷诺征的比率呈下降趋势，如恒川等报告，1966 年统计雷诺病占总数的 72%，1974 年就下降到 23.1%。在国内虽无统计，但估计有类似的情况。其原因在于一些雷诺病发作后在或长或短的时间将出现相关疾病的明确诊断，随着诊断水平的提高，原发病的诊断率明显提高。出现雷诺征的疾病很多，由结缔组织病引起的雷诺征最为多见。

雷诺病和雷诺征在中医文献中没有相应的病名记载。根据临床表现，应属于"痹证""手足逆冷""四肢厥冷""血痹""寒痹""脉痹"等范畴。《内经》对脉痹的论述主要集中在《痹论篇》《痿论篇》，认为脉痹的形成是内外因相互作用的结果，从内因看，是由于"经脉空虚"。大经空虚，若感受外邪则发为脉痹，若不与风寒湿气合，则不为痹。"痹在于脉则血凝而不流……"《素问·五脏生成》曰："卧出而风吹之，血凝于肤者为痹"。远在汉代张仲景的《伤寒杂病论》中即有相似记载："手足厥寒，脉细欲绝者，当归四逆汤主之。若其体内有久寒者，宜当归四逆汤加吴茱萸、生姜汤。"直接指出了本病的证治，时至今日，当归四逆汤加减仍是临床常用的治疗雷诺病和雷诺征的方药。继后，隋代巢元方《诸病源候论·虚劳四肢厥冷候》曰："经脉所行皆起于手足，虚劳则血气衰损，不能温其四肢，故四肢逆冷也。"明确指出本病的病机为正虚气血不足，寒凝脉络，四末失养。金代成无己著《伤寒明理论·卷二》则记载:"伤寒厥者,何以明之? 厥者,冷也,甚于四逆也。经曰:厥者,阴阳气不相顺接,便为厥。厥者,手足逆冷是也,谓阳气内陷,热气逆伏,而手足为之冷也"。至清代《医宗金鉴》又进一步论述:"脉痹,脉中血不和而色变也。"还有"若内伤于忧怒则气逆,六俞不通,阳气不行,血蕴里而不散"。详细地描述了该病的病因、病机及临床表现,阐述了该病的发生是由于情志不舒,体虚受寒,营卫失调,阳气不能达于四末血络,寒客痹阻,经络不畅所致。

纵观历代医学家对本病的认识基本一致,认为本病的病机本质在于络脉血气运行输布不畅,而气滞血郁、气虚血瘀、阳虚寒盛为发病的主要因素,情志刺激和寒邪乘袭为发病的重要条件。在症状方面,强调了四肢厥冷、色变、脉微细为其特点,治疗上注重行气解郁、益气化瘀与温阳散寒相结合,并辅以外治法以加强疗效。常用方剂有四逆散、当归四逆汤、黄芪桂枝五物汤、四妙勇安汤等,均有一定疗效。

第一节　西医病因病理

一、雷诺病

雷诺病的病因至今尚不明确,但有寒冷刺激、神经兴奋、内分泌功能紊乱、免疫功能紊乱等几种学说。虽然雷诺病的病因仍不清楚,但对前列腺素代谢、微循环和内皮细胞作用的研究有望取得有价值的结果。雷诺现象临床上常伴偏头痛、变异型心绞痛和肺动脉高压,提示这些异常具有共同的血管痉挛机制。

1. 寒冷刺激 该病患者对寒冷刺激极为敏感,从流行病学角度看,寒冷地区以及寒冷的冬季发病率高。发病初期,多在寒冷季节发作频繁,入夏缓解。晚期病情严重时,即使在夏季阴雨天时,也会有症状出现。临床观察,患者均喜热畏寒。1929 年,Lewis 提出此病的血管起因学说,认为指(趾)血管发育缺陷是动脉平滑肌对寒冷刺激敏感的一个原因。但不少学者认为,上述现象仅在病情严重时出现,动脉在晚期会有器质性变化,而未能证实动脉有发育异常。总之,动脉痉挛容易被寒冷刺激所诱发,出现肢端皮肤苍白,说明了寒冷与此病发生有关。

2. 内分泌功能紊乱 从临床资料观察,病的发生与内分泌功能紊乱有一定的关系。本病 60%~82% 发生于女性,且月经期加重,动脉痉挛发作频繁加快,时间延长,而妊娠期病情缓解。还有的人用雄性激素丙酸睾丸酮、甲基雄烯二醇和甲状腺素治疗,取得了一定疗效。有人还观察到在该病患者体内血循环中肾上腺素和去甲肾上腺素含量增高，说明此病发生与内分泌功能失调有关，但确切的关系尚不清楚。

3. 神经因素　中枢神经功能紊乱，交感神经功能亢进可以引发本病。临床观察，大多数患者均易情绪激动，多属于交感神经兴奋类型，交感神经功能亢进（生气、神经紧张、过于兴奋）引起肢端血管痉挛及局部缺血。当年雷诺认为，患者血管神经运动中枢极不稳定，是细小动脉容易发生痉挛的一个因素。情绪激动、精神紧张严重时，就会诱发动脉痉挛。1978年，Nielubowicz等报告107例，其中96.3%的颈椎X光照片有异常改变，而对照组的100例中只有10%异常，故认为颈神经根或末梢混合神经损害与本病有关；有人发现此类患者椎旁交感神经节的营养血管狭窄，神经细胞退化、变性，也为神经兴奋说提供了依据。

4. 免疫功能紊乱　从近年来研究进展看，许多雷诺病患者血清免疫方面异常，患者血清中可能存在抗原抗体免疫复合物，能直接或通过神经化学递质作用于交感神经终板，引起血管痉挛。并且如红斑狼疮、类风湿关节炎等许多免疫性疾病，常伴发雷诺现象，也提示本病的发生与免疫功能紊乱有关。

5. 其他因素　据临床观察，部分患者有家族史，故提出此病的发生与遗传有关。有的患者血液黏滞度增高，血液流变学也有变化，用降低血液黏度的药物和方法可使症状缓解，因而认为本病可能与血液黏度增高有关。有人研究证明，本病发作与儿茶酚胺代谢异常有关或与长期吸烟有关，吸烟可引起皮肤血管收缩。

二、雷诺征

雷诺征是指并发于一些疾病的雷诺现象，比雷诺病多3倍，所以应注意两者鉴别诊断。这关系到治疗方法、治疗效果及预后。并发雷诺征的疾病很多，其中以结缔组织病居多，占60%～70%。常见的原发病有以下几种。

1. 结缔组织病　据日本学者报告，1420例结缔组织病中此征占30.1%，占全部雷诺征的47%～56.7%。此征常是各种结缔组织病的首发症状，由雷诺征而引起的指动脉闭塞和指端溃疡分别占53%和34%，而雷诺病出现这两种病变者分别占14%和18%。

（1）硬皮病：该病雷诺征的并发率最高，约90%以上患者迟早会出现，所以将雷诺现象作为主要诊断标准之一，本病之雷诺征不仅发生在肢端，而且同时累及内脏血管，出现肺、心脏、肠系膜动脉之雷诺现象，表现呼吸困难、心悸气短、心绞痛、腹痛等症。早期双手出现典型雷诺现象，晚期指端营养障碍发生缺血性溃疡或坏疽，末节指骨自溶导致末节手指自行短缩。

（2）系统性红斑狼疮（SLE）：雷诺征可在 SLE 典型症状出现前或后出现。据国内外报道雷诺征的并发率差距很大，如日本统计 2451 例 SLE 患者中有 58.9%，欧美统计 1000 例中仅有 0.5%～8%，我国为 9.9%～30%。SLE 并发雷诺征是皮肤和皮下组织坏死性血管炎的表现之一，严重可导致指（趾）坏疽。

（3）其他结缔组织病：类风湿关节炎、风湿性关节炎、皮肌炎、结节性动脉周围炎、白塞病等都可并发雷诺征，但发生率很低。

2. 振动综合征　凡使用振动工具时间长的工人就有可能发生此病，振动病的雷诺征发病率为 12.6%～33.4%。由于工人受寒冷刺激和振动的影响，使交感神经处于亢进状态，开始时血管痉挛是生理性的，长期动脉痉挛就会导致小动脉发生组织学改变。神经系统功能紊乱和末梢动脉痉挛是本病发生的病理生理学基础。临床表现主要是动脉痉挛而出现的"白手""白指"。还有不同程度的神经症状如双手疼痛、麻木、震颤、无力、僵硬、腱反射减弱，手套和袜套型感觉障碍，甚至上肢各关节和脊椎骨有囊性病变、增生、关节畸形、骨质疏松、无菌性坏死。

3. 血管系统疾病　血栓闭塞性脉管炎的雷诺征发病率为 20%～50%，由于部分患者出现缺乏皮色规律性变化的雷诺现象，容易被人忽略。闭塞性动脉硬化症是老年人血管病，并发雷诺征的报告很少，Hines 报告发生率为10%。胸廓出口综合征可以引起远端动脉痉挛或阻塞，但较少见。

4. 神经系统疾病　某些神经系统疾病也可引起雷诺征，如末梢神经炎、进行性肌萎缩、交感神经炎、脊髓空洞症、外伤性神经痛、腕管压迫综合征等。临床表现是沿病变神经及其支配区域有神经疼痛、麻木和感觉异常，并只限于患病的肢体，皮色改变缺乏典型雷诺征的规律性。

5. 化学药物中毒　从事某些化学工业的工人也可出现雷诺征，甚至发生动脉器质性改变。如麦角、铅、亚硝酸、水银中毒等可出现雷诺征，环氧树脂加工的工人可见硬皮病样雷诺征。聚氯乙烯合成工人中出现全身中毒反应，以上肢和手损害最严重，开始时肢端动脉痉挛明显，以后手指麻木刺痛，僵硬感，呈硬皮样皮损，晚期有末节指骨自溶现象，尺骨和桡骨茎突萎缩，脊椎和髌骨有囊状吸收。常有明显肝功能障碍。Diuman 等报告50 例，认为雷诺征是此症的主要表现。

6. 其他疾病　雷诺征还偶见于以下疾病：冷球蛋白血症、真性红细胞增多症、阵发性血红蛋白尿、高黏滞血症、甲状腺病、肾上腺肿瘤、卵巢功能异常、溃疡性结肠炎、骨髓增生性疾病、冻伤、战壕足、浸渍足、各种外伤、打字员和钢琴家手指振动伤等。

三、发病机制

有关雷诺病和雷诺征的发病机制研究较少。至今仍在探讨中。大多学者认为，由于寒冷刺激和神经兴奋等因素的作用，导致肢端小动脉痉挛和血流量减少，因而肢端表现皮色苍白，甚至出现"死指"样变化。当细小动脉痉挛缓解，而细小静脉仍处于痉挛状态，血液受阻，血流变慢，乳头下血管丛出现缺血性麻痹，血液滞留于乳头下血管丛内，造成血液中含氧量减少，而致皮肤发绀。当患者采取保暖措施或处于温暖的环境中，寒冷刺激解除，肢端血管痉挛缓解，局部出现反应性充血，血管扩张，因此皮色变为潮红，随后恢复正常。这说明皮肤颜色的变化与细小动脉、毛细血管以及乳头下血管丛血液的多少和氧饱和度有密切关系。1978 年，Nielubowicz 等通过动脉造影观察研究表明，雷诺病的苍白期不仅末梢动脉痉挛，而且尺、桡和骨间肌等动脉也有痉挛改变。皮肤变紫是因为动、静脉之间的吻合支广泛开放，而导致末梢皮肤缺血所致。

雷诺病是血管功能性疾病，早期肢端小动脉无明显器质性病变，当细小动脉长期痉挛时，显微镜下可观察到毛细血管内血液停滞现象。该病后期由于指动脉长期、频繁的痉挛，最终可转变为器质性改变，如动脉内膜增厚、内层弹力膜断裂和肌层增厚等变化，使小动脉管腔狭小，血流减少，严重者发生血栓形成、管腔闭塞，伴有局部组织的营养障碍，指端发生溃疡甚至坏疽。据文献报告，发生指动脉闭塞者占 17%，但较大的动脉没有器质性改变。组织学检查表现指动脉中层增厚，内弹力板断裂，陈旧性血栓和血管壁有炎性细胞浸润。由于动脉长期痉挛和阻塞，可使手指发生缺血性营养障碍，如皮下组织纤维化、皮肤变薄或硬化。这些变化对手指血管具有挤压作用，从而加重了手指末端血液循环障碍，严重者造成指端缺血性溃疡和浅表性皮肤坏死的发生。

目前普遍认为，雷诺现象不仅可出现在肢体末端，而且也可出现在内脏血管，如心脏和肺脏等，称为内脏雷诺现象或雷诺征。这便可以解释为什么有雷诺征的患者更容易发生肺动脉高压。有研究认为，肺小血管的反复痉挛可能是导致肺动脉高压的原因之一。心脏的异常也是如此，冠状血管反复痉挛可能也是造成心脏受累的原因之一。但同样含有丰富血管的肾脏和神经系统为何受累的发生率无明显升高，其原因尚不清楚。

第二节 中医病因病机

中医学认为，气虚血瘀、阳虚阴盛为发病的主要因素，而情志刺激和寒邪乘袭为发病的重要条件。

1. 气虚血瘀　因气为血之帅，气行则血行。若气虚不用，鼓血无力必致血行不畅而发生瘀滞，正如清代王清任云："元气既虚，必不能达于血管，血管无气，必停留而瘀。"《直指方·血荣气卫论》说："盖气者，血之帅也。气行则血行，气止则血止，气温则血滑，气寒则血凝，气有一息之不运，则血有一息之不行"。由于气虚运血无力、失于温煦，络脉本有瘀涩，一遇寒邪入侵，即易致络脉气血涩滞而发本病。

2. 阳虚寒凝　四末乃诸阳之本，脾主肌肉、四肢，若劳倦伤脾或久病损及脾阳，脾阳不振，或素体阳气不足，肾阳亏虚不能温煦脾阳，四肢失于温养，阴寒内生；复加寒邪外袭经络，寒主收引，则四肢血脉凝涩不畅，如《素问·举痛论》曰："寒气入经而稽迟，泣而不行"。故可见肢端冰冷、发紧、麻木、苍白而发本病。

3. 气滞血瘀　《冯氏锦囊》曰："郁思忧伤肝脾……气血难四达"。情志不畅则肝气不舒，肝郁气滞，阴阳失调，气血不和，经脉阻塞，脏腑功能紊乱；气机不畅，气不行血则瘀血阻滞经络，致脉络不充、络道失于通达，四末失于荣养，可见肢端青紫、疼痛等。

4. 气血亏虚　如《诸病源候论·虚劳四肢逆冷候》谓："经脉所行，皆起于手足。虚劳则气血衰损，不得温其四肢。故四肢逆冷也"。患者素体虚弱，气血不足，或病久气血亏损，腠理空虚，风寒之邪侵入，留连于血脉络道，气血运行受阻，四肢失养，故见肢端苍白、麻木、冰冷等。

5. 瘀热阻络　寒邪凝滞、瘀血内阻，郁久化热，瘀热蕴结脉络，经气不畅、血络气血郁阻不能宣达，四末失于荣养，遇寒邪外袭，则寒热交争与血络收引凝涩并存，发作期则肢端肿胀紫暗发凉，缓解期肢端肿胀发红，灼热疼痛，营养障碍，甚至日久肉腐而见溃疡或坏疽。

总之，内外合邪，则络脉气血瘀阻而发病。本病病位主要在于络脉，证有虚实之分，虚即气虚、阳虚、血虚，实即气滞、血瘀、寒凝，久之内舍于脏腑；上述五种病机及虚实证型在实际发病中，往往不是单纯的出现，而是兼夹错杂发为本病，随着病程的进展或向愈也会发生一些变化；本病发作一般以环境冷凉为诱因，患者多数为女性，且多为易于情绪激动、精神紧张的体质，轻证患者平时多肢凉喜暖，却别无他症，表现阳虚、气滞和寒凝间杂导致血络瘀阻凝涩之证居多；病情加重发展，则逐渐向瘀热阻络甚至蕴而生毒、肉腐络损转化。

第三节　西医临床诊断与治疗

一、临床表现

（一）症状与体征

本病起病缓慢，多发生于 20~40 岁女性，男性少见，多发生在寒冷地区；一般在受寒冷刺激后，尤其是手部接触低温后发作，故冬季多发，夏季少见或发作较轻。

1. **典型发作过程**　寒冷刺激、多疑、郁闷、忧伤或精神紧张等情绪变化可诱发本病。发作时皮色的改变因人而异，典型患者发作经过主要表现手足皮肤颜色变化，即苍白—发绀—潮红—正常，从手指开始，以后可波及整个手指及掌部，呈间歇性发作，发作时手指皮肤出现苍白—发绀，伴有局部发凉、麻木和针刺样疼痛，经保暖后，皮色变潮红，有温热、酸胀、烧灼感或其他异常感觉，继而皮色恢复正常，症状随之消失。发作间歇除手足冷感外无其他症状。皮肤温度的改变，随疾病的阶段不同而有所不同。患者发作时，上肢桡、尺动脉和下肢足背、胫后动脉搏动正常。疾病早期，上述变化在寒冷季节频繁发作，症状明显，持续时间长，而在温热季节则发作少；如果病情较重，即使在夏季阴雨天气也发作。有些患者缺乏典型的间歇性皮色变化，特别是晚期患者，在发作时仅有苍白或发绀。

病情较轻的病例，只需局部保暖，即可使皮色恢复正常，严重病例必须全身保暖，消除寒战感后，始能生效。热饮或喝酒暖和肢体后常可缓解发作。一般解除寒冷刺激后，皮肤颜色由苍白、青紫经过潮红阶段恢复正常的时间大致是 15~30 分钟。本病病情进展缓慢，但随病程延长，病情逐渐进展，约 1/3 患者发作频繁，每次持续可达 1 小时以上，伴有手足水肿，甚至温暖季节时只要环境温度轻微变化或情绪稍微激动即可引起发作。

2. **皮色变化规律性、对称性**　受累手指或足趾症状有明显的左右对称性，不仅范围，在程度上对称也很鲜明。皮色变化多按 4、5、3、2 指顺序发展，拇指因肌肉较多血液供应比较丰富而很少受累，皮色变化先从末节开始逐渐向上发展，但很少超过腕部，都发生在双手。足或足趾发病较少，耳郭、鼻尖、唇部皮肤苍白或发绀者偶见。如果长期单侧、单指受累，则提示局限性器质性动脉阻塞。

3. **严重病例**　肢端皮肤出现营养障碍，病情严重者可呈持续发作状态，有局部组织营养障碍性变化，皮肤萎缩或增厚，或皮肤光薄、干燥，皱纹消失，肌肉萎缩，指垫消瘦，指甲纵向弯曲或脆裂，甲周易感染，当指动脉狭窄或闭塞后，指端出现浅表性小溃疡，甚至局限性坏疽，可伴有局部剧烈疼痛，溃疡愈合后遗留点状皮肤瘢痕。

4. 全身表现　患者多有自主神经功能紊乱症状，如易于兴奋、感情易冲动、多疑郁闷、失眠多梦等。雷诺病无其他全身症状，雷诺现象可同时出现原发病的临床表现。

（二）临床分期

1. 缺血期　手指、足趾、鼻尖、外耳等处突然发白如蜡样，伴麻木、胀痛。每次发作的频率和时限不等，常持续数分钟至数小时，可自行消失。

2. 缺氧期　患手（足）呈紫色，界限较明显，压迫时紫色暂时消退，皮肤温度降低，或伴疼痛。延续数小时至数日，然后消退或转入充血期。

3. 充血期　动脉充血，温度上升，皮肤潮红，可伴有刺痛与肢端肿胀，然后恢复正常。

4. 坏死期　见于重症病例晚期，长期反复发作后出现营养障碍，指端出现溃疡或局限性坏疽。

二、实验室和其他检查

（一）实验室检查

某些化验检查对雷诺病的诊断有重要意义，如抗核抗体测定、类风湿因子、血清蛋白电泳、补体、抗 DNA 抗体等，有助于排除红斑狼疮、类风湿关节炎、硬皮病等。

（二）辅助检查

1. 指温恢复时间测定　肢端皮温与其血量有密切关系。冷刺激后手指复温期间温度变化的参数确定包括从冷刺激结束到开始复温的时间间隔、复温率、复原的最高温度、双手不同区域的不同温度和食指温度梯度曲线指数。因此，肢端皮肤受冷降温后，恢复到原来温度所需的时间，对于雷诺病的诊断十分可靠。试验前先令患者处在 24℃ 左右的温暖环境中 20~30分钟，用热敏电阻探头测定皮肤温度后，将手或足浸入 4℃ 左右的冷水中 20秒，即可引发该证出现，擦干手或足部后，测量皮肤温度，每分钟一次，直至温度恢复到原来的水平。正常人指温恢复到基线一般在 15 分钟内，而雷诺病患者往往要超过 20 分钟，轻度雷诺病的温度恢复时间可在正常范围以内。该试验还用来评价对于该病的治疗效果，如果患者温度恢复所需时间缩短，说明用药后症状有好转。

2. 经皮氧分压检查　患肢在激发症状发作后，氧分压下降的数值显著低于正常肢体，并且恢复到原来水平的时间较正常人也明显延迟。

3. 光电容积描记测定　痉挛期指动脉波幅，多属低平波，弹性波消失。

当环境温度升高到37℃以上时，动脉波幅恢复正常。激光多普勒和血流图检查诱发试验前后及加温44℃以上的变化，来确定指动脉是痉挛还是闭塞。

4. 指动脉造影　先在正常情况下做经股动脉穿刺向患肢动脉插管，加压注入造影剂，上肢动脉连续摄片，然后将患者手部浸入4℃冷水中20秒，再重复造影一次。正常人在浸入冷水后，肢体末端动脉仅有轻微或没有痉挛存在；而雷诺病患者绝大多数有明显的动脉痉挛，除发生于手指的动脉外，还可见于较大的掌动脉，甚至涉及前臂的动脉。动脉痉挛可分为3级：1级者动脉管腔轻度缩小；2级管腔明显缩小，但未闭塞；3级者管腔呈光滑的同心状闭塞。此法可以确定动脉痉挛还是闭塞，且可观察诱发试验前后指动脉的变化，但不宜作为常规检查。

5. 甲皱微循环检查　甲皱微循环检查可见指端毛细血管数量减少，口径缩小，血流变慢，血流量减少等。

6. X线检查　部分患者可见末节指（趾）骨脱钙现象，还可诊断有无类风湿关节炎。

7. 冷水试验　将手指（足趾）放入4℃左右的冷水中，可以诱发雷诺病症状发作。

8. 握拳试验　两手紧握拳1分钟后，在弯曲状态下放开，也能诱发雷诺病症状发作。

三、诊断要点

1. 雷诺病好发生于20~40岁的青中年女性，尤以20岁左右的青年女性为多见。病程较长，反复发作。雷诺征患者常有闭塞性动脉硬化症、多发性大动脉炎、血栓闭塞性脉管炎等病史。

2. 发病时肢端皮肤有间歇性颜色改变，伴有肢端发凉、麻木、针刺样的疼痛等。

3. 一般为两侧手足受累，呈对称性。常因受寒冷刺激或情绪激动、精神紧张而诱发。少数晚期病例可有指动脉闭塞和（或）有手指硬化、指端的浅在性溃疡或坏疽。

四、鉴别诊断

（一）血栓闭塞性脉管炎

多发于20~40岁的青壮年男性，有吸烟嗜好和受寒冻史等，临床表现患肢有严重的缺血和营养障碍，约40%~60%的患者有游走性血栓性浅静脉炎病史。

（二）闭塞性动脉粥样硬化症

多发于 40 岁以上的中老年患者，常伴有心脏病、高血压、脑血管病及糖尿病等，化验血脂增高，患肢动脉闭塞平面较高，大动脉搏动处可闻及血管杂音。

（三）手足发绀症

多发于青年女性，手足出现弥漫性发绀，呈持续性，寒冻可使症状加重，但温暖并不能使症状即刻缓解，情绪激动一般不诱发症状发作。常在 25 岁以后自然恢复正常。

（四）网状青斑

病变可发于足部、小腿及股部，并可累及上肢、躯干、面部等。皮肤多呈持续性网状或斑点状紫纹，寒冷或肢体下垂时青斑加重，常伴有肢体发凉、麻木、疼痛和感觉异常。

（五）红斑性肢痛症

主要发生于双足，两足出现阵发性烧灼样、针刺样剧痛，皮温增高，呈潮红色，遇热可使病情加重，遇冷可使症状减轻或缓解。发作时患肢动脉搏动增强。

（六）腕管综合征

是由于正中神经在腕管内受压迫所致。主要表现是手指麻木、无力，可有手指烧灼样疼痛，活动患手后症状减轻，亦可有鱼际肌肉萎缩，但无对称性、间歇性皮肤颜色改变。

五、治疗

轻者只需保护躯体和肢体避免寒冷即可控制。尼古丁为血管收缩剂，所以患者必须停止吸烟。少数患者用松弛法（如生物反馈）可减少血管痉挛发作。多数患者反复发作较频，寒冷刺激和情绪激动易于诱发，治疗较困难，需长期进行中西医结合治疗，同时亦取决于对基础疾病的认识和治疗。

西医学治疗雷诺病和雷诺现象主要依靠药物和手术治疗，以改善肢体血液循环。前列腺素类的应用研究令人鼓舞。局部交感神经切断术仅用于进行性加重的患者，可消除症状，但缓解期仅 1~2 年。局部交感神经切断术对雷诺病的效果优于雷诺现象。不论雷诺病或雷诺现象，α-受体激动剂和麦角制剂均为禁忌证，因为这些药物可使血管收缩，可使症状发作或加重。伴有指（趾）尖溃疡、感染，特别是硬皮病患者必要时可应用抗生素、止痛剂以及外科清创方法。

（一）药物治疗

近 10 多年来，随着对雷诺病的病因和病机的深入研究，化学药物的不断增多以及中西医结合治疗取得的成绩，越来越体现了药物治疗本病的优越性。药物可以通过交感神经阻滞和扩张血管，改善肢体微循环，并能控制症状复发。

1. 扩张血管药物　主要是作用于肾上腺素受体药物（α-受体阻滞剂）和扩张小动脉的药物。

（1）妥拉苏林：20～100mg，每日 3～4 次，饭后口服；或 25～50mg 肌肉注射或加生理盐水 20ml 静脉或股动脉注射，每日 1~2 次。此药主要是一种 α-受体阻滞剂，能直接松弛血管平滑肌，并可阻断交感神经 α-受体，缓解肾上腺素和去甲肾上腺素的缩血管作用。

（2）酚妥拉明：20～100mg，每日 4 次，口服，或 5mg 肌肉注射或静脉缓慢滴注，每日 1~2 次，作用同妥拉苏林。

（3）硫氮䓬酮：60mg，每日 3 次，口服。

（4）硝苯吡啶：10～20mg，每日 3～4 次。口服或舌下含化。

（5）己酮可可碱：100～200mg，每日 3 次，口服，6~8 周为 1 疗程；或 100～400mg 加生理盐水静脉滴注，每日 1 次。

（6）烟酸：50～200mg，每日 3～6 次，口服。

（7）利血平：0.25mg，每日 3～4 次，口服；或 0.5mg 肱动脉和桡动脉注射，4 天 1 次。

（8）前列腺素 E1；100～200μg，加入 5% 葡萄糖注射液或生理盐水 500ml 中，静脉缓慢滴注。每日 1 次，15 天 1 疗程。

（9）甲磺酸双氢麦角碱：1mg，每日 3 次，口服；或肌注和动脉注射，0.15~0.6mg，每日 1~2 次。

2. 抗凝血药物　血液黏度增高是重度雷诺病的病理生理特点，并且是激发雷诺病症状发作的重要因素之一。抗栓、去纤药对凝血活酶有抑制和灭活作用，并能降低纤维蛋白，降低血液黏稠度，从而改善末梢循环。

（1）消栓灵注射液：0.84～1.12U，加入 5% 葡萄糖注射液或生理盐水 500ml 中，每日 1 次。静脉滴注，连续应用 15～20 日为 1 疗程，间隔 5～7 日，可进行下一疗程。首次应用应进行皮肤过敏试验。

（2）蝮蛇抗栓酶：0.75～1.0U，加入 5% 葡萄糖注射液或生理盐水 500ml 中，静脉滴注，每日 1 次，连续应用 15～20 日为 1 疗程，间隔 5～7 日，可进行下一疗程。首次应用应做皮肤过敏试验。

（3）东菱克栓酶：5U，加入生理盐水 500ml 中，静脉滴注，隔日 1 次，应用 6 次为 1 疗程，间隔 10～15 日，可进行下一疗程。

（二）手术治疗

1. 胸交感神经切除术　该手术能够改善血管的收缩功能，解除动脉痉挛，增加肢体血流量，促进侧支循环建立，但多在 2~5 年内复发。随着中西药物的不断增多，取得了较满意的疗效，该手术目前已很少选用，仅用于经长期中、西药物治疗无效，病情加重，或指端已形成溃疡、坏疽的患者。

2. 末梢交感神经切除术　该手术是将指动脉周围交感神经末梢切除。据文献报道，该手术疗效满意，手术后数小时即可使患指疼痛缓解，术后第 1 天指温上升 6℃，远期疗效也良好。

3. 血管内神经阻滞术

（1）静脉内交感神经阻滞术：可干扰交感神经末梢释放去甲肾上腺素和耗竭其贮存，降低交感神经的功能，具有较持久的扩张血管的作用。此外，还有直接松弛平滑肌的作用。

（2）动脉内封闭疗法：用利血平 0.5mg 于肱动脉或桡动脉注射，可使肢端皮温升高，皮色改变。据报道，该方法可以避免胸交感神经切除术。

（三）血浆交换术

血浆交换法，可降低患者血浆纤维蛋白水平，增强红细胞的变形性，降低血小板的黏附性和聚集性，降低循环免疫复合物，加快血流速度和改善局部血管痉挛。该方法适用于血液黏滞性过高，血小板功能亢进和免疫学变化异常，其他方法治疗无效者。

第四节　中医辨证论治

一、辨证要点

（一）辨新久虚实

本病新发者，多为内因于气滞、气郁，外受风寒湿热外邪，阻闭经络气血，以邪实为主。如长期反复发作，或迁延渐进，邪气长期壅阻，经络营卫不行，气血耗损，津凝为痰，血瘀络脉，痰瘀互结，多为正虚邪实。病久入深，气血亏耗，肝脾肾虚损，筋骨肌肤失养，爪甲短缩，骨节挛缩，遂为正虚邪恋之证，以正虚为主。新病多实，在经络关节，久病多虚，常累及脏腑，这只是就一般情况而言。临床所见，许多患者肝脾阳气不足，易感于外邪，一开始就出现以虚为主，或本虚标实证候的亦不少；而其病程虽缠绵经年累月，或寒湿久羁，或湿热留驻，或痰瘀胶结、虚实夹杂，以邪实为主的也很常见。严重者可至肌肉萎缩，并损伤脏腑。临床当分清虚实之多寡，以决定通络行气化瘀及补血益气之偏重。

（二）辨病位

本病的典型表现是在寒冷、多疑、郁闷、忧伤或精神紧张等因素诱发之下，手足皮肤出现苍白—发绀—潮红—正常的变化，多呈发作性，显然为血气之运行输布不畅所致，而其血络功能结构失调，是本病的基本病理基础，因此本病主要病位在于血络。络脉收引，络气绝逆，气血因而不能达于其中，故肢端苍白冷凉；络脉气血接续、周流不畅，瘀滞郁积于脉络，故手足皮肤发绀湿冷。久痹不已，多内传留连于筋骨关节肌肉之间，或内舍于五脏六腑，导致筋骨肌肤失养，爪甲短缩，骨节挛缩，以及心悸、胸闷气短等症。

（三）辨病邪主次间夹

本病以外受寒邪致病为主，但亦兼有湿、风、火热之邪为患。而且由于经脉血络气血长期不得通畅，在病因作用下，往往产生瘀血和痰浊，津液不化而成湿浊留于肌腠，寒邪郁久亦可化热生毒。痰湿浊毒留于关节，瘀阻络脉，或络脉渐损，更加重了痹阻，使气血失荣，而见疼痛、麻木、肿胀、甚至骨节变形，活动僵硬，肢端短缩、溃疡，由于病邪深入络脉肌腠筋骨，甚或内舍五脏六腑，常非单纯活血化瘀治法或一般祛风散寒除湿之剂所可奏效，故必须辨识寒湿痰瘀致病之特征，以及病理进程中诸邪的主次间夹和演化，做到辨证时分清主次，治疗时才能突出重点、知常达变。

二、治疗原则

（一）通络化瘀

由于本病病位在于四肢（四末）之血络，血气运行输布不畅为其病理本质，故宣通络道、化瘀行血应为主要的治疗原则之一。但具体的通络化瘀方法很多，益气行气、温经宣脉、散邪安络、养血活血等均可达到通络化瘀的目的。

（二）扶正祛邪

阳虚、气虚为本，卫外不固，外受寒湿风热等外邪，因此正虚邪恋为本病的重要发病机制，随着病程的进展，常见气血耗损而不足，而邪气留恋不净，并可化生痰瘀热毒的病理产物，络虚不荣、络损不复则是最终的病理机转。故温阳益气、扶正祛邪、养营和络以扶正，散寒、化湿、祛风、清热、解毒以祛邪，是常需兼顾的两个治疗大法。

（三）调畅营卫气机

本病内因于气滞、气郁，外受风寒湿热外邪，阻闭经络气血，因此调畅营卫气血，使络气和顺，气血周流于络道其中，是为治疗要点。

三、辨证治疗

（一）风寒阻络

证候：肢端阵发性刺痛或胀痛，疼痛剧烈，日轻夜重，遇冷痛甚，得热则痛缓，患处皮肤不红不热，皮肤冰冷，呈苍白色，继而青紫，受寒冷即刻发作，冬季症状加重。舌质淡，苔薄白，脉弦细。

证候分析：患者素体阳虚，骤受寒冷，寒凝血脉，经脉痹阻，阳气不达四末，故肢体怕冷、发凉，肢端皮肤呈苍白色；脉络痹阻，气机不畅，气滞则血瘀，故继而青紫；冬季寒邪盛，故症状加重。舌质淡，苔薄白，脉弦细均是寒凝血瘀之象。此型多属雷诺病早期患者。

治法：祛风散寒，通经活络。

方药：蠲痹汤加减。

独活 10g　羌活 10g　桂枝 10g　秦艽 10g　当归 10g　川芎 10g　木香 10g　炙黄芪 30g　乳香 10g　地龙 10g　鸡血藤 30g　乌梢蛇 20g

方解：独活、羌活、秦艽、乌梢蛇、桂枝祛风除湿、散寒止痛；当归、川芎通络和血；炙黄芪益气、木香行气，使气行则血行；乳香、地龙、鸡血藤活血散瘀止痛。诸药相配合，共建祛风散寒、活血通络除痹之功。此正符合仲景"治风湿者，发其汗，但微微似汗出者，风湿俱去"的治疗原则。

加减：寒盛痛显者加麻黄、制附子以散寒除痹通络；痛处重着、肿胀，肌肤麻木，偏于湿者加防己、薏苡仁。

（二）气滞血瘀

证候：患肢持续性青紫或紫红，局部怕冷发凉，伴麻木、疼痛、或蚁行感，遇冷或情绪激动症状加重，病久者可见肢端皮肤变薄，发硬或指甲畸形，伴有胸闷胁胀，善太息或月经不畅等症。舌质紫黯，或有瘀斑，苔薄白，脉沉细涩或紧弦。

证候分析：气血瘀滞，血行不畅，瘀血停聚肌肤脉络中，故肢体持续性青紫、发凉、胀痛；受寒冷侵袭，寒凝血瘀更甚，故受寒冷症状加重；瘀血滞留于肢末，故手指瘀肿。舌质绛或有瘀斑、瘀点，脉弦涩均为血瘀之象。此型多属雷诺病的中、晚期。

治法：理气活血，祛瘀通络。

方药：身痛逐瘀汤加减。

柴胡 10g　香附 10g　丹参 30g　当归 15g　秦艽 12g　川芎 15g　白芍 20g　牛膝 10g　红花 10g　甘草 10g　地龙 15g　细辛 3g　羌活 10g　桂枝 10g

方解：方中柴胡、香附理气舒肝解郁；当归、白芍、甘草和血柔肝，缓急止痛；秦艽、地龙、羌活祛风通络止痛；当归、丹参、川芎、牛膝、红花活血化瘀通络；细辛、桂枝温经散寒通络。诸药合用共奏疏肝理气，活血化瘀通络，温经散寒止痛之功。现代医家姚茹冰等认为在痹证中无论是内因（正气不足）还是外因（风、寒、湿、热邪等）均与血瘀关系密切。

加减：血瘀重者，加三棱、莪术；疼痛重者，加川乌、全蝎；寒甚加熟附子、炮姜、吴茱萸；情绪烦躁不安，加郁金、酸枣仁。

（三）阳虚寒凝

证候：患肢喜暖怕冷，遇冷则指端皮肤变苍白、青紫、发凉、麻木、胀痛，得温则皮肤颜色恢复正常，症状随之消失，全身症状多有倦怠乏力，形寒畏冷等。舌质淡胖，苔薄白，脉沉细或迟。

证候分析：阳虚生内寒，故患肢喜暖，倦怠乏力，形寒畏冷；阳虚不能抵御风寒邪气之袭，因而怕冷，遇冷后肢端皮肤变苍白，寒阻经脉，血凝脉络而不行，则局部青紫、发凉、麻木、胀痛。气得温而行，寒得温而散，故遇暖后皮肤颜色可恢复正常，使症状消失。舌质淡胖，苔薄白，脉沉细或迟，均为阳虚气血运行迟涩之象。

治法：温阳散寒，活血通络。

方药：阳和汤加减。

熟地30g　黄芪30g　丹参30g　肉桂15g　黄芩10g　炮姜15g　熟附子15g　地龙10g　当归15g　炙甘草10g　鸡血藤15g　鹿角胶10g

方解：本方中熟附子、肉桂、炮姜、鹿角胶温阳散寒；熟地、黄芪、当归益气养血和血；地龙、丹参、鸡血藤活血通脉。全方诸药综合可温阳散寒，益气养血，活血通脉，则阳气得助，阴寒自除，气血运行通畅，诸症缓解。

加减：寒甚可加细辛、吴茱萸；瘀血重加川芎、红花、桃仁；气滞明显，可加香附、乌药；疼痛重者，加乳香、没药、延胡索、全蝎；脾阳虚甚者，加党参、茯苓、白术；肾阳虚甚者，加巴戟天、仙灵脾。

（四）瘀热阻络

证候：肢端红、热、肿、痛，痛如针刺、烧灼，夜间发作频繁，日久可见肢端皮肤、指甲变厚。舌质紫黯，苔黄，脉弦涩。

证候分析：素体阳盛之人，寒郁日久化热，病久络阻血瘀；瘀热蕴阻、肌腠受损，故肢端红、热、肿、痛。瘀停之处，脉络壅滞不通，故痛如针刺。瘀为阴邪，故夜间发作频繁。瘀阻气血，热损血络，耗伤气血，四末局部失养，可致肢端皮肤、指甲变厚。舌质紫黯，苔黄，脉弦涩，均为瘀热阻络之象。

治法：活血止痛，佐以清热。

方药：活络效灵丹加味

当归 12g　丹参 30g　乳香 10g　没药 10g　川牛膝 15g　知母 10g　赤芍 12g　丹皮 10g　桑枝 30g　红花 10g

方解：方中当归补血活血；乳香、没药活血散瘀，消肿止痛；乳香与没药，其性皆微温，二药并用为宣通脏腑、流通经络之要药，虽为开通之品，不致耗伤气血，诚良药也；川牛膝、桑枝通络；知母清热；丹参、赤芍、丹皮凉血活血；红花活血散瘀；全方共奏活血散瘀、止痛、清热的功效。《医林改错》言："无论外感内伤，伤者无非气血，元气既伤，必不能达于血管，血管无气，必停留而瘀"。

加减：皮肤溃疡加蒲公英、天花粉、鲜生地、连翘、穿山甲等，以清热解毒，凉血，消肿排脓。

（五）湿热阻络

证候：肢端红、肿、热、痛，以足底、足趾为重，夜间发作较多；甚则手指或足趾发生溃疡、坏疽，伴脘痞、纳呆、口苦、大便黏滞不爽或便秘。舌质红，苔黄腻，脉弦滑数。

证候分析：因素体脾虚湿停，或病久络阻、津液不布聚而为湿；加之病程日久，气郁化热，或寒邪从阳化热；湿热蕴结，患指（趾）红肿疼痛，湿热熏蒸、热盛肉腐，故手指或足趾溃疡、坏疽；舌质红，舌苔黄腻，脉滑数均为湿热之象，此型多属雷诺病晚期肢端溃疡继发感染的患者。

治法：清热除湿，蠲痹通络。

方药：四妙丸合四妙勇安汤加味。

苍术 12g　黄柏 10g　川牛膝 12g　薏苡仁 20g　威灵仙 12g　忍冬藤 20g　丹参 20g　乳香 10g　没药 10g　当归 15g　玄参 30g　金银花 30g　桑枝 20g

方解：方中苍术健脾燥湿，黄柏清热燥湿，川牛膝活血通络，薏苡仁除湿行痹；配合桑枝、忍冬藤、玄参、银花、威灵仙清热通络；丹参凉血活血，当归养血活血，乳香、没药活血散瘀，止痛。诸药相合共奏清热除湿，活血通络行痹之功。

加减：红肿较甚加生石膏、夏枯草、丹皮；皮肤溃疡者，加紫花地丁、天花粉、穿山甲、当归、黄芪。

（六）血热蕴蒸

证候：患肢皮肤红赤或红紫疼痛剧烈不可迫近，灼痛、跳痛明显，表皮灼热如炙，得冷痛减，面红、心烦口渴，尿赤。舌质红绛，苔黄，脉细数。

证候分析：此证系雷诺征久病迁延不愈，血络瘀阻化热，或寒邪郁久化热，热毒损伤血络肌腠，或热盛肉腐，故患肢皮肤红赤或红紫疼痛剧烈。实邪毒热为患，则灼痛、跳痛明显，表皮灼热如灸。得冷可使热毒之势稍衰，故痛可减。血热内传三焦，则面红，心烦口渴，尿赤。舌质红绛，苔黄，脉细数均为热蕴营血、耗伤阴津之象。

治法：清热凉血，通络止痛。

方药：凉血四物汤加减。

生地15g　赤芍12g　川芎10g　红花10g　黄芩10g　银花20g　玄参15g　紫草10g　大青叶10g　紫花地丁12g

方解：生地、赤芍凉血清热；川芎、红花活血行瘀；黄芩、银花清热解毒；玄参、紫草、大青叶清热凉血，解毒化斑；加用紫花地丁清热解毒。全方共奏清热解毒，凉血活血，通络止痛之功。

加减：疼痛剧烈加乳香、全蝎、延胡索；尿黄、便秘加大黄。

（七）气血亏虚

证候：患病日久，精神困惫，全身乏力，体瘦面黄，头晕心悸，皮肤干燥苍白，指趾溃疡不愈。舌质淡红，苔薄白，脉沉细无力。

证候分析：该病日久耗伤气血，不能养神，则精神倦怠、懒于言语。气血不足，则全身乏力，机体失于充养，故体瘦面黄，皮肤干燥苍白，指趾溃疡不愈。气虚则清阳不展，血虚则脑失所养，故头晕。血不养心，心神不宁，故心悸少寐。舌质淡红，苔薄白，脉沉细无力，亦为气血不足之象。

治法：补气养血，活血通络。

方药：人参养荣汤加减。

黄芪30g　党参20g　当归15g　白芍15g　白术10g　茯苓15g　牛膝15g　川芎10g　红花10g　熟地20g　桃仁10g　桂枝6g

方解：方中重用黄芪，加党参、白术、茯苓健脾益气，以资生化之源；桂枝振奋阳气，配合黄芪、党参激发血行；当归、白芍、熟地养血滋阴；川芎、红花、桃仁、牛膝活血化瘀通络。诸药合用以益气养血、扶正治本为主，兼以活血通络，使气血得以资生，气血运行正常，肌肤得养，故诸症自愈。

加减：疼痛重，可加全蝎、地龙；阳气虚，加熟附子、炮姜、仙灵脾；气滞，加香附、郁金。

四、其他治疗

（一）专方治疗

1. 黄芪桂枝五物汤

组成：黄芪60g，白芍9g，桂枝9g，生姜3片，大枣5枚。

疗效：黄芪桂枝五物汤是治疗雷诺综合征的有效传统方。许多医务工作者以此方为主，随证加减，治疗各型雷诺综合征，取得了较好的疗效。

药理：黄芪桂枝五物汤具有增强调节免疫，并能调节交感神经兴奋性的功能，及扩张血管，解除动脉痉挛的作用。有益气活血，温经通络之功。本方由桂枝汤演变而来，后世医家认为桂枝汤为调和阴阳，彻上彻下、能内能外之方。

2. 当归四逆汤

组成：当归 12g，白芍 12g，桂枝 10g，通草 5g，炙甘草 5g，细辛 3g。

疗效：当归四逆汤也是治疗雷诺综合征的传统效方。许多医者以此方为基本方，随证加减，治疗雷诺综合征，取得了一定的疗效。

药理：当归四逆汤具有缓解血管平滑肌痉挛，增加血流量，改善血液循环的功能，有温经散寒、活血通络之功。

（二）中成药

1. 大活络丹　散寒除湿，行气活血，通络。适用于气滞血瘀，寒湿阻络证，每次 1 丸，1 日 2 次，温黄酒送服。

2. 小活络丹　温经散寒通络。适用于阳虚寒凝证，每次 1 丸，1 日 2 次，温黄酒送服。

3. 复方丹参片　活血通络。适用于气滞血瘀证，每次 4 片，1 日 3 次，口服。

4. 二妙丸　清热化湿。适用于湿热阻络证，每次 6g，每日 2 次，口服。

5. 活血通脉胶囊　行气活血，通经活络。适用于瘀血阻络证，每次 3 粒，每日 2 次，口服。

（三）外治疗法

因本病以肢端外周微血管的病变为主，中医认为寒凝血瘀、络气阻遏为主证，故应用中药煎汤，趁热熏洗患肢，可以借助药液的温热作用，使药物有效成分更为直接的作用于局部经脉血络，而起到散寒行瘀、开郁畅络的功效。现代药理研究表明该法具有扩张血管，促进患肢侧支循环建立，改善肢体血液循环，缓解疼痛，消除肢体发凉、怕冷等作用。

1. 活血止痛散　透骨草、延胡索、当归、姜黄、川椒、海桐皮、威灵仙、川牛膝、乳香、没药、羌活、白芷、苏木、五加皮、红花、土茯苓各10g。将以上药物装大布袋内，加水煎煮后，趁热熏洗患肢，每日 1~2 次，每次 30~40 分钟。该药适用于雷诺病中期，血瘀证较重的患者，具有活血化瘀，通络止痛的作用。

2. 回阳止痛洗药　透骨草 30g，当归 15g，赤芍 15g，川椒 15g，苏木 10g，生天南星 10g，生半夏 10g，生草乌 10g，川牛膝 10g，白芷 10g，海桐皮 10g。将以上药物装大布袋内，加水煎煮后，趁热熏洗患肢，每日 1~2 次，每次 30~60 分钟。适用于雷诺病初、中期阴寒型的患者，现代医学认为，此法通过药力和热力的有机结合，促进皮肤和患处对药物的吸收，促进血液和淋巴液的循环。具有温阳止痛，活血通络的作用。诸药配伍，具有祛风除湿、散寒止痛、活血通络之功，现代药理研究表明上述药物多具有抗炎、镇痛、局麻解痉作用。

（四）中西医结合治疗

雷诺综合征是一种周围血管神经功能紊乱而引起的末梢小动脉阵发性痉挛性疾病，病情易反复。中西医结合治疗雷诺综合征可以取长补短，提高和巩固疗效，防止雷诺病的复发。在临床治疗中，多是在中医辨证论治的基础上，选用有效的中西药内服、静脉滴注、动脉注射，或结合手术治疗，以提高疗效，控制复发。

1. 中成药

（1）通脉安：具有活血化瘀，通络止痛的作用。每次 5~10 片，每日 3 次，口服，可连服 2 个月。

（2）活血通脉片：具有活血化瘀的作用。5~10 片，每日 3 次，口服，可连服 2 个月。

（3）四虫片：具有活血化瘀，解痉止痛的作用。5~10 片，每日 3 次，口服，可连服 2 个月。

（4）通塞脉片：具有培补气血，养阴清热的作用。5~10 片，每日 3 次，口服。可连服 2 个月。

（5）毛冬青片：具有活血化瘀，缓解血管痉挛的作用，5 片，每日 3 次，口服。

2. 静脉注射疗法

（1）丹参注射液：10~20ml，每日 1 次，静脉滴注，10~15 次为 1 疗程，有改善肢体血液循环的作用。现代药理研究已发现丹参可调节机体的体液免疫和细胞免疫功能，可降低血液中的 ANA、IgG 水平；改善血液流变性，降低血浆黏度，具有抗凝作用；还具有抑制氧自由基的过氧化作用。

（2）刺五加注射液：60~80ml，每日 1 次，静脉滴注，10~15 次为 1 疗程。有扩张血管，改善肢体血液循环的作用。

（3）川芎嗪注射液：200~400mg，每日 1 次，静脉滴注，10~15 次为 1 疗程。有缓解血管平滑肌痉挛，扩张周围血管，促进侧支循环建立的作用。

（4）山莨菪碱（654-2）：20~30mg，每日 1 次，静脉滴注，10~15 次

为 1 疗程。有改善肢体血液循环的作用。

（5）2.5%硫酸镁溶液：100ml，每日 1 次，静脉滴注，10~15 次为 1 疗程，可扩张血管，促进肢体血液循环。

根据病情可以选择以上 1~2 种药物，加 5%葡萄糖注射液或生理盐水 500ml 中，静脉滴注。

3. 股动脉注射疗法　股动脉注射疗法是用高浓度的具有交感神经阻滞、扩张血管作用的药物，直接作用于血管，疗效是肯定的，较静脉滴注和口服用药效果更显著。

（1）山莨菪碱（654-2）：20~40mg，加入生理盐水 20ml 中。

（2）罂粟碱：30~60mg，加入生理盐水 20ml 中。

（3）2.5%硫酸镁溶液：30~50ml。

（4）妥拉苏林：25~50mg，加入生理盐水 20ml 中。

根据病情选择以上 1 种药物，于股动脉穿刺注药，一般 7~10 天为 1 疗程。股动脉注射疗法具体操作时，注射完药物应局部压迫 3~5 分钟，以防出血造成局部血肿。

（五）饮食疗法

饮食疗法是应用天然食物为原料，立足于扶正固本，根据患者的具体情况进行辨证施食，使机体的内外环境保持统一，以达阴阳调和，扶正祛邪的目的。

1. 生姜、大葱、辣椒各 9g，同面条煮食，趁热吃下，以出汗为度，连服 10 日为 1 疗程，每日 2 次。此法温经散寒，适用于雷诺病早、中期阴寒型患者。

2. 黄酒鳝鱼：粗大鳝鱼 4~6 条（每条 50g 以上），以黄酒适量搅拌鳝鱼，鳝鱼阴干后，去内脏，焙干研粉，贮存瓶中备用。每日 2 次，每次 15g，黄酒 2~3 匙，开水冲服，或调粥服，连续 2 个月为 1 疗程。此法祛风痹，通血脉。适用于雷诺病早、中期患者。

第五节　预后与调护

（一）预后

雷诺病患者的预后较好，一般没有生命危险，尤其早期明确诊断，早期采用正确的治疗措施，其预后会更好。雷诺病主要是在寒冷刺激和神经兴奋为主的因素作用下，肢端动脉痉挛和血流量减少。由于末梢动脉频繁和严重痉挛，肢端小动脉出现内膜增厚，甚至出现动脉血栓或闭塞，但较大动脉（如掌弓、尺、桡动脉）则无器质性病变。至晚期，指端血循环和皮肤营养障碍，表现皮肤干燥、肌肉萎缩，严重者指端出现表浅溃疡和局限性坏疽。通过合理的药物治疗，多能获得较好的结果。早期治疗可获临床治愈，晚期治疗可以很好地改善症状。

本病的特点是易复发。因此，应注意防寒保暖，避免精神紧张和情绪激动，进行正确合理的治疗，巩固疗效，预防复发。雷诺征患者的肢体和生命预后，取决于原发疾病的病变性质、病变程度和治疗结果。

（二）调护

1. 情志调理　雷诺病与情志变化有密切关系。精神紧张、恐惧和情绪激动等因素，均可使脏腑功能紊乱，营卫气血运行失调，血管痉挛，加重病情。因此，应保持精神轻松、愉快，避免和消除情绪激动及不必要的精神紧张，对于疾病的康复有重要意义。

2. 防寒保暖　雷诺病的发生与寒冷刺激有关。寒冷可以加重肢体血管痉挛、缺血，从而使疾病加重。保暖可以缓解患肢血管痉挛，改善肢体血液循环。因此，应避免患肢受寒，注意保暖，特别是在冬天，更应注意防寒保暖。

3. 预防外伤　因患肢血管反复发生痉挛、缺血，抗感染力差，即使轻微的损伤，往往也造成感染、溃疡、坏疽等。因此应注意防止外伤。

4. 严格戒烟　烟草可以导致肢体血管收缩，加重患肢缺血。因此应严格戒烟，以利于疾病早日康复。

5. 功能锻炼　雷诺病患者由于肢体血管反复发生痉挛，导致肢体缺血，营养障碍。适当进行身体锻炼有利于本病康复。如缓慢行走可以促进肢体血液循环，改善患肢缺血状况。

参 考 文 献

［1］Hildegard R，Maricq MC，Weinrich IV，et al. Digital Vascular respone-ses to cooling in subject swith cold sensitivity，primary Raynaud sphe-nomenon，or scleroderma spect rum disorders［J］. J Rheumatol，1996，23：2068- 2078.

［2］Herrick A，Elhadidy K，Marsh D，et al. Abnorm althermoregulat oryresponses inpatient swith reflex sympatheric dystrophy syndrome［J］. J Rheumatol，1994，21：1319-1324.

［3］曾秀娣. 中医辨证论治痹症的体会［J］. 中国医药卫生，2004，5：84-85.

［4］李克光. 金匮要略讲义［M］. 上海：上海科学技术出版社，1985.

［5］姚茹冰，蔡辉，郭郡浩. 论血瘀与类风湿关节炎发病及治疗的相关性［J］. 河北中医，2009，31（5）：771-773.

［6］张锡纯. 医学衷中参西录（上）［M］. 石家庄：河北科学技术出版社，1985：188.

［7］王清任. 医林改错［M］. 北京：人民卫生出版社，2005：23.

［8］解学超，张勇刚，尚恒，等. 桂枝汤在临证中的应用［J］. 中国医药指南，2005：9.

[9] 高树中，冯学功. 中医熏洗疗法大全［M］. 山东：济南出版社，1988：11-15.

[10] 江苏新医学院. 中药大辞典［M］. 上海：上海科学技术出版社，1986：229，1479

[11] 骆和生，王建华. 中药方剂的药理与临床研究进展［M］. 广州：华南理工大学出版社，1991：222-233.